国家科学技术学术著作出版基金资助出版

脑影像智能分析

张道强 孙 亮 接 标 郝小可 著

科学出版社

北 京

内 容 简 介

本书介绍作者团队近年来在脑影像智能分析方向的最新进展和技术方法，作者团队自 2010 年开始将机器学习技术应用于脑影像分析，在脑影像重建、校准、分割、分类以及预测等方面开展了系列研究。本书首先介绍了脑影像数据的预处理方法，然后给出了基础的脑影像分类和预测方法，最后给出了高级的脑影像智能分析案例。读者通过阅读本书，可以对脑影像智能分析有较为直观和全面的了解。

本书可供具有相关专业知识的学术界人士、医学界专家以及相关领域的研究人员和从业人员阅读参考，通过本书他们可以理解和分析论文中涉及的方法、数据和研究结果，从而深入了解脑影像智能分析技术的应用和未来发展趋势。

图书在版编目(CIP)数据

脑影像智能分析 / 张道强等著. —北京：科学出版社，2025.1
ISBN 978-7-03-077792-8

I. ①脑⋯ II. ①张⋯ III. ①脑科学–影像图–图像处理 IV. ①R338.2

中国国家版本馆 CIP 数据核字(2024)第 021116 号

责任编辑：惠 雪 曾佳佳 纪四稳 / 责任校对：郝璐璐
责任印制：张 伟 / 封面设计：许 瑞

科学出版社 出版
北京东黄城根北街 16 号
邮政编码：100717
http://www.sciencep.com
北京中科印刷有限公司印刷
科学出版社发行 各地新华书店经销
*
2025 年 1 月第 一 版 开本：720×1000 1/16
2025 年 1 月第一次印刷 印张：16 1/4 插页：4
字数：330 000
定价：129.00 元
(如有印装质量问题，我社负责调换)

序　言

　　脑科学是研究生物大脑的结构、功能和运行机制的学科，如大脑是如何处理信息、做出决策以及与环境交互的。美国政府于 2013 年启动了脑科学研究计划"BRAIN Initiative"。这项计划通过推进创新神经技术进行大脑研究，旨在支持创新技术的开发和应用，以促进对大脑功能的动态理解。欧盟、日本、澳大利亚等近年来也纷纷制订相应的脑计划发展规划和战略纲要。欧盟的人脑计划称为"蓝脑计划"，是一项在超级计算机"蓝基因"上以实现虚拟脑为目标的科学计划。该计划会聚了神经科学、医学和计算机领域近 300 名专家，10 年间耗资 10 亿欧元，旨在对大脑进行大规模模拟。日本脑/思维计划于 2014 年启动，该项目研究集中在三个领域，即对普通猕猴大脑的研究、开发脑图绘制技术、人类脑图谱，在 10 年间获得 400 亿日元资助。澳大利亚也开展了澳大利亚脑计划 ABI，总体目标是破解大脑的密码。在此背景下，我国也启动了脑科学计划，"脑科学与类脑研究"被《中华人民共和国国民经济和社会发展第十四个五年规划和 2035 年远景目标纲要》列为国家重点前沿科技项目之一。脑科学研究已成为未来国家发展的重大战略需求之一。

　　随着科学技术的不断发展，脑影像技术已经成为研究脑科学的重要工具，其在疾病机制探究、脑疾病诊断、疗效评估等方面发挥着越来越重要的作用。但是，由于脑影像数据维数高、数据量大，人工对脑影像进行分析十分困难且耗时。因此，如何利用人工智能技术智能化分析脑影像数据以辅助脑疾病诊断，成为当前研究的热点之一。

　　本书共 11 章，具体内容如下：第 1 章概述脑影像智能分析的基本意义和本书涉及的主要方向；第 2～4 章介绍脑影像智能分析中的预处理方法，包括脑影像重建、脑影像功能校准以及脑影像分割；第 5、6 章呈现脑影像智能分析中常见的脑影像分类和脑影像预测；第 7～11 章给出多模态脑影像融合、多中心脑影像分析、脑网络分析、脑影像-基因关联分析和脑发育分析高级应用案例。

　　本书由张道强、孙亮、接标和郝小可共同撰写。特别感谢朱旗、戚世乐、邵伟、温旭云、练春锋、刘明霞、黄嘉爽、王明亮、汪美玲、李仲年、马凯、万鹏、黄硕、赵俊勇、季一新、梁创、公沛良、周月莹、刘健鑫、徐智尖、傅桂丹、吴雅文等承担了本书部分文字整理、录入和校对工作。本书在编写过程中，充分参考了大量的研究论文和专家意见，同时结合了我们自身的研究和实践经验，力求呈现最前沿、最实用、最有启发性的内容。希望本书能向读者提供足够的脑影像领域的知识，有助于读者更好地理解和运用脑影像智能分析技术，为推动脑科学和医学领域的发展助力。

本书得到国家自然科学基金重点项目（62136004）和国家科学技术学术著作出版基金资助，在此表示感谢。同时向本书所引用的文献的作者表示感谢。

由于作者水平有限，书中疏漏和不足之处在所难免，敬请广大读者批评指正。

作　者

2023 年 11 月

目　录

彩图

第 1 章 绪 论

1.1 脑影像智能分析概述

大脑是自然界中最复杂的生物组织，由上千亿个神经细胞所构成，负责信息处理、决策和环境交互等高级活动。大脑认知包括知觉、思维、记忆、语言、情感等多个方面，了解脑认知机制对于我们深入探索人类意识的本质、理解人类行为和认知障碍形成机制具有重要的意义[1]，理解大脑结构与功能已成为 21 世纪极具挑战性的前沿科学问题。

自 2013 年以来，美国、欧盟和日本相继推出各自的脑科学研究计划，包括"BRAIN Initiative"[2]、"Human Brain Project"[3] 及"Brain/MINDS（脑/思维）计划"[4]，旨在通过创新神经技术进行大脑研究（如大规模神经元电生理信号），以促进对大脑功能的深度理解。在此背景下，我国于 2021 年 9 月正式启动科技创新 2030——"脑科学与类脑研究"，并将其纳入《中华人民共和国国民经济和社会发展第十四个五年规划和 2035 年远景目标纲要》。"中国脑计划"从认识脑、保护脑和模拟脑三个方向展开研究，以研究脑认知原理为主体，探索重大脑疾病的发病机制和干预机制；同时以类脑智能研究推动新一代人工智能技术的发展[5]。脑科学研究已成为国家发展的重大战略需求之一。

现代神经影像技术的发展为脑科学研究提供了数据基础，直接或间接对神经系统的结构、功能和药理学特性进行成像，使得研究者能够从不同角度获取大脑信息。如图 1.1 所示，结构成像包括计算机断层扫描（computed tomography，CT）、弥散张量成像（diffusion tensor imaging，DTI）、结构磁共振成像（structure magnetic resonance imaging，sMRI）、磁共振成像液体衰减反转恢复（fluid attenuated inversion recovery，FLAIR）；功能成像包括功能磁共振成像（functional magnetic resonance imaging，fMRI）、正电子发射断层成像（positron emission tomography，PET）等。其中，CT 通过 X 射线束对人脑进行横截面扫描，反映大脑的结构异常；DTI 通过计量人体组织内水分子随机运动的特性来追踪大脑白质纤维并反映其解剖连接性；sMRI 可用于评估每个体素上灰质和白质的局部浓度或体积的变化，从而反映相应的解剖结构变化；fMRI 基于血氧水平依赖信号，反映大脑在任务态或静息态下内部神经元的活动情况；PET 是一种典型的核医学成像技术，反映大脑的生理化学变化。

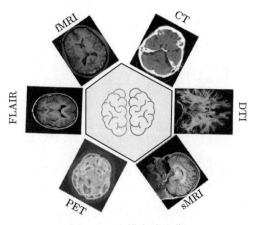

图 1.1   多模态脑影像

近年来，随着互联网、云服务、物联网等新兴信息技术在医学领域的广泛应用，多源神经影像数据急剧膨胀，脑科学研究进入大数据时代[6,7]。当前，全球每年产生的脑影像数据规模超过 10 亿 GB，来源包括各级临床医院、神经科学研究院、体检中心等[8]。得益于庞大的人口基数，我国在脑影像数据规模上具有先天优势，构建脑影像大数据平台，将能为我国脑科学研究提供坚实的数据基础[9]。与此同时，以 Transformer 为代表的大模型[10-12] 将进一步释放深度学习技术在高维多模态脑影像数据上的挖掘潜力，助力探索并解释人脑思维模式、精神疾病致病机制等。算力层面，以高性能图形处理单元（graphics processing unit，GPU）集群为代表的算力基础设施正快速发展。工信部数据表明，2022 年我国智能算力规模达到 180 百亿亿次/s，存力总规模超过 1000EB，预计未来 5 年年复合增长率将达 52.3%[13]。当前，影像数据规模、深度大模型技术和智能算力的发展将进一步提升人工智能方法对神经影像数据的处理与分析能力，推动脑影像智能分析成为脑科学研究的重要载体。

如图 1.2 所示，脑影像分析通常包括以下几个步骤：① 影像获取；② 数据预处理；③ 影像分析；④ 辅助决策。影像获取包含高质量脑影像重建，高分辨率脑影像是大脑结构功能分析的基础；数据预处理包含脑结构分割和配准，脑影像感兴趣区域分割是计算机辅助诊断过程中的重要一步，分割结果能够为后续脑影像智能分析提供定量的指标；影像分析则包含数据挖掘中常见的特征提取、融合、预测等，最终辅助脑疾病早期诊断和干预措施的制订。本书主要章节同样是围绕脑影像分析中的关键步骤展开，在影像分析环节，着重介绍脑影像分类、预测，多模态、多中心脑影像融合，脑功能网络分析，脑影像基因关联分析等内容，最后介绍脑影像智能分析典型应用，如婴儿脑发育研究。

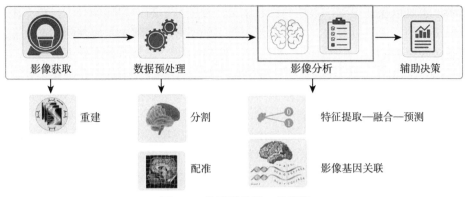

图 1.2 脑影像分析一般流程

1.2 脑影像智能分析应用

随着社会经济及工业的不断发展，环境污染、社会节奏的加快、饮食结构的变化、人口老龄化等因素使得脑疾病的发生率在全球范围内呈现快速上升趋势。目前，全球有近 10 亿脑疾病患者，每年带来约 1 万亿美元的经济负担。脑疾病主要包括儿童时期的注意缺陷多动障碍（attention deficit hyperactivity disorder，ADHD）、孤独症谱系障碍（autism spectrum disorder，ASD）等，成年时期的精神分裂症（schizophrenia，SZ）、重性抑郁症（major depressive disorder，MDD）等，以及老年时期的阿尔茨海默病（Alzheimer disease，AD）、帕金森病（Parkinson disease，PD）等，贯穿了整个年龄层。仅以神经退行性脑疾病中的阿尔茨海默病和帕金森病为例，我国 65 岁以上老年人中阿尔茨海默病和帕金森病的发病率分别达到 5% 和 1.7%。目前，我国的阿尔茨海默病患者已经超过 1000 万，是世界上该病患者最多、增长速度最快的国家[14]，预计到 2040 年左右患者人数将达到全世界的一半[15]。阿尔茨海默病和帕金森病都是常见的神经退行性疾病，阿尔茨海默病表现为大脑认知功能减退，初期症状为记忆力下降、情绪异常，并逐渐丧失生活自理能力[16]。帕金森病主要表现为静止性震颤、运动迟缓、肌强直和姿势步态障碍，同时患者可伴有抑郁、便秘和睡眠障碍等非运动症状[17]。阿尔茨海默病和帕金森病的临床研究中仍然有许多没有被解答的问题，例如，其病理在大脑中的起始点及其时空传播机制是怎样的；是否有遗传因素，其发病机制和基因是否存在因果关系[18]；基因序列、年龄、种族以及其他变量因素对疾病发生的交互影响机制是怎样的；如何在病程早期对患者的潜在患病风险进行准确的预测等。

以阿尔茨海默病为例，临床主要通过判断患者是否出现早期和显著的情景记忆障碍，海马、内嗅皮质、杏仁核体积是否萎缩，以及脑脊液中的少数生物标志物是否发生异常来诊断。当前诊断方法依赖于临床医生的主观经验，即使针对同一患者，也难以保证得到一致性的诊断结果，经验型诊断学习代价较大，单个医生能够接触的患者数量有限。另外，越来越多的研究表明阿尔茨海默病的产生和发展是多种因素 (包括多脑区功能和结构、多基因片段) 共同作用的结果，精准诊断难度高。2016 年 2 月，《自然神经科学》（*Nature Neuroscience*）杂志阐述了计算精神病学作为从神经科学到临床应用的桥梁，将基于数据驱动的机器学习方法应用于多个级别和类型特征的高维数据，以理解、预测和治疗神经精神疾病[19]。利用模式识别和机器学习技术对多尺度组学进行分析和处理，例如，对大脑病灶区域的分割、提取、三维重建和显示，可以辅助医生对大脑的病变和某些特定的区域进行定性、定量分析，提高脑疾病诊断的正确率和效率。

随着基于静息态功能磁共振成像（resting-state fMRI）的脑连接组学的快速发展，脑网络分析为研究脑功能组织规律和脑疾病提供了重要手段[20]。脑网络分析研究不仅可以从脑连接和系统的层面刻画大脑活动规律，揭示人脑发育障碍与功能缺陷机制，还有望构建一体化的脑认知神经障碍模型，有助于发现早期脑疾病、提供药物治疗靶点[21]。当前脑网络分析研究主要从空间和时间两个尺度展开：空间尺度下的研究主要探讨大脑神经元系统固有的、稳定的功能连接模式；时间尺度下的研究讨论不同神经系统之间随时间变化的动态的、自适应的整合模式。

与此同时，随着分子遗传学技术的快速发展，人们能够在单核苷酸多态性（single nucleotide polymorphism，SNP）等微观层次探索与脑疾病相关联的遗传标记，或从更广阔的基因组层次探索多基因协调控制作用对脑疾病的影响。影像遗传学（imaging genetics）融合了脑成像和基因组层次，如图 1.3 所示，以脑成像和基因为数据基础，利用图像处理、生物信息学和统计学等手段，旨在发现大脑的结构、功能与基因数据的关联，从脑结构层次上来理解和关注基因对行为的影响。具体而言，影像遗传学将大脑结构与功能作为表型来评价基因对个体的影响，以更客观的测量方式来探索基因对行为或神经疾病的影响，从宏观到微观，从组织到细胞，再到基因水平，为研究脑疾病的形成机制和演化规律提供了一种新的思路。

当前，人工智能方法在脑影像遗传学研究中的应用不断增多，机器学习能够充分利用生物标志数据内在的结构信息构建模型，分析易感基因与大脑功能、结构的相关性，进而挖掘神经影像和基因数据与疾病之间的关系及演化规律，寻找与脑疾病相关的生物标志物，解释复杂脑疾病的发病机制，为实现脑疾病的早期诊断提供更多依据。

脑影像智能分析也可以用于脑发育研究。从出生到婴幼儿期，人脑结构与功能经历着快速的发育，为人类终生的认知和行为能力奠定基础，并与孤独症、注意缺陷多动障碍和精神分裂症等多种精神疾病发作风险密切相关。探讨该阶段的大脑发育模式，不仅可以揭示人类行为和认知发展背后的神经机制，还有助于实现脑发育相关疾病的早期检测，因此逐渐成为当前神经科学领域的一大研究热点。

近年来,欧盟和美国相继推出大型人脑早期发育研究计划,力求揭示人类从出生到婴幼儿阶段大脑正常发育和异常发育的规律。我国科技部科技创新 2030——"脑科学与类脑研究"重大项目也将人脑早期发育研究列为重点研究方向。时任北京师范大学校长的董奇教授在出席 2019 年儿童脑智发育国际研讨会时表示:儿童、青少年,特别是婴幼儿发育阶段是个体知识、能力及价值观形成的重要阶段,针对这一阶段进行脑发育研究,不仅具有重大的科学意义,也具有重要的社会意义。

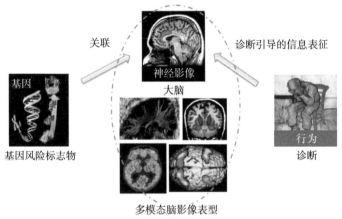

图 1.3   脑影像-基因关联分析与脑疾病诊断

　　现代神经影像与脑科学的迅速发展极大地促进了大脑发育研究。脑影像技术不仅可以从结构、功能、连接和系统的层面刻画大脑发育规律,揭示人脑发育障碍与功能缺陷机制,还有望构建一体化的脑认知神经障碍模型,有助于发现早期脑发育障碍、提供药物治疗靶点。在众多影像技术中,磁共振成像作为一种非侵入性、安全性较高的医学成像技术,同时可扫描获得高分辨率的大脑内部微小结构和组织的细节,被广泛应用于婴幼儿的脑发育研究。sMRI 和 fMRI 是两种常用于研究大脑发育的神经影像学技术。

　　sMRI 可以提供大脑结构的三维图像,能用来研究不同发育阶段下大脑的形态、体积、灰质和白质的分布等。通过对大量儿童和青少年进行 sMRI 扫描,研究者发现大脑在发育过程中会出现不同的结构变化,如灰质体积的减小和白质连接的增强,这些变化通常与认知和情感功能的发展相关。fMRI 则可以通过测量大脑活动时血氧水平的变化来揭示大脑的功能网络,在发育过程中,这些网络会随着经验、学习和神经可塑性的变化而改变。通过对儿童和青少年进行 fMRI 扫描,研究者可以探索大脑发育与认知、情感和社会行为之间的关系。sMRI 和 fMRI 技术的结合使用可以提供关于大脑结构和功能之间复杂关系的更深入的理解,它们已经被广泛应用于研究儿童和青少年的大脑发育,包括语言、数学、记忆、执行功能、情感调节和社会认知等方面。这些研究有助于更好地理解大脑的发育和异常，并为儿童和青少年神经发育障碍的预防及治疗提供指导。

1.3　脑影像智能分析现状

基于脑影像大数据的复杂脑疾病分析是神经科学、神经影像科学、神经分子生物学、临床诊断、数据挖掘、机器学习、人工智能等学科的交叉领域。高维稀疏脑影像智能分析对探究脑疾病间的复杂关系、定量分析和实现个性化诊疗具有重要意义。本节分别从脑影像数据感知、特征表示、模型构建和脑疾病诊断应用等方面对目前的工作进行介绍。在高维稀疏脑影像感知方面，针对脑影像数据的高维稀疏特性进行高效的多模态数据采集与数据预处理是重要的研究方向。

在脑影像获取和预处理方面，由于磁共振成像（magnetic resonance imaging, MRI）采样时间较长，病患痛苦增加，MRI 加速感知成为影像重建的研究热点之一。为了缩短采样时间，Lustig 等[22] 用 MRI 影像数据的稀释性提出了压缩感知欠采样感知和高分辨影像重建，但此前大多数方法都依赖复杂优化问题的求解，计算复杂度较高。近年来，Qin 等[23] 提出了使用深度学习重建欠采样的低质量影像数据的方法，该方法训练神经网络实现高分辨重建，取得了较好的应用效果。除此之外，Baldassarre 等[24] 研究了稀疏采样矩阵在压缩感知重建中的作用，提出了一种基于压缩感知采样矩阵学习的方法，使得采样矩阵能更高效地采集易于重建的信息。在脑影像分割方面，从高维稀疏的脑影像中分割出关键脑区有助于减小特征搜索空间，研究精神疾病引起的细微脑结构变化。大脑解剖结构极其复杂，且感兴趣区域边缘灰度对比度低，导致传统的机器学习方法难以对大脑感兴趣区域进行有效分割。基于多图谱的分割方法通过引入大脑解剖结构先验知识指导大脑感兴趣区域分割，主要包括两步：图像配准和标签融合。若干工作也提出计算图谱图像和待分割图像同一位置体素之间的相似性并将其作为投票权重实现基于局部权重投票的分割方法[25]。为了减少相似图像块在标签融合时可能造成的传播错误，Wang 等[26] 提出使用联合标签融合方法。为了减小配准误差的影响，Coupé 等[27] 提出运用非局部均值的方法使用带分割体素邻域的体素进行标签融合。虽然多图谱方法使用大脑解剖结构先验知识可以有效优化大脑感兴趣区域分割结果，但其大多使用灰度特征。简单的灰度特征难以表示复杂的大脑解剖结构，而且多图谱分割方法是逐个体素分割，导致分割速度慢。端到端神经网络能够自动学习任务相关的图像特征，而且能够直接将图像从图像空间映射到标签空间。Chen 等[28] 提出一种反卷积结构解决三维磁共振成像（MRI）图像中的棋盘效应问题。考虑到大脑的空间结构信息，Wachinger 等[29] 提出融入体素的空间位置信息用于大脑感兴趣区域分割。Roy 等[30] 使用微调（fine-tuning）技术一定程度上解决了带解剖结构标注 MR 图像数据少的问题。可见，在脑影像感知方面，现有技术未利用影像高维稀疏的特性进行影像高质量重建。而且，由于缺乏解剖结构先验知识指导，现有端到端的神经网络方法不能有效分割大脑感兴趣区域，造成脑影像分割精度较低。

在高维复杂特征表示方面，针对脑影像数据的高维稀疏、复杂模态关系和时变特征的高效数据表示是构建脑疾病分析模型的基础。典型的维数约简方式包括特征提取和特征选择两种。特征提取是在原始特征的基础上，通过组合变换构造新的低维特征空间，使低维特征具有更好的表达能力，典型的特征提取方法有主成分分析[31]、流形学习[32]、元学习[33]、迁移学习[34]、生成对抗学习[35] 等。在高维稀疏脑影像的特征提取方面，Heinsfeld 等[36] 利用堆叠自编码器（stacked autoencoder，SAE）模型学习具有判别性的特征表示，实现对多中心孤独症的诊断。Kamnitsas 等[37] 开发了一种基于对抗神经网络的域自适应方法，以学习域不变的特征表示，从而减少两个域之间的数据分布差异进行疾病诊断。Adeli 等[38] 开发了一种用于帕金森病诊断的特征选择框架，该框架在学习过程中采用低秩矩阵重构策略，同时进行特征和样本的噪声分离。另外一种深度低秩编码方法也被提出，将特征学习和知识迁移整合到统一的深度框架中[39]。有学者通过融合张量因子分解和分类器学习过程，开发了基于张量的脑网络嵌入方法，学习判别的子空间特征表示来自动诊断焦虑症[40]。相关研究也设计了一种新颖的多源多任务学习方法，以利用源一致性和时间平滑性的先验知识评估疾病状况，通过对阿尔茨海默病患者的病情进展预测验证了该方法的有效性[41]。将时间平滑性引入多任务学习模型中，可预测疾病的进展并选择与进展相关的预测标志物[42]。一种自动加权的多视图嵌入模型也被提出，用于多模态数据的脑影像数据分析[43]。另外，Liu 等[44] 设计了一种用于多模态脑网络聚类的多视图多图嵌入方法，用于分析人类免疫缺陷病毒和双相情感障碍。可见，在复杂特征表示方面，现有方法未考虑复杂模态特征关系和时变特点进行高效的数据特征表示。

在分析模型构建方面，目前的研究主要关注疾病诊断分类模型。Zhang 等[45] 提出了一种多模态多任务方法，利用 MRI、PET 和脑脊液（cerebrospinal fluid，CSF）等多模态数据，来估计临床变量得分，进而评估疾病的进展程度；Suk 等[46] 提出堆叠自编码器模型，从脑影像和生物学特征中发现潜在表征以辅助疾病诊断；Guo 等[47] 提出通过深度神经网络自动学习不同脑区之间的非线性关系并提取区域异常表示，通过整合整个大脑的区域异常表示进行临床决策；Suk 等[48] 提出一种基于加权稀疏多任务深度特征学习方法，将在每层中学习到的最优回归系数作为下一个层次的特征权重因子，在提高疾病诊断性能的同时发现和疾病相关的生物标志。一些研究提出了一种基于深度相关性的多视图模型用于探索基因与影像数据之间的内在关系，并显著提升预后预测的精度[49]；Zhu 等[50] 也提出一种基于条件高斯图形模型的方法，研究了异构数据特征之间的相互关系。因此，现有研究主要关注疾病诊断分类模型，未深入探究疾病的动态演化分析模型。

此外，在基于高维稀疏脑影像的疾病诊断应用中还需要考虑高效计算方案与平台问题。目前高性能计算（high performance computing, HPC）[51]、在线学习（online learning）[52] 是解决高维大数据计算效率低的有效方法。并行计算[53]、分布式计算[54] 都属于高性能计算的范畴，主要作用在于对大数据进行分析与处理。高性能计算是指将原有的计算任务分为 N 个子任务，通过并行处理或分布式处理提高计算性能。其中，并行计算可以划分成时间并行和空间并行。时间并行即流水线技术，空间并行使用多个处理器执行并发计算。从程序设计的角度看，并行计算又可分为数据并行和任务并行。一般来说，数据并行主要是将一个大任务分解成相同的多个子任务，比任务并行要容易处理。在线学习能够根据线上反馈数据，实时快速地进行模型调整，使得模型及时反映线上的变化，提高线上预测的准确率。在线学习的流程为将模型的预测结果展现给用户，然后收集用户的反馈数据，再用来训练模型，形成闭环的系统。主流的在线学习算法包括跟随正则化领导者（follow the regularized leader，FTRL）[55] 和贝叶斯概率回归（Bayesian probit regression，BPR）[56]。在目前脑疾病的临床诊疗中，早期诊断和干预是最重要的课题之一。以阿尔茨海默病为例，中国患者从出现症状到首次确诊的平均时间在 1 年以上，67% 的患者在确诊时病情为中重度，已错过最佳干预时机。通过结合高维稀疏脑影像分析理论方法和高性能计算平台，海量临床影像大数据有望得到综合利用，对无症状期患者进行早期识别和干预，从而在一定程度上延缓发病时间、降低发病概率。

1.4 脑影像数据库

脑影像数据库是通过对人类大脑进行成像扫描所得到的数据集。这些数据集中包含了大量的脑部成像数据，如 fMRI 影像、sMRI 影像等，可以被用于研究不同疾病的发生机制、评估不同治疗方法的效果，以及了解人类大脑的结构和功能。

目前，许多大型脑影像数据库已经建立，并且在全球范围内广泛使用。其中，ADNI（阿尔茨海默病神经影像计划）、ABIDE（孤独症大脑影像数据交换计划）、ADHD（注意缺陷多动障碍）和 HBP（人类脑计划）是最常用的脑影像数据库。

ADNI[①]是一个全球性的多中心研究计划，旨在研究阿尔茨海默病的神经影像学、生物标志物和相关临床数据。该项目通过对患者和正常老年人的临床、生物标志物、认知和成像数据的收集，为研究阿尔茨海默病的生物标志物和神经成像的发展提供支持。

---

① https://adni.loni.usc.edu。

ABIDE[①]旨在提供高质量、大样本量的孤独症谱系障碍大脑成像数据，并促进科学共享和协作。该数据库包含来自 20 个研究机构的 MRI 和 fMRI 数据，旨在提供各种不同的孤独症谱系障碍亚型的数据，包括孤独症、阿斯伯格综合征和其他相关障碍。

ADHD 数据库[②]是一个由美国国家精神卫生研究所赞助的数据集，旨在收集和共享儿童及青少年多动障碍的脑影像数据。该数据库包含 sMRI、fMRI 和脑电图等成像数据，旨在为注意缺陷多动障碍的发病机制提供更深入的理解。

除了上述脑影像数据库，还有许多其他脑影像数据库可供使用。例如，HBP（人类脑计划）[③]收集了来自 1200 名健康成年人的脑影像数据，旨在研究人类大脑的结构和功能之间的相互关系。另外，BRAINS（脑成像与认知研究数据库）[④]致力于帮助研究人员更好地了解各种精神疾病的发生机制和治疗方法，包括抑郁症、焦虑症、精神分裂症等。

这些脑影像数据库可以帮助研究人员更深入地了解人类大脑的结构和功能，并为各种疾病的治疗和诊断提供支持。此外，这些数据库的建立和使用也促进了科学研究的共享和合作，为多种疾病的研究提供了更为全面和可靠的数据支持。但同时，这些脑影像数据库也面临着一些挑战和限制。首先，数据的质量和数量可能存在差异，这可能会影响研究结果的可靠性和一致性。其次，这些数据集通常只包含单一的脑成像模态，而多模态脑影像数据的获取和整合也是一个重要的问题。最后，这些数据集往往只包含特定人群的数据，如老年人、儿童或患有特定疾病的人群，而更广泛的人群数据的获取和整合也是一个重要的挑战。

尽管存在上述挑战和限制，脑影像数据库的建立和使用仍然是神经科学研究中不可或缺的一部分。随着技术的不断发展和数据集的不断扩大，这些脑影像数据库将能够提供更加准确和详细的人类大脑成像数据，从而帮助研究人员更好地理解人类大脑的结构和功能，以及各种疾病的发生机制。

1.5 脑影像分析主要挑战

作为研究人脑认知和脑功能疾病的重要载体，脑影像数据分析面临多重挑战。由于脑影像数据具有高维、稀疏、多模态、不完整及冗余等特点，本节将脑影像智能分析面临的主要挑战总结如下。

---

① https://fcon_1000.projects.nitrc.org/indi/abide/abide_I.html。

② http://preprocessed-connectomes-project.org/adhd200。

③ https://www.humanbrainproject.eu。

④ https://www.brainsimagebank.ac.uk。

1. 多源脑影像数据获取困难

现阶段，神经疾病的临床诊断主要依靠认知测试、神经影像检查、基因测序等方法。一方面，临床诊断方法依赖医院的先进仪器和专业人员，无法使潜在患者在日常环境中获得持续性、具有预测性和参与性的监护。个人生理行为数据的获取与分析为解释病症的发病机制奠定了临床数据基础，但该数据获取仍存在着设备难以整合、难以长期工作、难以被用户操作等缺陷。另一方面，在临床影像数据获取中，通常需要对同一个脑疾病患者进行多种模态或同一种模态的多次神经成像，即同时从几幅图像获得信息，进行综合分析。现代的医学成像技术所成图像包括解剖结构图像 (CT、MRI 等) 和功能图像 (SPECT（single-photon emission computed tomography，单光子发射计算机断层扫描）、PET 等)。由于不同模态的数据需要在不同的机构进行采集，难以保证获得同一被试的所有模态上的数据，如何在模态缺失的情况下感知多模态影像是脑科学及脑疾病研究的主要问题之一。

2. 异构脑影像数据融合困难

通过多样化途径获取的疾病相关数据呈现多模态和大规模两个显著特征，这给现有数据分析技术带来极大挑战。一方面，不同模态的数据往往是异构的，它们的构成类型、与疾病的相关程度等均存在差异，如何综合互补地利用每个模态的信息是一个亟须解决的关键问题。另一方面，疾病相关数据维度极高，结构复杂，同时高质量标注非常有限，如何高效地对这些大规模复杂数据进行有效分析是一大难题。

3. 时变脑影像表征困难

多模态脑影像数据的时变特征可以从模态关系和动态演化两个视角加以概括。从复杂模态关系来看，不同模态的数据往往是异构的，高效地对异构多模态数据进行表示十分困难。从脑疾病演化角度来看，在演化的不同阶段，脑功能连接会出现动态变化，并与不间断有规律的静息态脑活动相关。即脑连接的功能特征会随着神经信号的变化持续发生改变，呈现动态变化特性。脑疾病诊断过程中，医生除了会采集患者入院时的基线（baseline）脑影像数据进行分析与诊断，还会对患者进行随诊（数月或数年）以进一步观察疾病的发展情况。《柳叶刀-神经病学》（*The Lancet Neurology*）杂志阐述了纵向（longitudinal）脑影像生物标记可以作为疾病发展状态的一种诊断依据。因此，如何高效地提取并融合不同模态影像特征，对大脑活动的瞬时动态特性进行精确建模，从结构或功能等角度为疾病诊断提供互补性信息，揭示与疾病密切相关的生物标志物以追踪疾病早期的发生发展进程，提高模型的可解释性是另一个难题。

4. 多维分析模型构建困难

传统智能分析模型主要应用于疾病的诊断,然而在脑疾病领域中,探索疾病的发展规律及复杂内部关系同样具有重要的临床意义。除了预测个体是否患病(即诊断分析),当前机器学习模型同样需要预测从疾病确诊到死亡的时间(即预后分析),从而量化个体疾病的严重程度,实现个体化诊断和疗效评估。另外,现有模型对多模态数据之间的关联分析关注有限,特别是利用基因和影像间的关联分析挖掘疾病相关的多模态生物标志物方面的研究依然是开放问题。因此,如何利用高维稀疏脑影像大数据进行多维度脑疾病分析,探索疾病内部复杂关系,掌握其演化规律,并提高模型预测可解释性也是当前面临的一个难题。

5. 多中心脑影像共享模式挖掘难

不同影像中心采集的数据具有异质性,导致基于不同中心数据所发现的疾病潜在生物标志物具有不一致性。事实上,聚合多中心数据可以提供更好的统计能力,更全面地反映脑疾病的异常连接特征,或发现脑认知功能相关脑区等信息。然而,现有的脑影像分析模型大多基于单一影像中心采集的数据开发,不能有效地降低多中心数据的异质性,发现稳定、可重复的生物标记。因此,如何利用多中心异质性数据,检测多中心数据之间共享的脑影像特征以及连接模式是一个有价值的研究问题。

6. 跨被试脑影像激活响应配准难

在脑认知解码领域,功能磁共振成像(fMRI)等技术被用来研究大脑在做不同任务时的脑活动模式。通过对 fMRI 数据的体素模式进行分析,可以构建相应的学习预测模型。当新被试出现时,根据该被试的体素响应模式以及训练阶段学习到的预测模型来预测其接收到的是何种刺激,从而达到脑解码的目的。然而,不同被试对于同一刺激的响应模式在表示空间中存在显著差异,因此多被试功能磁共振图像必须进行跨被试的校准。如何设计一种高效的配准方法,将不同个体的fMRI 影像数据映射到一个公共的空间,进而探索理解和破译大脑的运作模式是一个亟须解决的难题。

1.6 本书结构及阅读建议

本书由南京航空航天大学脑影像和类脑智能研究团队撰写,系统介绍课题组围绕脑影像智能分析开展的相关工作,包括脑影像预处理,如高质量脑影像重建、脑结构分割和配准,然后介绍影像分析的常见方法,包含脑影像分类、预测等内容,最后介绍脑影像智能分析典型应用,如多模态、多中心脑影像融合,脑功能网络分析,脑影像基因关联分析和脑发育研究等。每部分详细介绍了相关领域经典工作和课题组所提出的创新性工作，以深入浅出的方式使读者能概览脑影像智能分析领域研究。本书的目标群体既包括对脑科学、脑影像智能分析感兴趣的初学者，也包括该领域内的研究者、工程师。

参 考 文 献

[1] 蒲慕明, 徐波, 谭铁牛. 脑科学与类脑研究概述 [J]. 中国科学院院刊, 2016, 31(7): 725–736.

[2] Jorgenson L A, Newsome W T, Anderson D J, et al. The BRAIN Initiative: Developing technology to catalyse neuroscience discovery[J]. Philosophical Transactions of the Royal Society B: Biological Sciences, 2015, 370(1668): 20140164.

[3] Markram H. The human brain project[J]. Scientific American, 2012, 306(6): 50–55.

[4] Okano H, Miyawaki A, Kasai K. Brain/MINDS: Brain-mapping project in Japan[J]. Philosophical Transactions of the Royal Society B: Biological Sciences, 2015, 370(1668): 20140310.

[5] Poo M M, Du J L, Ip N Y, et al. China brain project: Basic neuroscience, brain diseases, and brain-inspired computing[J]. Neuron, 2016, 92(3): 591–596.

[6] 曾凡义, 贾建平. 大数据驱动的脑影像智能计算 [J]. 中国科技论坛, 2021, 22(1):67–72.

[7] Marcus D S, Harms M P, Snyder A Z, et al. Human connectome project informatics: Quality control, database services, and data visualization[J]. NeuroImage, 2013, 80: 202–219.

[8] Hu X, Wang Y, Liu X, et al. Big data in neuroscience[J]. Neuroscience Bulletin, 2019, 35(1): 1–3.

[9] 陆林, 刘晓星, 袁凯. 中国脑科学计划进展 [J]. 北京大学学报, 2022, 54(5): 791–795.

[10] Vaswani A, Shazeer N, Parmar N, et al. Attention is all you need[C]//Proceedings of the 31st International Conference on Neural Information Processing Systems, California, 2017: 5998–6008.

[11] Dai Z H, Yang Z L, Yang Y M, et al. Transformer-XL: Attentive language models beyond a fixed-length context[C]//Proceedings of the 57th Annual Meeting of the Association for Computational Linguistics, Florence, 2019: 2978–2988.

[12] Brown T B, Mann B, Ryder N, et al. Language models are few-shot learners[C]//Proceedings of the 34th International Conference on Neural Information Processing Systems, New York, 2020: 1877–1901.

[13] 栗蔚, 王雨萌, 立言, 等. "东数西算" 背景下算力服务对算力经济发展影响分析[J]. 数据与计算发展前沿, 2022, 4(6): 13–19.

[14] Alzheimer's Association. 2021 Alzheimer's disease facts and figures[J]. Alzheimer's & Dementia, 2021, 17(3): 327–406.

[15] Wang Y, Chen S, Deng Y, et al. Parkinson's disease: Current status and future directions[J]. Aging and Disease, 2021, 12(1): 220–238.

[16] Lane C A, Hardy J, Schott J M. Alzheimer's disease[J]. European Journal of Neurology, 2018, 25(1): 59–70.

[17] Finsterer J. Parkinson's syndrome and Parkinson's disease in mitochondrial disorders[J]. Movement Disorders, 2011, 26(5): 784–791.

[18] Wang Y, Huang J, Xu Y, et al. The association between genetic variants and Alzheimer's disease in the Chinese population: A meta-analysis[J]. Journal of Alzheimer's Disease, 2022, 83(2): 767–781.

[19] Huys Q J M, Maia T V, Frank M J. Computational psychiatry as a bridge from neuroscience to clinical applications[J]. Nature Neuroscience, 2016, 19(3): 404–413.

[20] van den Heuvel M P, Hulshoff Pol H E. Exploring the brain network: A review on resting-state fMRI functional connectivity[J]. European Neuropsychopharmacology, 2010, 20(8): 519–534.

[21] Biswal B B, Mennes M, Zuo X N, et al. Toward discovery science of human brain function[J]. Proceedings of the National Academy of Sciences, 2010, 107(10): 4734–4739.

[22] Lustig M, Donoho D, Pauly J M. Sparse MRI: The application of compressed sensing for rapid MR imaging[J]. Magnetic Resonance in Medicine, 2007, 58(6): 1182–1195.

[23] Qin C, Schlemper J, Caballero J, et al. Convolutional recurrent neural networks for dynamic MR image reconstruction[J]. IEEE Transactions on Medical Imaging, 2019, 38(1): 280–290.

[24] Baldassarre L, Li Y H, Scarlett J, et al. Learning-based compressive subsampling[J]. IEEE Journal of Selected Topics in Signal Processing, 2016, 10(4): 809–822.

[25] Heckemann R A, Hajnal J V, Aljabar P, et al. Automatic anatomical brain MRI segmentation combining label propagation and decision fusion[J]. NeuroImage, 2006, 33(1): 115–126.

[26] Wang H Z, Suh J W, Das S R, et al. Multi-atlas segmentation with joint label fusion[J]. IEEE Transactions on Pattern Analysis and Machine Intelligence, 2013, 35(3): 611–623.

[27] Coupé P, Manjón J V, Fonov V, et al. Patch-based segmentation using expert priors: Application to hippocampus and ventricle segmentation[J]. NeuroImage, 2011, 54(2): 940–954.

[28] Chen Y J, Gao H Y, Cai L, et al. Voxel deconvolutional networks for 3D brain image labeling[C]//Proceedings of the 24th ACM SIGKDD International Conference on Knowledge Discovery & Data Mining, London, 2018: 1226–1234.

[29] Wachinger C, Reuter M, Klein T. DeepNAT: Deep convolutional neural network for segmenting neuroanatomy[J]. NeuroImage, 2018, 170: 434–445.

[30] Roy A G, Conjeti S, Navab N, et al. QuickNAT: A fully convolutional network for quick and accurate segmentation of neuroanatomy[J]. NeuroImage, 2019, 186: 713–727.

[31] Jolliffe I T, Cadima J. Principal component analysis: A review and recent developments[J]. Philosophical Transactions of the Royal Society A: Mathematical, Physical and Engineering Sciences, 2016, 374(2065): 20150202.

[32] Zhu B, Liu J Z, Cauley S F, et al. Image reconstruction by domain-transform manifold learning[J]. Nature, 2018, 555(7697): 487–492.

[33] Hutter F, Kotthoff L, Vanschoren J. Automated Machine Learning[M]. Berlin: Springer, 2019.

[34] Lumini A, Nanni L. Deep learning and transfer learning features for plankton classification[J]. Ecological Informatics, 2019, 51: 33–43.

[35] Peng Y X, Qi J W. CM-GANs: Cross-modal generative adversarial networks for common representation learning[J]. ACM Transactions on Multimedia Computing, Communications, and Applications, New York, 2019, 15(1): 1–24.

[36] Heinsfeld A S, Franco A R, Craddock R C, et al. Identification of autism spectrum disorder using deep learning and the ABIDE dataset[J]. NeuroImage: Clinical, 2018, 17: 16–23.

[37] Kamnitsas K, Baumgartner C, Ledig C, et al. Unsupervised domain adaptation in brain lesion segmentation with adversarial networks[C]//Proceedings of the 25th International Conference on Information Processing in Medical Imaging, Boone, NC, 2017: 597–609.

[38] Adeli E, Shi F, An L, et al. Joint feature-sample selection and robust diagnosis of Parkinson's disease from MRI data[J]. NeuroImage, 2016, 141: 206–219.

[39] Ding Z M, Shao M, Fu Y. Deep low-rank coding for transfer learning[C]//Proceedings of the 24th International Joint Conference on Artificial Intelligence, California, 2015: 3453–3459.

[40] Cao B K, He L F, Wei X K, et al. t-BNE: Tensor-based brain network embedding[C]//Proceedings of the 2017 SIAM International Conference on Spatial Data Mining, Texas, 2017: 189–197.

[41] Nie L Q, Zhang L M, Meng L, et al. Modeling disease progression via multisource multitask learners: A case study with Alzheimer's disease[J]. IEEE Transactions on Neural Networks and Learning Systems, 2017, 28(7): 1508–1519.

[42] Zhou J Y, Liu J, Narayan V A, et al. Modeling disease progression via multi-task learning[J]. NeuroImage, 2013, 78: 233–248.

[43] Ma G X, Lu C T, He L F, et al. Multi-view graph embedding with hub detection for brain network analysis[C]//Proceedings of IEEE International Conference on Data Mining, New Orlenas, LA, 2017: 967–972.

[44] Liu Y, He L F, Cao B K, et al. Multi-view multi-graph embedding for brain network clustering analysis[C]//Proceedings of the AAAI Conference on Artifical Intelligence, Louisiana, 2018: 117–124.

[45] Zhang D Q, Shen D G, The Alzheimer's Disease Neuroimaging Initiative. Multi-modal multi-task learning for joint prediction of multiple regression and classification variables in Alzheimer's disease[J]. NeuroImage, 2012, 59: 895–907.

[46] Suk H I, Lee S W, Shen D G, et al. Latent feature representation with stacked auto-encoder for AD/MCI diagnosis[J]. Brain Structure and Function, 2015, 220(2): 841–859.

[47] Guo Z, Li X, Huang H, et al. Deep learning-based image segmentation on multimodal medical imaging[J]. IEEE Transactions on Radiation and Plasma Medical Sciences, 2019, 3(2): 162–169.

[48] Suk H I, Lee S W, Shen D G, et al. Deep sparse multi-task learning for feature selection in Alzheimer's disease diagnosis[J]. Brain Structure and Function, 2016, 221(5): 2569–2587.

[49] Yao J W, Zhu X L, Zhu F Y, et al. Deep correlational learning for survival prediction from multi-modality data[C]//Proceedings of International Conference on Medical Image Computing and Computer-Assisted Intervention, Quebec City, 2017: 406–414.

[50] Zhu X L, Yao J W, Luo X, et al. Lung cancer survival prediction from pathological images and genetic data—An integration study[C]//The 13th International Symposium on Biomedical Imaging, Pragne, 2016: 1173–1176.

[51] Netto M A S, Calheiros R N, Rodrigues E R, et al. HPC cloud for scientific and business applications: Taxonomy, vision, and research challenges[J]. ACM Computing Surveys, 2019, 51(1): 1–29.

[52] Hoi S C H, Sahoo D, Lu J, et al. Online learning: A comprehensive survey[J]. Neurocomputing, 2021, 459: 249–289.

[53] Kapinchev K, Bradu A, Podoleanu A. Parallel approaches to digital signal processing algorithms with applications in medical imaging[C]//The 13th International Conference on Signal Processing and Communication Systems, Gold Coast, 2019: 1–7.

[54] Jonas E, Pu Q F, Venkataraman S, et al. Occupy the cloud: Distributed computing for the 99%[C]//Proceedings of the 2017 Symposium on Cloud Computing, Santa Clara, California, 2017: 445–451.

[55] Garg N, Sellathurai M, Bhatia V, et al. Online content popularity prediction and learning in wireless edge caching[J]. IEEE Transactions on Communications, 2020, 68(2): 1087–1100.

[56] Durante D. Conjugate Bayes for probit regression via unified skew-normal distributions[J]. Biometrika, 2019, 106(4): 765–779.

第 2 章　脑影像重建

随着科技的不断发展，脑影像在临床诊断中得到广泛的应用。以磁共振成像为例，该技术能够无创清晰地成像人体内部软组织，并且能够反映人体组织内的某些生理生化信息以及分子生物学信息，是一种无侵入、高对比度的成像方式，因此是临床中较为重要的辅助诊断手段。然而在脑成像过程中，脑影像采样一般要求被试（即受检查者）满足某些条件，这将会缩小脑影像的应用范围。以应用广泛的磁共振成像为例，完整的影像采样时间较长，长时间的扫描会增加被试的压力，更进一步，对于一些特殊的被试，在采样过程中可能发生轻微扰动，完整的采样是十分困难的。这些限制条件对脑影像的成像提出了新的要求，因此如何降低采样对被试的限制已经成为成像技术中一个亟待解决的问题。本章将介绍两种脑影像重建方法，包括基于样本重加权的欠采样矩阵学习方法和基于自监督边缘融合网络的脑影像重建方法。

2.1　脑影像重建综述

2.1.1　脑影像的重建

脑影像重建是近来发展起来的重要成像技术，其目标是在脑成像过程中尽量减少采样对被试的限制。因此，其不管是在影像理论上还是在脑应用实践中都存在巨大的发展潜力。脑影像重建是一种基于以非侵入方式获得的人体部分数据重建出高质量人体影像的技术，这个过程可以表示为求解反问题方程：

$$y = M(x) \tag{2.1}$$

其中，$y \in \mathbf{R}^n$ 为观测得到的数据；$M(\cdot)$ 为观测函数，也称为采样函数；$x \in \mathbf{R}^m$ 为原始数据，即待求的原始影像。一般而言，观测数据的维度远小于原始数据的维度，即 $n \ll m$，因此无法直接通过该方程求解原始方程。重建过程是典型的欠定方程求解问题，因此在重建过程中需要引入影像的先验信息。

本节主要介绍磁共振成像，重点介绍成像方式的特点与对应的研究进展。快速磁共振成像技术在 k 空间（频域）中进行数据的欠采样，然后使用重建算法进行高质量的重建。快速成像的主要目标是缩短数据采集时间，主要包含欠采样和重建两个重要步骤。近年来，有关深度快速成像技术的研究主要集中在采样矩阵的设计与高质量影像深度重建算法的实现上，下面分别对这两个重要任务的研究进行回顾与总结。

2.1.2　采样矩阵设计

采样矩阵决定了 k 空间中哪些频率和相位的数据被采集，进而决定了采集数据的质量，对磁共振成像而言，采集的数据质量越高，后续的重建任务的难度就越低。采样矩阵的设计是快速磁共振成像的关键步骤，也是高质量影像重建的重要前提。采样矩阵的设计根据采样矩阵的使用范围不同，可以大致分为两大类：通用型采样矩阵设计与专用型采样矩阵设计。通用型采样矩阵设计通常与后续重建算法无关，得到的采样矩阵可以应用到任意的重建算法。专用型采样矩阵设计是指针对具体的重建算法，设计与该算法相匹配的采样矩阵。这类算法一般将采样矩阵视为重建的前置任务，通常使用一层网络实现，使得优化重建与采样矩阵模型实现联合设计。Gözcu 等[1] 提出了一种针对稀疏重建进行设计的专用采样矩阵，该方法使用贪婪搜索寻找那些使得稀疏重建质量更高的采样坐标，学得的采样矩阵可以应用到稀疏重建中，使用时无须更改采样矩阵。Bahadir 等[2] 提出了一种基于深度学习重建网络的专用采样矩阵设计，该方法联合设计了采样矩阵与重建网络，通过将采样部分嵌入重建网络的输入端实现了端到端的设计与优化，优化得到的采样矩阵与重建模型更加匹配。通用型采样矩阵设计的典型方法有：① 笛卡儿、螺旋线等传统形式的采样矩阵，这类采样矩阵应用较为广泛，可以直接使用傅里叶逆变换进行磁共振影像重建。② 基于 k 空间特性的设计方法。这类方法利用磁共振影像粗粒度和细粒度特征分别位于 k 空间中心和边缘的先验信息，按照需求构建采样矩阵，实现数据的快速采集。Tsai 等[3] 提出了一种基于变量密度的 k 空间通用采样矩阵设计方法，该方法利用磁共振能量集中于数据低频部分的先验信息进行设计，主要采集数据的中心部分，从而减少了伪影。Liu 等[4] 提出一种按照需求设计采样矩阵的方法，利用影像粗粒度与细粒度特征分别位于 k 空间不同位置的先验信息，设计不同需求的采样矩阵。③ 基于学习的采样矩阵设计方法。这类方法将采样矩阵视为需要进行优化的机器学习模型，利用磁共振数据构造目标函数进行优化，最终学习得到采样矩阵。Baldassarre 等[5] 研究了基于学习的采样矩阵设计方法，利用该方法构造采样学习的优化目标，使用磁共振成像的数据集学习得到采样矩阵，实验验证了该方法具有较为优异的采样性能。

2.1.3　磁共振影像的重建

磁共振成像是当今最重要的影像学手段之一，相较于其他脑影像技术，其具有如下明显优势：① 磁共振无电离辐射，是一种非侵入式诊断技术，对人体无创；② 能形成高对比度的影像，对于软组织的成像质量明显优于计算机断层扫描成像；③ 能够实现多参数成像，提供更加丰富的诊断信息；④ 能够形成 3D（三维）影像，可自由选择矢状面、冠状面和横断面的成像。磁共振成像凭借这些显著的优势，得到了广泛的应用。

　　然而在磁共振成像过程中，影像的采样时间较长，这主要是因为在影像的采集过程中需要在磁共振成像的频域空间即 k 空间对磁场进行反复多次的相位和频率编码。较慢的采集速度一般会带来生理运动的伪影，从而降低了影像的信噪比，并且使得影像的细节信息丢失。除此之外，较长的采样时间在临床应用中也是难以实现的，在科研数据采集的情况下，一次头部磁共振成像的采集要持续几十分钟，这大大增加了被试的痛苦，对于一些难以长时间保持身体静止的被试，如老人、婴儿等，完整的检查更是一件非常困难的事情。采样速度慢限制了磁共振成像临床应用范围的扩大，因此缩短磁共振成像的采样时间是一件具有重大意义的事情。

　　目前，基于影像重建缩短采样时间的工作得到了研究人员的广泛关注，并成为磁共振成像研究的热点。重建模型的目标是将欠采样得到的磁共振影像数据高质量地重建为原始的数据。近年来，深度学习在计算机视觉中的巨大进展表明了其优秀的影像处理能力，因此大量的研究者尝试将深度学习应用于磁共振影像的重建中。相较于传统的重建方法，深度学习能够避免较为复杂的优化参数微调，同时还能获得更优异的重建性能，已成为磁共振重建的主流研究方向。

　　深度重建模型按照参数优化的方法，可以大致分为两大类：基于展开的深度重建方法和基于非展开的深度重建方法。基于展开的深度重建方法可以视为传统压缩感知重建方法的深度化，该类方法通过求解采样的逆问题重建高质量的影像。基于展开的深度重建方法通常使用迭代的方式实现，在迭代过程中学习深度网络的结构和参数。典型的方法有：① 通用展开重建网络。该类网络使用优化算法直接求解压缩感知目标函数，在迭代时不断优化正则参数，包括影像变换基和非线性算子，最终得到一个展开的网络。Yang 等[6] 提出了交替乘子法网络学习磁共振快速成像中的正则化参数，这个网络在优化的过程中不断地利用重建影像的稀疏性进行迭代，最终训练得到一个深度展开重建网络。Ke 等[7] 提出了基于深度流形学习的重建网络，该方法通过处理数据的低秩先验去探索动态磁共振数据的时空关系，使用固定秩的流形将高维信号投影到低维子空间中，实现了流形深度展开重建网络。Zhang 等[8] 提出一种使用网络驱动先验信息的深度展开重建网络，该方法使用无监督学习方法先行学习影像的先验信息，然后将学到的高维先验信息嵌入重建过程。Hammernik 等[9] 在深度展开网络中使用卷积核替代传统固定变换基，该方法不仅学习模型的正则化参数，还学习网络模型的参数与非线性操作。② 增加去噪正则项的展开重建网络。该类方法在压缩感知目标函数上增加了重建影像去除噪声的正则项，这使得模型在迭代时不仅优化正则参数，还要强制重建的影像逼近去除噪声的影像，最终得到一个深度展开重建网络。Groun 等[10]

提出一种使用未含噪声影像深度高质量重建的方法,该方法通过使用预训练的去噪模型对每一层重建出来的影像进行去噪,迭代优化去噪后的影像完成重建网络模型训练。

非展开的深度重建方法设计的基本思想是使用欠采样影像与原始影像组成的数据集训练一个深度网络实现重建。在测试阶段,与经典的计算机视觉任务处理方式类似,如深度影像去噪,非展开的深度重建方法将欠采样数据视为质量较低的影像,将其输入训练好的深度模型重建高质量的影像,典型的方法有:① 基于网络结构创新的深度重建方法。该类方法在经典多层神经网络的基础上,不断地改进网络结构,如 U-Net[11] 和生成对抗网络[12] 等,从而提升重建影像的质量。Seitzer 等[13] 提出了使用深度网络进行端到端重建的方法,该方法直接使用欠采样影像作为输入、高质量影像作为输出训练神经网络。Yoon 等[14] 提出使用 U-Net 重建欠采样的磁共振影像,该方法引入了梯度差异损失,该损失能够在重建的过程中保持边缘信息,提高重建的质量。Quan 等[15] 提出使用生成对抗网络的方法重建欠采样磁共振影像,该方法额外引入了循环一致损失,该损失的引入使得重建影像与原始影像更加接近,提高了重建质量。② 引入领域知识的深度重建方法。该类方法一般在重建的同时,使用领域知识辅助重建,如使用时空数据相关性,从而改善影像的重建质量。Wang 等[16] 提出一种使用时空数据相关性的方法提高快速磁共振成像质量,该方法集成了频域先验网络与空间先验网络联合重建。③ 重建与相关任务联合设计。该类方法通常与相关性较强的任务同时学习,在学习过程中利用不同任务的相关性、特征信息的相互补充,促进高质量的影像重建。Sun 等[17] 提出了一种重建与分割联合学习的模型,该方法将分割任务看成重建的相关任务进行联合训练,并将两个网络的特征共享,实验结果表明,分割任务能够辅助重建。

2.2 基于样本重加权的欠采样矩阵学习

根据 2.1 节的介绍,目前快速磁共振成像的主要研究方向为采样矩阵的设计与重建算法的学习,因此如何学习采样矩阵已经得到了广泛的关注。针对采样矩阵的学习,学者提出了许多模型,包括基于深度学习的采样矩阵学习、稀疏恢复的采样矩阵学习等设计方法。基于学习的方法有效挖掘了磁共振数据集的统计信息,因此采样矩阵学习方法相较于基于随机采样的矩阵设计在实验中取得了更好的性能。

然而,快速磁共振影像的欠采样会使得样本集信息损失不均衡,本章使用相对 L2 范数误差(relative L2-norm error,RLNE)[18] 度量欠采样带来的信息损失,统计了在采样率为 1% 的情况下,磁共振影像数据集的信息损失分布,如

图 2.1 所示。数据统计的结果显示，对于传统方法设计的欠采样矩阵，数据的信息损失存在不平衡的情况，某些区间集中了大量的数据，其他区间则仅有较少的样本存在。在这些样本较少的区间，磁共振影像包含的信息同等重要（图 2.1（c）和（d）），但在无差别的均值优化中，这些样本往往会被其他区间样本淹没，容易被忽视。

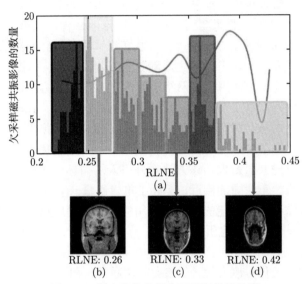

图 2.1   样本集信息损失不平衡的统计图

本节提出一种新的矩阵学习方法，即相关性加权的采样矩阵学习方法，来探索欠采样产生的信息损失不平衡，从而学习到性能更优的采样矩阵。具体而言，将样本加权的方法引入损失函数中，构造加权平均误差最小化损失。除此之外，为了防止权重的退化，对引入的权重施加了相关性正则化，即相似的影像应该有相似的权重。此外，我们还进行了理论分析并提出优化算法的收敛性以及计算复杂度。本节针对提出的方法，在两个真实的数据集上验证性能。实验结果表明，本节所提出的方法能够学得优异的采样矩阵。除此之外，还进行了一系列的消融实验，包括相关性核的选择、收敛性的验证和优化的时间。

2.2.1 相关性加权的采样矩阵学习方法

给定一个磁共振成像的数据集 $X = \{x_1, \cdots, x_i, \cdots, x_n\}$，其中 x_i 表示第 i 个训练样本，即原始的高质量影像。引入一个权重向量 $W = [w_1, \cdots, w_i, \cdots, w_n]$，其中 w_i 表示第 i 个训练样本的权重，即当前样本在样本集中的重要程度，我们进一步对权重之和进行了归一化，并且权重的值要大于或等于零。令 $A \in \{1, 0\}^{N \times N}$ 表示待学习的采样矩阵，值为 1 表示该 k 空间中的点被采样，值为 0 则表示该点不被采样。为了学到采样矩阵，同时优化采样矩阵 A 与相似性权重 W，目标函数如下：

$$L(A,W) = \min_{A,W} \sum_{m=1}^{n} V(x_m, w_m, A) + \lambda \Omega(W) \tag{2.2}$$

其中，V 代表加权 k 空间均方误差最小化损失函数；Ω 代表施加在权重上的相关性正则化；λ 平衡了这两项的相对大小。

本方法中使用了均方误差最小化损失函数，该方法能够让影像输入模型之后的欠采样数据较好地逼近原始的影像，具体的表达式如下：

$$V(x_m, w_m, A) = w_m \times \| A \otimes \mathscr{F}\{x_m\} - \mathscr{F}\{x_m\} \|_{\mathrm{F}}^2 \tag{2.3}$$

其中，$\mathscr{F}\{x_m\}$ 表示对磁共振影像 x_m 做傅里叶变换；符号 $\otimes$ 表示矩阵按元素相乘。显然，影像经过傅里叶变换之后变为复数矩阵，这启发我们将损失函数分解成实部和虚部两个部分。根据傅里叶变换的定义，可以将二维傅里叶变换写成如下形式：

$$\mathscr{F}\{x\} = (F_{\mathrm{r}}^{\mathrm{T}} + \mathrm{j} F_{\mathrm{i}}^{\mathrm{T}}) \, x \, (F_{\mathrm{r}} + \mathrm{j} F_{\mathrm{i}}) \tag{2.4}$$

其中，F_{r} 和 F_{i} 分别表示傅里叶变换基的实数和虚数部分；T 表示矩阵的转置；j 表示虚数单位。将式 (2.4) 代入加权均方误差最小化损失函数式 (2.3)，可以重写损失函数：

$$\begin{aligned} V(x_m, w_m, A) = w_m \times \big\| (A - S) \otimes (F_{\mathrm{r}}^{\mathrm{T}} x_m F_{\mathrm{r}} - F_{\mathrm{i}}^{\mathrm{T}} x_m F_{\mathrm{i}}) \\ + \mathrm{j}(A - S) \otimes (F_{\mathrm{r}}^{\mathrm{T}} x_m F_{\mathrm{i}} + F_{\mathrm{i}}^{\mathrm{T}} x_m F_{\mathrm{r}}) \big\|_{\mathrm{F}}^2 \end{aligned} \tag{2.5}$$

其中，S 表示值全为 1 的矩阵。

在损失函数中，权重衡量了样本在数据集中的相对重要性，所以权重的平凡解，即只有一个样本的权重为 1，其余的权重为 0，缺乏评估样本相对重要性的能力，因此引入了样本的相关性正则项。样本的相关性正则项保证了相似的样本具有相似的权重，即相关的样本具有相似的重要性。对于磁共振影像，相关的样本反映了相似的内部器官信息，在临床诊断中具有相似的作用，因此应该得到相似的权重。定理 2.1 给出了权重平凡解的具体形式。

定理 2.1 如果模型没有对权重 W 施加额外的限制，当采样矩阵 A 固定时，目标函数可以被重写为以下形式：

$$\min_{W} \sum_{m=1}^{n} w_m \times \| (A^* - S) \otimes (F_{\mathrm{r}}^{\mathrm{T}} x_m F_{\mathrm{r}} - F_{\mathrm{i}}^{\mathrm{T}} x_m F_{\mathrm{i}})$$

$$+ \mathrm{j}(A^* - S) \otimes (F_{\mathrm{r}}^{\mathrm{T}} x_m F_{\mathrm{i}} + F_{\mathrm{i}}^{\mathrm{T}} x_m F_{\mathrm{r}}) \|_{\mathrm{F}}^2 \tag{2.6}$$

$$\mathrm{s.t.} \sum_{m=1}^{n} w_m = 1, \quad \forall m \in \{1, 2, \cdots, n\}, \quad 0 \leqslant w_m \leqslant 1$$

因此权重 W 的最优解退化为只有一个样本的权重为 1,其余样本的权重为 0,即平凡解。

证明　令 G_m 表示第 m 个样本产生的损失 $\|(A^* - S) \otimes (F_{\mathrm{r}}^{\mathrm{T}} x_m F_{\mathrm{r}} - F_{\mathrm{i}}^{\mathrm{T}} x_m F_{\mathrm{i}}) + \mathrm{j}(A^* - S) \otimes (F_{\mathrm{r}}^{\mathrm{T}} x_m F_{\mathrm{i}} + F_{\mathrm{i}}^{\mathrm{T}} x_m F_{\mathrm{r}}) \|_{\mathrm{F}}^2$,则目标函数可以重新写为

$$\min_{W} \sum_{m=1}^{n} w_m \times G_m$$
$$\mathrm{s.t.} \sum_{m=1}^{n} w_m = 1, \quad \forall m \in \{1, 2, \cdots, n\}, \quad 0 \leqslant w_m \leqslant 1 \tag{2.7}$$

当固定采样矩阵 A,样本损失的值 $G_m (\geqslant 0)$ 也已经固定了。首先假设每个样本损失的值不相同,令 $G_{\min}$ 表示所有样本中损失值最小的那个。根据最小值不等式,可以得到如下表达式:

$$\min_{W} \sum_{m=1}^{n} w_m \times G_m \geqslant \min_{W} \sum_{m=1}^{n} w_m \times G_{\min} = 1 \times G_{\min} \tag{2.8}$$

权重的最优解可以由式 (2.9) 得到

$$w_m = \begin{cases} 1, & G_m = G_{\min} \\ 0, & \text{其他} \end{cases} \tag{2.9}$$

为了不失一般性,假设损失的最小值可能不止一个,即有多余两个样本的损失值都为最小值。在这种情况下,随机选择损失最小值样本集中的一个样本作为最小样本,权重赋值为 1,其余为 0,根据上述证明,易得这种情况下也为损失的最优值。因此,定理得到证明。

上述定理说明了缺少对权重的约束,优化目标损失函数会得到平凡解。为了防止权重退化,使权重能够很好地度量样本在数据集中的重要程度,为权重引入了样本相关性正则项。该正则项基于相关的样本具有相似的重要性这一先验知识,在采样矩阵的学习过程中对损失的权重施加约束。具体来说,如果第 i 个样本与第 j 个样本是相关的,那么它们的权重应该相似。类比于标记相关性正则项,样本相似性正则项可以定义为如下形式:

$$\Omega(W) = \sum_{i,j} c_{i,j} (w_i - w_j)^2 \tag{2.10}$$

其中，$C = [c_{i,j}]$ 是 $n \times n$ 个样本的相关性矩阵，它可以通过相关性距离两两计算得到。常用的相关性距离为余弦距离，即 $c_{i,j} = \dfrac{x_i x_j^{\mathrm{T}}}{\|x_i\| \|x_j\|}$。在初始化时，这个距离矩阵可以先于迭代优化计算得到，无需重复计算。更进一步，样本相关性矩阵可以写为 $W^{\mathrm{T}} L W$，其中 $L = \mathrm{diag}(C_1) - C$ 为拉普拉斯矩阵。$\mathrm{diag}(C_1)$ 为对角元素皆为 1 的对角矩阵。将式 (2.10) 和式 (2.5) 代入式 (2.2)，可得损失的最终表达式：

$$
\begin{aligned}
\min_{W,A} \quad & \sum_{m=1}^{n} w_m \times \big\| (A - S) \otimes (F_{\mathrm{r}}^{\mathrm{T}} x_m F_{\mathrm{r}} - F_{\mathrm{i}}^{\mathrm{T}} x_m F_{\mathrm{i}}) \\
& + \mathrm{j}(A - S) \otimes (F_{\mathrm{r}}^{\mathrm{T}} x_m F_{\mathrm{i}} + F_{\mathrm{i}}^{\mathrm{T}} x_m F_{\mathrm{r}}) \big\|_{\mathrm{F}}^2 + \lambda W^{\mathrm{T}} L W \\
\mathrm{s.t.} \quad & \sum_{m=1}^{n} w_m = 1, \quad \forall m \in \{1, 2, \cdots, n\}, \quad 0 \leqslant w_m \leqslant 1 \\
& \sum_{i=1}^{N} \sum_{j=1}^{N} A_{i,j} = \lfloor r \times N \times N \rfloor, \quad A \in \{0,1\}^{N \times N}
\end{aligned}
\tag{2.11}
$$

其中，$\lfloor \cdot \rfloor$ 表示向下取整运算符；r 表示采样率。

2.2.2 采样矩阵优化算法

本节重点介绍模型的优化方法。针对损失函数 (2.11)，目标函数含有两个待优化的变量，我们可以使用交替优化的方法实现，即固定一个变量，优化另一个变量，依次交替执行。整体的优化问题可以分解为两个简单的子问题进行优化，这两个子问题相较于原问题的优化较为简单。

1. 采样矩阵更新

固定权重 W^* 去优化采样矩阵 A，损失函数 (2.11) 中的第二项为常数，不参与优化，因此当前的优化目标可以简化为

$$
\begin{aligned}
\min_{A} \quad & \sum_{m=1}^{n} w_m^* \times \big\| (A - S) \otimes (F_{\mathrm{r}}^{\mathrm{T}} x_m F_{\mathrm{r}} - F_{\mathrm{i}}^{\mathrm{T}} x_m F_{\mathrm{i}}) \\
& + \mathrm{j}(A - S) \otimes (F_{\mathrm{r}}^{\mathrm{T}} x_m F_{\mathrm{i}} + F_{\mathrm{i}}^{\mathrm{T}} x_m F_{\mathrm{r}}) \big\|_{\mathrm{F}}^2 \\
\mathrm{s.t.} \quad & \sum_{i=1}^{N} \sum_{j=1}^{N} A_{i,j} = \lfloor r \times N \times N \rfloor, \quad A \in \{0,1\}^{N \times N}
\end{aligned}
\tag{2.12}
$$

通常来说，解决解为整数的问题需要用到整数规划，本节所提出的方程为二次 0-1 规划问题，可以使用整数二次规划求解。为了使用更简单的优化方法获得

最优解，对目标函数进行化简。令 M_m 表示 $(A-S) \otimes (F_\mathrm{r}^\mathrm{T} x_m F_\mathrm{r} - F_\mathrm{i}^\mathrm{T} x_m F_\mathrm{i})$，$L_m$ 表示 $(A-S) \otimes (F_\mathrm{r}^\mathrm{T} x_m F_\mathrm{i} + F_\mathrm{i}^\mathrm{T} x_m F_\mathrm{r})$，因此损失函数可以重写为如下形式：

$$
\begin{aligned}
\min_A & \sum_{m=1}^n {w_m}^* \times \big\| (A-S) \otimes (F_\mathrm{r}^\mathrm{T} x_m F_\mathrm{r} - F_\mathrm{i}^\mathrm{T} x_m F_\mathrm{i}) \\
& \quad + \mathrm{j}(A-S) \otimes (F_\mathrm{r}^\mathrm{T} x_m F_\mathrm{i} + F_\mathrm{i}^\mathrm{T} x_m F_\mathrm{r}) \big\|_\mathrm{F}^2 \\
= \min_A & \sum_{m=1}^n w_m^* \times \left(\sqrt{\sum_{k=1}^N \sum_{l=1}^N M_{m,k,l}^2 + L_{m,k,l}^2} \right)^2 \\
= \min_A & \sum_{k=1}^N \sum_{l=1}^N (A_{k,l} - 1)^2 Z_{k,l}
\end{aligned}
\tag{2.13}
$$

其中

$$
\begin{aligned}
Z_{k,l} \stackrel{\text{def}}{=\!=} \sum_{m=1}^n w_m^* \times \bigg[& \left(\sum_{b=1}^N \sum_{c=1}^N F_{\mathrm{r},b,k} x_{m,b,c} F_{\mathrm{r},l,c} - F_{\mathrm{i},b,k} x_{m,b,c} F_{\mathrm{i},l,c} \right)^2 \\
& + \left(\sum_{b=1}^N \sum_{c=1}^N F_{\mathrm{r},b,k} x_{m,b,c} F_{\mathrm{i},l,c} + F_{\mathrm{i},b,k} x_{m,b,c} F_{\mathrm{r},l,c} \right)^2 \bigg]
\end{aligned}
\tag{2.14}
$$

很明显的是 $Z_{k,l} \geqslant 0$。为了求解化简后的损失，引入了一个排序的求解方法，该方法对 $Z_{k,l}$ 排序，从而得到采样矩阵，具体实现见引理 2.1。

引理 2.1　令 $A = [A_{i,j}] \in \{0,1\}^{N \times N}$ 表示待学习的采样矩阵，r 表示已知的采样率。方程 (2.13) 的最优解可以由下式得到：

$$
A_{i,j} = \begin{cases} 1, & R_{i,j} \leqslant \lfloor r \times N^2 \rfloor \\ 0, & \text{其他} \end{cases}
$$

其中，$R_{i,j}$ 表示值 $Z_{k,l} \in \{Z_{1,1}, \cdots, Z_{N,N}\}$ 降序排序的序数。

证明　当固定权重 W，$Z_{k,l} (\geqslant 0)$ 也就固定了。首先，假设每一个 $Z_{k,l}$ 的值是不相同的，并且使用该方法求解的最优的采样矩阵 A^* 已经得到。为了产生矛盾，假设存在另外一个最优的采样矩阵 A'，且这个最优的采样矩阵使得目标函数更小。然后，构造如下公式：

$$
\begin{aligned}
& \sum_{k=1}^N \sum_{l=1}^N \left(A_{k,l}^* - 1\right)^2 \times Z_{k,l} - \sum_{k=1}^N \sum_{l=1}^N \left(A_{k,l}' - 1\right)^2 \times Z_{k,l} \\
& = \sum_{m=\lfloor r \times N^2 \rfloor + 1}^{N^2} Z_m - \sum_{k=1}^N \sum_{l=1}^N \left(A_{k,l}' - 1\right)^2 \times Z_{k,l}
\end{aligned}
\tag{2.15}
$$

其中，Z_m 是矩阵 Z 中的元素，它的降序序数为 m。

因为在一个集合中，最小的 K 个元素的和不可能小于其他任意 K 个元素的和，可以得到如下不等式：

$$\sum_{m=\lfloor r \times N^2 \rfloor + 1}^{N^2} Z_m - \sum_{k=1}^{N} \sum_{l=1}^{N} \left(A'_{k,l} - 1 \right)^2 \times Z_{k,l} \leqslant 0 \tag{2.16}$$

显然：

$$\sum_{k=1}^{N} \sum_{l=1}^{N} \left(A^*_{k,l} - 1 \right)^2 Z_{k,l} - \sum_{k=1}^{N} \sum_{l=1}^{N} \left(A'_{k,l} - 1 \right)^2 Z_{k,l} \leqslant 0 \tag{2.17}$$

这个结果与假设矛盾，所以假设错误。证毕。

不失一般性，假设降序序数为 $\lfloor r \times N^2 \rfloor$ 的 $Z_{k,l}$ 不止一个，很明显，最优解不唯一。在这个条件下，可随机选择需要数量的元素作为解，没有被选中的点，采样矩阵对应位置设置为 0。类似于上面的证明，这种情况也可以保证解为最优解，因此问题得证。

优化采样矩阵算法的实现细节参考算法 2.1。在一些情况下，N 会极端大，这会带来较高的计算风险。在这种情况下，使用查找最大的 $\lfloor r \times N^2 \rfloor$ 个元素的方法实现对目标函数的优化。对查找到的元素赋值为采样点，即采样矩阵对应位置赋值为 1，没有被查找到的元素对应位置赋值为 0。查找最大的 $\lfloor r \times N^2 \rfloor$ 个元素的计算复杂度小于排序的时间复杂度。

算法 2.1　采样矩阵更新算法

输入： 数据集 $X = \{x_1, x_2, \cdots, x_n\}$，傅里叶变换矩阵包括实部 $F_r \in \mathbf{R}^{N \times N}$ 和虚部 $F_i \in \mathbf{R}^{N \times N}$，采样率 r 和权重 W

输出： 采样矩阵 A

初始化：

$M_0 \leftarrow 0, L_0 \leftarrow 0$

for $m = 1$ to n **do**

$$M_m \leftarrow M_{m-1} + w_m \times (F_r^T x_m F_r - F_i^T x_m F_i) \otimes (F_r^T x_m F_r - F_i^T x_m F_i)$$

$$L_m \leftarrow L_{m-1} + w_m \times (F_r^T x_m F_i + F_i^T x_m F_r) \otimes (F_r^T x_m F_i + F_i^T x_m F_r)$$

end for

$Z \leftarrow L_n + M_n$

$R \leftarrow \text{sort}(Z, \text{``element} - \text{wise''}, \text{``descend''})$

for $k = 1$ to N and $l = 1$ to N **do**

$$A_{k,l} = \begin{cases} 1, & R_{k,l} \leqslant \lfloor r \times N^2 \rfloor \\ 0, & \text{其他} \end{cases}$$

end for

2. 权重更新

当固定采样矩阵 A^*，权重 W 是唯一可以进行优化的变量，因此目标函数可以写为如下形式：

$$\min_{W} \sum_{m=1}^{n} w_m \times \left\| (A^* - S) \otimes \left(F_{\mathrm{r}}^{\mathrm{T}} x_m F_{\mathrm{r}} - F_{\mathrm{i}}^{\mathrm{T}} x_m F_{\mathrm{i}} \right) \right.$$
$$\left. + \mathrm{j}(A^* - S) \otimes \left(F_{\mathrm{r}}^{\mathrm{T}} x_m F_{\mathrm{i}} + F_{\mathrm{i}}^{\mathrm{T}} x_m F_{\mathrm{r}} \right) \right\|_{\mathrm{F}}^2 + \lambda W^{\mathrm{T}} L W \qquad (2.18)$$
$$\text{s.t.} \sum_{m=1}^{n} w_m = 1, \quad 0 \leqslant w_m \leqslant 1, \quad \forall m \in \{1, 2, \cdots, n\}$$

这个子问题是权重变量 W 的二次规划，使用二次规划的优化方法得到它的最优解。本节提出的 k 空间样本重加权均方误差最小化模型 (MML-CR) 算法的伪代码见算法 2.2。权重初始化为相等值，即每一个的值均为样本数量的倒数，收敛条件 ε_w 被初始化为 10^{-5}。

算法 2.2   MML-CR 算法

输入： 数据集 $X = \{x_1, x_2, \cdots, x_n\}$，傅里叶变换矩阵包括实部 $F_{\mathrm{r}} \in \mathbf{R}^{N \times N}$ 和虚部 $F_{\mathrm{i}} \in \mathbf{R}^{N \times N}$，采样率 r、收敛条件 ε_w 和平衡参数 λ

输出： 采样矩阵 A

初始化：

$k \leftarrow 1, w_i^0 \leftarrow 1/n, \varepsilon_w \leftarrow 10^{-5}, L(W, A)^0 \leftarrow 0$

while 没达到收敛条件，$k \leqslant \mathrm{maxIter}$ **do**

    固定 W，优化 A，根据算法 2.1

    固定 A，优化 W，根据式 (2.18)

    检查收敛条件：

    $(L(W, A)^k - L(W, A)^{k-1})^2 \leqslant \varepsilon_w$

end while

2.2.3   算法分析

本节首先分析所提出算法的计算复杂度。在 MML-CR 算法的整个训练过程中，使用交替更新的方法去优化采样矩阵与权重，因此可以分为两个部分分析计算复杂度。在更新采样矩阵方面，计算主要包含两个方面，即矩阵操作和排序操作，因此更新采样矩阵的计算复杂度逼近 $O(nN^3 + N^4)$，其中 n 为样本的数量，N 为每一行体素的个数。假设需要 M_o 次迭代，则采样矩阵总体的计算复杂度为 $M_o O(nN^3 + N^4)$。下面分析二次规划的复杂度。使用主动集优化这个子问题，它的复杂度为 $O(M_i n^3)$，其中 M_i 为主动集的迭代次数。易得提出算法的计算复杂

度为 $O(M_{\mathrm{o}}nN^3 + M_{\mathrm{o}}N^4 + M_{\mathrm{o}}M_{\mathrm{i}}n^3)$。相关矩阵 C 在迭代中不会变化，因此可以先于迭代优化进行计算。在测试时，计算复杂度仅仅为 $O(N^2)$。

进一步分析所提出方法的收敛性。当权重 W 固定时，所提出方法的解与松弛的对应凸优化问题的解相同，具体的细节见命题 2.1，因此更新采样矩阵可以使用线性规划来解决。

命题 2.1 当固定权重 W，目标函数 (2.12) 和下面的线性规划问题拥有相同的最优解：

$$\min_{A} \sum_{k=1}^{N} \sum_{l=1}^{N} \left(1 - A_{k,l}\right) Z_{k,l} \tag{2.19}$$
$$\mathrm{s.t.} \sum_{i=1}^{N} \sum_{j=1}^{N} A_{i,j} = \lfloor r \times N \times N \rfloor, \quad A \in [0,1]^{N \times N}$$

其中

$$Z_{k,l} \overset{\mathrm{def}}{=\!=\!=} \sum_{m=1}^{n} w_m \times \left[\left(\sum_{b=1}^{N} \sum_{c=1}^{N} F_{\mathrm{r},b,k} x_{m,b,c} F_{\mathrm{r},l,c} - F_{\mathrm{i},b,k} x_{m,b,c} F_{\mathrm{i},l,c} \right)^2 \right.$$
$$\left. + \left(\sum_{b=1}^{N} \sum_{c=1}^{N} F_{\mathrm{r},b,k} x_{m,b,c} F_{\mathrm{i},l,c} + F_{\mathrm{i},b,k} x_{m,b,c} F_{\mathrm{r},l,c} \right)^2 \right] \tag{2.20}$$

证明 根据引理 2.1，可知整数规划的最优解为

$$A_{i,j}^* = \begin{cases} 1, & R_{i,j} \leqslant \lfloor r \times N^2 \rfloor \\ 0, & \text{其他} \end{cases}$$

其中，$R_{i,j}$ 表示值 $Z_{k,l}$ 降序排列的序号。类似于引理 2.1 的证明，在固定权重情况下，假设存在另外一个最优采样矩阵 A' 使得凸目标函数 (2.19) 更小。首先讨论 $Z_{k,l}$ 的值不同的情况，构造了下面的问题：

$$\sum_{k=1}^{N} \sum_{l=1}^{N} \left(1 - A_{k,l}^*\right) \times Z_{k,l} - \sum_{k=1}^{N} \sum_{l=1}^{N} \left(1 - A_{k,l}'\right) \times Z_{k,l}$$
$$= \sum_{m=\lfloor r \times N^2 \rfloor + 1}^{N^2} Z_m - \sum_{k=1}^{N} \sum_{l=1}^{N} \left(1 - A_{k,l}'\right) \times Z_{k,l} \tag{2.21}$$

其中，Z_m 是矩阵 Z 中的元素，其降序序数为 m。

因为在一个集合中最小的 K 个元素的和比任意其他 K 个元素的和要小，可以得到下面的不等式：

$$\sum_{k=1}^{N}\sum_{l=1}^{N}\left(1-A_{k,l}^{*}\right)Z_{k,l}-\sum_{k=1}^{N}\sum_{l=1}^{N}\left(1-A_{k,l}'\right)Z_{k,l}\leqslant 0 \tag{2.22}$$

这个不等式使得结果与假设矛盾。对于假设降序序数为 $\lfloor r\times N^2\rfloor$ 的 $Z_{k,l}$ 不止一个的情况，随机选择需要数量的元素作为解，若没有被选中的点，采样矩阵对应位置设置为 0。同理，这种情况也可以保证解为最优解。

所以连续的目标函数的最优解为

$$A_{i,j}=\left\{\begin{array}{ll} 1, & R_{i,j}\leqslant\lfloor r\times N^2\rfloor \\ 0, & 其他 \end{array}\right.$$

这与离散目标函数的解相同。

当采样矩阵 A 固定时，优化权重的子问题是二次规划问题。由此可知，本节提出的优化问题可以使用一个交替凸查找去等价替代。依据双凸问题的收敛性定理（定理 2.2），分析提出优化算法的收敛性。

定理 2.2[19]　令 $B\subseteq\mathbf{R}^{n}$，$f:B\to\mathbf{R}$ 有界，在每一步的迭代中，变量都是可解的，那么使用交替凸查找生成的序列 $\{f(b_i)\}_{i\in M_o}$ 单调收敛。

命题 2.2　由所提出的优化算法生成的序列 $\{L(A^i,W^i)\}_{i\in M_o}$ 是单调收敛的。

证明　在提出的优化算法中，采样矩阵 A 和权重 W 是交替被更新的。当固定权重 W 时，变量 A 是可分离的，反之亦然。根据命题 2.1，优化变量 A 可以使用凸优化进行替代，因此该优化问题是一个双凸问题。使用如下公式求解这个优化问题：

$$A^{*}=\arg\min_{A}\sum_{k=1}^{N}\sum_{l=1}^{N}\left(1-A_{k,l}\right)Z_{k,l}$$
$$\text{s.t.}\sum_{i=1}^{N}\sum_{j=1}^{N}A_{i,j}=\lfloor r\times N\times N\rfloor,\quad A\in[0,1]^{N\times N} \tag{2.23}$$

和

$$W^{*}=\arg\min_{W}\sum_{m=1}^{n}w_{m}\big\|(A^{*}-S)\otimes(F_{\mathrm{r}}^{\mathrm{T}}x_{m}F_{\mathrm{r}}-F_{\mathrm{i}}^{\mathrm{T}}x_{m}F_{\mathrm{i}})$$
$$+\mathrm{j}(A^{*}-S)\otimes(F_{\mathrm{r}}^{\mathrm{T}}x_{m}F_{\mathrm{i}}+F_{\mathrm{i}}^{\mathrm{T}}x_{m}F_{\mathrm{r}})\big\|_{\mathrm{F}}^{2}+\lambda W^{\mathrm{T}}LW \tag{2.24}$$
$$\text{s.t.}\sum_{m=1}^{n}w_{m}=1,\quad 0\leqslant w_{m}\leqslant 1,\quad\forall m\in\{1,2,\cdots,n\}$$

根据文献 [19] 中的理论，通过优化式 (2.24) 和式 (2.23) 得到变量的最优解 W^* 和 A^* 是一种交替凸查找[19,20]，此外目标函数都大于 0，具有下界。因此根据定理 2.2，提出的优化方法是单调收敛的。

2.2.4 采样矩阵学习实验

本节使用两个公开数据集测试提出模型的性能。一个数据集为脑组织数据集 IBSR，其包含 20 个正常的被试，每个被试有 60 个样本 T1 加权的二维磁共振影像。IBSR 数据集用于大脑的自动分割，每一幅二维影像的尺寸为 256×256。根据领域内的通常设定方法[1]，随机抽取 40 个样本作为训练集，随机抽取 60 个样本作为测试集。另一个数据集为肺部数据集 MGC，用于做肺部分割，同样，每一幅二维影像尺寸为 256×256，训练集和测试集的选择与 IBSR 的设定相同。设置的采样率为 1%、3%、5%、8%、10%、15%、20%、25%、30%、35% 和 40%，分别对应着放大 100 倍、33.3 倍、20 倍、12.5 倍、10 倍、6.7 倍、5 倍、4 倍、3.3 倍、2.9 倍和 2.5 倍的时间加速。

使用四种定量的评价指标去评估提出的模型，包括峰值信噪比（peak-signal-to-noise ratio，PSNR）、归一化均方误差（normalized mean square error，NMSE）、结构相似性指数度量（structural similarity index measure，SSIM）和相对 L2 范数误差（RLNE）。其中，PSNR 与 NMSE 用来评估欠采样的影像与真实影像的数值差异。PSNR 和 NMSE 的具体计算公式为

$$\text{PSNR} = 10 \times \lg \left(\frac{\text{MAX}_I^2}{\frac{1}{n^2} \sum_{i=1}^{n} \sum_{j=1}^{n} (x(i,j) - y(i,j))^2} \right) \tag{2.25}$$

$$\text{NMSE} = \frac{\sum_{i=1}^{n} \sum_{j=1}^{n} (x(i,j) - y(i,j))^2}{\sum_{i=1}^{n} \sum_{j=1}^{n} y^2(i,j)} \tag{2.26}$$

其中，MAX_I 表示影像可能的最大像素值；x、y 分别表示两幅磁共振影像。

SSIM 用来评估欠采样影像的结构扭曲程度，具体的计算方法如下：

$$\text{SSIM}(x,y) = \frac{(2\mu_x \mu_y + c_1)(2\sigma_{xy} + c_2)}{(\mu_x^2 + \mu_y^2 + c_1)(\sigma_x^2 + \sigma_y^2 + c_2)} \tag{2.27}$$

其中，μ_x、μ_y 表示两幅影像的均值；σ_x^2、σ_y^2 表示两幅影像的方差；σ_{xy} 表示两幅影像的均方差；c_1、c_2 为常数，目的是避免除数为 0。

RLNE 评估的是重建影像与真实影像的相对误差率，具体公式如下：

$$\text{RLNE} = \frac{\|\hat{x} - x\|_2}{\|x\|_2} \tag{2.28}$$

其中，$\hat{x}$ 表示欠采样影像；x 表示真实影像。

1. 基线方法

将本节提出的 MML-CR 算法与不同的模型进行了对比。参加对比的基线方法可以分成两组：第一组使用随机采样的方法产生采样矩阵，包括高斯一维随机采样矩阵（Gau1D）和高斯二维随机采样矩阵（Gau2D）；第二组包含一些学习的方法，包括基于网络的采样矩阵学习（NMO）[2]、基于学习的采样矩阵学习（LBMO）[21]、贪婪采样矩阵优化（GMO）[1] 和参数化贪婪采样矩阵优化（PGMO）[1]。

2. 定量分析

学到的采样矩阵的性能分析结果见表 2.1。从表中可以看到，在三种定量评估指标（PSNR、SSIM、NMSE）上，本节提出的方法相较于比较的方法均取得较好的性能提升。

3. 可视化分析

采样矩阵性能可视化分析结果如图 2.2 所示。我们对没有采样到的数据用直接补零的方法进行填充，并展示了重建影像中包含的伪影。从图 2.2 可以发现，相较于非学习的方法，通过对数据集学习设计采样矩阵取得了较好的可视化结果。一个可信的解释是重加权模型在学习采样矩阵时更多地关注那些被忽视的区间，这使学得的采样矩阵性能得到了提高。

本节还研究了学到的采样矩阵的通用性，即训练集和测试集是在不同的人体器官采集得到的。通用性越好，表明学到的采样矩阵越适用于测试不同的磁共振影像数据集，无须针对某个器官设计专用的采样矩阵。因此，设计的采样矩阵的通用性越好，采样矩阵应用越广泛。具体而言，可以使用脑组织的磁共振影像数据集（IBSR）进行采样矩阵的训练，使用肺组织的数据集（MGC）进行测试。数据集的设置方法与前面相同。在采样率为 10%、20% 和 30% 的实验设置上进行了展示，如表 2.2 所示。在可视化方面，结果如图 2.2 所示。由实验结果可以得出，提出的方法不仅在训练集上取得了较好的结果，在不同的测试集上也有着较好的性能表现，因此具有一定的通用性。

表 2.1　使用评价指标 PSNR、SSIM 和 NMSE 分析得到的不同采样率的性能

评价指标	方法	1%	3%	5%	8%	10%	15%	20%	25%	30%	35%	40%
PSNR↑	Gau1D	13.6899	15.1549	15.1574	14.5172	18.4289	16.0640	18.3303	22.5098	27.1275	29.8068	34.3222
	Gau2D	14.6104	14.4746	14.8370	18.6295	17.9208	19.3728	26.1776	32.8194	34.8728	38.3877	40.4611
	NMO[2]	14.2085	15.2888	14.8775	15.2581	16.9315	17.7723	19.5651	19.4793	18.8641	34.5825	33.4429
	LBMO[21]	24.0989	26.6290	28.1692	29.7226	30.6917	32.0559	33.4825	35.0974	36.4745	37.5840	39.4193
	GMO[1]	19.9901	23.6159	25.1970	26.8490	28.2533	30.3646	32.2444	33.9330	35.5260	37.2219	38.6213
	PGMO[1]	13.7713	19.9430	22.0538	25.0735	27.3051	30.1428	32.2513	33.8582	35.3841	37.0718	38.5035
	MML-CR	**25.0563**	**28.3425**	**30.0501**	**31.8861**	**32.9018**	**34.9993**	**36.6659**	**38.1202**	**39.4485**	**40.6970**	**41.9023**
SSIM↑	Gau1D	0.3179	0.3677	0.3689	0.3510	0.6377	0.4175	0.6918	0.7629	0.8227	0.8654	0.9192
	Gau2D	0.3561	0.3572	0.3293	0.4293	0.4175	0.4603	0.6439	0.8103	0.8547	0.9264	0.9566
	NMO[2]	0.4153	0.3442	0.3503	0.3439	0.3651	0.4115	0.4357	0.4555	0.4658	0.8599	0.8275
	LBMO[21]	0.5871	0.6515	0.6933	0.7403	0.7655	0.7942	0.8271	0.8662	0.8936	0.9175	0.9404
	GMO[1]	0.6200	0.7271	0.7711	0.8029	0.8365	0.8833	0.9157	0.9380	0.9507	0.9639	0.9733
	PGMO[1]	0.3219	0.6379	0.6948	0.7492	0.7999	0.8721	0.9164	0.9371	0.9479	0.9627	0.9707
	MML-CR	**0.6668**	**0.7928**	**0.8399**	**0.8823**	**0.9021**	**0.9354**	**0.9526**	**0.9633**	**0.9717**	**0.9771**	**0.9816**
NMSE↓	Gau1D	8.5610	6.1211	6.1140	7.0873	2.9724	4.9907	3.0176	1.1572	0.4046	0.2223	0.0804
	Gau2D	6.9360	7.1466	6.5767	2.7680	3.2810	2.3757	0.4929	0.1097	0.0715	0.0329	0.0216
	NMO[2]	7.5995	5.9344	6.5344	6.0002	4.0845	3.4041	2.3439	2.3928	2.6871	0.0773	0.0999
	LBMO[21]	0.8111	0.4579	0.3225	0.2292	0.1841	0.1352	0.0980	0.0686	0.0505	0.0396	0.0267
	GMO[1]	2.0726	0.9153	0.6345	0.4358	0.3183	0.1993	0.1307	0.0894	0.0624	0.0433	0.0321
	PGMO[1]	8.4031	7.7832	7.9481	6.5003	3.9352	2.0848	1.3057	0.9131	0.6534	0.4510	0.3298
	MML-CR	**0.6611**	**0.3181**	**0.2156**	**0.1427**	**0.1138**	**0.0716**	**0.0494**	**0.0362**	**0.0273**	**0.0211**	**0.0166**

注：表中的数值均为在测试样本中的均值，验证的数据集为 IBSR，最优值使用加粗字体标出。↑(↓) 表示指标越大（小），性能越好。

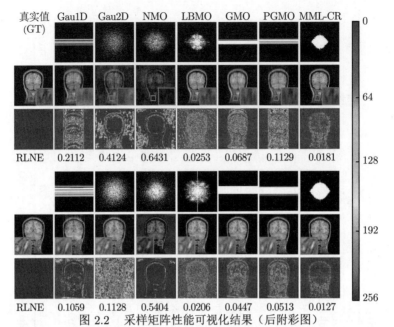

图 2.2　采样矩阵性能可视化结果（后附彩图）

上面三行影像是采样率为 10% 的实验结果，下面三行影像是采样率为 20% 的结果。第三行和第六行影像下面的数值代表当前重建影像的 RLNE 数值。第一行与第四行影像为不同模型学到的采样矩阵，第二行与第五行影像为欠采样之后数据使用零填充后的重建结果，第三行与第六行影像为重建误差的热图，影像越蓝表明误差越小

表 2.2　定量分析通用性任务在不同采样率情况下的性能

采样率	评价指标	Gau1D	Gau2D	NMO[2]	LBMO[21]	GMO[1]	PGMO[1]	**MML-CR**
10%	PSNR↑	16.4995	17.6618	15.6489	28.9903	24.9434	21.9502	**32.4787**
	SSIM↑	0.4370	0.4896	0.2849	0.7577	0.7168	0.6091	**0.8950**
	NMSE↓	30.0483	23.0951	36.4330	1.8930	4.7480	8.7554	**0.9864**
20%	PSNR↑	23.5527	23.3089	16.6423	32.5739	30.1072	30.0454	**37.6005**
	SSIM↑	0.6990	0.6737	0.2758	0.8498	0.8726	0.8606	**0.9576**
	NMSE↓	6.0820	6.3483	28.9996	0.8851	1.5354	1.5719	**0.3627**
30%	PSNR↑	23.1244	31.6717	16.5833	36.2776	33.7747	33.8064	**41.0004**
	SSIM↑	0.6894	0.8585	0.2848	0.9156	0.9325	0.9349	**0.9768**
	NMSE↓	6.6951	0.9956	29.4330	0.4039	0.6886	0.6958	**0.1852**

注：每一个值均为在测试集上的均值，最优值用加粗字体表示。↑（↓）表示数值越大（小），性能越好。

2.3　基于自监督边缘融合网络的磁共振成像影像重建

磁共振成像（MRI）是临床医学诊断中强有力的成像方法，其因采集时是非侵入式和影像具有高分辨率而获得了广泛的应用。然而，MRI 采集时间较长，这增加了采集数据时病患的痛苦。基于这个原因，许多研究试图去缩短数据的采集时间，压缩感知 (compressed sensing, CS) 便是一种非常重要的方法，其原理是

降低脑影像的采样率，即以低于奈奎斯特采样率的方式进行数据采样，然后对欠采样的数据进行恢复。压缩感知的数据获取模型可以表示为

$$y = Ax + \xi \tag{2.29}$$

其中，$x \in \mathbf{R}^N$ 是原始的影像数据；$y \in \mathbf{R}^m$ 是欠采样信号；$A \in \mathbf{R}^{m \times N}$ 为欠采样傅里叶变换矩阵；ξ 是一个噪声信号。因为采样的样本点数远小于原始数据的维数，所以恢复问题是一个典型的欠定问题，这也是解决好重建问题的关键。

为了解决重建问题，许多研究使用基于深度学习的模型来进行影像恢复，并取得了显著效果。基于深度学习的模型能够自动提取有效特征，相比传统的手工特征工程具有更强的恢复能力。一般而言，深度学习方法通常与均方误差（mean square error，MSE）相结合来完成训练，其输入、输出分别为欠采样影像和原始影像的端到端模型。然而，传统的均方误差往往忽略了纹理、边缘等关键信息，而这些信息在影像恢复中起着关键作用，如图 2.3 所示。由图可见，边缘是欠采样影像与其原始影像之间的主要误差部分，占均方误差的比例为 50.1%。

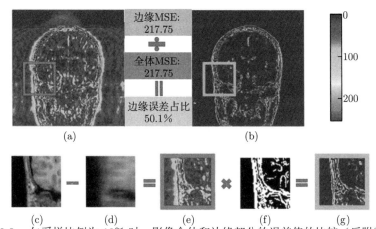

图 2.3　欠采样比例为 10% 时，影像全体和边缘部分的误差值的比较（后附彩图）
（a）原始影像和欠采样影像之间的误差；（b）边缘部分的误差；（c）原始影像；（d）欠采样影像；（f）为（e）的同一位置的边缘掩模

为了充分考虑边缘信息，本节提出一种用于压缩感知重建的自监督边缘融合网络。其最大的优点是通过表示学习将 MRI 影像的边缘转化为可被融合特征，然后利用这些边缘特征进行高质量重建。具体来说，为了充分利用边缘信息，设计一个自监督的边缘表示学习的辅助任务，其目标是将自动生成的边缘标注转换为适合重建任务的特征。然后提出一种自顶向下的特征融合策略，该策略强迫重建网络高层的特征表示聚焦于影像的边缘信息。

2.3.1   边缘自监督重建网络

压缩感知磁共振重建的目标是从欠采样信号 y 中恢复原始信号 $x \in X$，重建任务的直接挑战是：重建问题是一个欠定的逆问题，即任何欠采样重建的解都有无限多个。

令 $Y = [y^1, y^2, \cdots, y^n]$ 表示一组欠采样影像，$Y_e = [y_e^1, y_e^2, \cdots, y_e^n]$ 表示一组原始信号的边缘标注，此外，$X = [x^1, x^2, \cdots, x^n]$ 中的 x^i 是原始影像，Y 中的 y^i 和 Y_e 中的 y_e^i 分别是欠采样影像和相对应的边缘标注。

如何赋予重建任务捕捉边缘信息的能力是重建工作中的一项关键操作。在本节提出的方法中，首先将边缘信息转化为重建的有效特征表示。为了将边缘信息转化为有效的特征，引入了一个自监督的边缘表示学习的辅助任务。本节提出的自监督边缘表示任务有两个关键步骤：边缘标注生成和自监督网络训练。

通过对影像统计的研究，边缘较为广泛地覆盖了磁共振重建中的主要误差分量。在本节提出的方法中，标注生成的操作是特定于具体任务的，这有助于重建网络关注被忽略的信息。

如图 2.4 所示，自动生成边缘标注，在生成的过程中不涉及人工标记操作。具体地，利用 Canny 边缘检测器作为生成器，从原始 MRI 影像中生成一个边缘布尔矩阵，其 "真" 和 "假" 值分别代表 "边缘" 和 "非边缘" 分量，然后利用此矩阵生成一张对应影像的边缘分割标注。

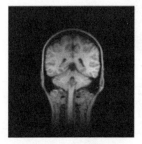 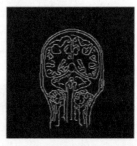 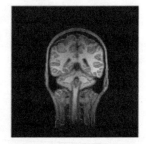

(a) 原始的磁共振影像   (b) 原始影像生成的边缘标注   (c) 将标记逐体素点对应到原始影像

图 2.4   边缘标注生成示意图

本研究训练了一个自监督网络（self-supervised network，SSN），用于将边缘标注转换为信息特征表示。训练 SSN 的目的是寻找一个深度网络，该网络的功能是将欠采样的 MRI 影像拟合生成边缘标注，从而获得边缘标注的较好特征表示。

如图 2.5 所示，SSN 包括头部、身体部分和尾部三部分。在这些部分中，身体部分是由四个残差通道注意力模块（residual channel attention module，RCAB）组成的最不可或缺的组件。

本节提出一种自顶向下的特征融合策略，该策略提供了从 SSN 到重建网络（reconstruction network，RN）较低层的语义特征反馈。使用这种机制的动机是，带有边缘标注的 SSN 将捕获不同对象（如灰质、白质等）之间的上下文关系。灰质与白质的边缘部分是对象间上下文关系的重要组成部分，因此希望模型能够学习到这些边缘的上下文关系。这些关系将指导重建网络集中精力恢复边缘区域，总体网络结构如图 2.5 所示。

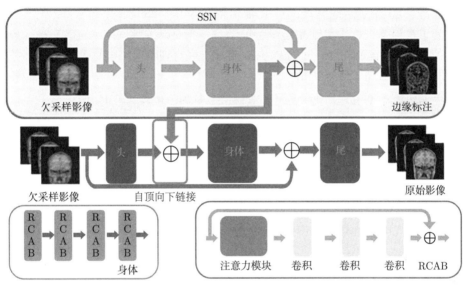

图 2.5　基于自监督边缘融合网络结构示意图

为了更自适应地将 SSN 中的边缘表示特征融合到 RN 中，进行了自顶向下的特征传输处理（即将 SSN 提取的高层特征加入 RN 的较低层的特征中）。具体地，该特征融合将边缘表示和较低层重建特征逐点相加。如图 2.5 所示，值得注意的部分是自顶向下的链接，图中用框圈出。

在实现融合策略时，利用边缘上下文表示作为边缘语义线索，以引导重建模块更加关注边缘信息。

自监督边缘融合网络（self-supervised edge-fusion network，SEN）由 SSN 和 MRI 重建网络（RN）组成。使用最小化以下负对数似然损失和欠采样 MRI 自动生成的边缘标注对自监督边缘融合网络（SEN）进行训练：

$$L_{\mathrm{ed}}\left(F_{\mathrm{ed}}(Y), Y_{\mathrm{e}}\right) = -\frac{1}{n} \sum_{k=1}^{n} \sum_{i=1}^{m} \sum_{j=1}^{m} \left(y_{\mathrm{e},[i,j]}^{k} \log\left(F_{\mathrm{ed}}\left(y^{k}\right)_{[i,j]}\right)\right) \tag{2.30}$$

其中，$F_{\mathrm{ed}}(Y)$ 表示自监督边缘融合网络；$y_{\mathrm{e},[i,j]}^{k}$ 表示自监督生成的标签；n 表示

训练影像的张数；m 表示训练影像的长和宽；y^k 的取值范围为 $0 \sim 1$。

对于重建任务，使用原始影像和欠采样影像作为训练数据对。利用最小化均方误差优化重建网络，损失函数的实现如下：

$$L_{\text{rec}}\left(F_{\text{rec}}\left(Y\right), X\right) = \frac{1}{n}\sum_{k=1}^{n}\left\|x^k - F_{\text{rec}}\left(y^k\right)\right\|_2^2 \tag{2.31}$$

其中，$F_{\text{rec}}(Y)$ 表示重建网络；x^k 的取值范围为 $0 \sim 255$。

为了在训练过程中更注重边缘特征学习，先对自监督网络（SSN）进行预训练，然后训练重建网络，并对 SSN 进行微调。联合训练策略使这两项互补任务相互帮助，显著提高了恢复质量。

综上所述，本节提出的 SEN 通过以下混合损失函数进行优化：

$$L_{\text{SEN}}\left(Y, Y_{\text{e}}, X\right) = L_{\text{rec}}\left(F_{\text{rec}}(Y), X\right) + \alpha L_{\text{ed}}\left(F_{\text{ed}}(Y), Y_{\text{e}}\right) \tag{2.32}$$

其中，α 是用于平衡重建任务损失和边缘表示任务损失的正则化参数。

2.3.2　磁共振影像重建实验

本节进一步验证自监督边缘融合网络用于重建的有效性和效率。首先介绍实验设置，然后对所提出的两个模块进行消融研究，并将其与目前最先进的模型进行定量和可视化的比较。

本节方法是使用来自 IBSR 的 MRI 数据集进行实验评估。IBSR 数据集由 20 名正常被试组成，每名被试包含近 60 幅 T1 加权二维影像，大小为 256×256，用于大脑自动分割。随机划分这个数据集，900 个用于训练，100 个用于验证，200 个用于独立测试。利用笛卡儿采样矩阵从 k 空间生成欠采样影像，利用 Canny 检测器从原始影像自动生成边缘标注。

使用 Adam 作为优化器来训练模型，并将初始学习率设置为 0.000 03。设置批大小（Batchsize）为 4，训练的轮次（Epoch）为 200。在实验中，卷积核的大小为 3×3，没有使用膨胀卷积，池化（Pooling）选择为 MaxPooling。将主体部分的残差通道注意力模块（RCAB）的数量设置为 4，并将正则化参数 α 的值设置为 1。基于峰值信噪比（PSNR）和结构相似性指数度量（SSIM）两个量化指标对重建结果进行评价。PSNR 反映了原始 MRI 与重建结果的一致性，SSIM 则用来评价影像的结构相似性。

通过消融研究来评估所提出的自监督方法的性能。以 RCAN 为基础模型，将RCAN 的输入影像由 RGB 调整为灰度影像，如图 2.5 所示，基础模型的主体包含 4 个残差通道注意力模块（RCAB）。

　　表 2.3 为不同模块的定量重建性能展示，给出了采样率为 20% 和 30% 时各测试数据集的平均性能。在加入自监督网络之后，提出的模型在不同采样率时均获得了较明显的效果提升。在本节中，将 SEN 与经典的重建方法，包括 U-Net[11]、DAGAN[22]、ARNet[13] 和 PRNet[23] 进行比较。在 20% 和 30% 采样率下测试了上述模型的性能，使用作者在 Github 上提供的已公布代码。对于 U-Net 和 DAGAN，我们使用 TensorFlow 1.5 进行模型的训练，使用 Python 3.6 环境进行调试。对于 ARNet 和 PRNet，在与 SEN 相同的环境下进行训练和测试。

表 2.3　　不同模块的定量重建结果

方法	20%		30%	
	PSNR	SSIM	PSNR	SSIM
零填充	28.930±6.22	0.802±0.02	29.863±5.23	0.823±0.03
基础模型	33.636±5.38	0.922±0.02	34.441±6.02	0.934±0.02
SEN 模型	34.575±4.90	0.934±0.02	34.716±4.92	0.936±0.02

　　表 2.4 为脑影像重建定量的实验评估。与其他模型相比，在不同采样率下，SEN 的重建误差要小得多。分析认为，提出的模型获得最佳性能的原因是自监督边缘融合策略的引入。由于边缘在重建任务中起着关键的作用，因此有必要引导重建网络更多地关注边缘信息。

表 2.4　　脑影像重建定量结果

方法	20%		30%	
	PSNR	SSIM	PSNR	SSIM
零填充	28.930±6.22	0.802±0.02	29.863±5.23	0.823±0.03
DAGAN	31.404±5.84	0.875±0.02	31.522±5.45	0.907±0.02
ARNet	32.949±7.62	0.900±0.01	32.995±6.79	0.875±0.02
U-Net	33.672±6.23	0.912±0.02	33.702±5.32	0.912±0.02
PRNet	33.751±5.31	0.921±0.02	33.821±4.73	0.902±0.02
SEN 模型	34.575±4.90	0.934±0.02	34.716±4.92	0.936±0.02

　　最后，还展示了各种方法在不同采样率上的可视化结果，如图 2.6 所示。可视化评估与图中定量评估结果一致，可见大多数对比的重建方法不能准确恢复边缘。相比之下，提出的模型获得了更清晰的结果，并重建了更多的边缘细节。

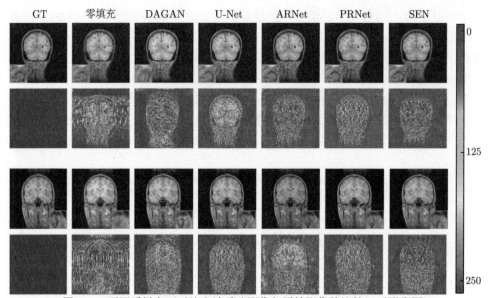

图 2.6　不同采样率下对比方法重建影像与原始影像的比较（后附彩图）

第二行为重建影像的误差图，作图方法为将重建影像和原始影像之间的误差放大 10 倍，然后利用颜色块显示误差，与原始影像相比，更多的蓝色块表示更好的性能。上面两行为 20% 采样率的重建结果，下面两行为 30% 采样率的重建结果

2.4　本章小结

磁共振成像技术是一种非侵入式、高对比度的成像技术，因此被大量应用于医学研究与临床诊断之中。但是磁共振成像的采集时间较长，导致被试面临较大的压力，甚至对有些病患来说是无法忍受的。因此，如何缩短磁共振的采集时间，成为磁共振成像研究的一个关键问题。快速磁共振成像通过欠采样-重建的方式对磁共振数据进行快速高质量的采集与重建，取得了较大进展。然而，该范型研究中还有一些重要的问题亟待进一步解决，如对于欠采样矩阵学习中的样本不平衡、非零填充、含噪采样率的问题与重建中的结构信息增强、边缘信息融合的问题等。本章对快速磁共振成像算法所涉及的欠采样矩阵和磁共振成像重建展开研究。

本章尝试从采样矩阵设计和重建的角度去探索这些问题的解决方式，但在本章工作之外，还存在多种有待于进一步研究的问题，例如不同欠采样率影像的深度学习重建方法设计。深度学习在磁共振成像的重建中取得了较为优异的性能，但是大部分深度模型都是基于某一个特定的采样率设计实现的，这大大降低了采样的灵活性，因此有必要设计一个非固定采样率深度学习重建模型。针对不同的采样率设计不同的输入模块对数据进行编码，然后使用公用的解码器进行解码，实现在不同采样率下的高质量重建。此外，通用采样矩阵设计也是未来的研究热点。

在常见的基于学习的采样矩阵设计方法中，通常仅仅使用一个单一的人体器官扫描影像作为训练样本，这种情况下设计的模型往往仅适用于训练集中已有的人体器官，不适合对被试全身进行扫描采样和重建，因此设计一种通用的采样矩阵是解决这一问题的可行方法。在本章中，我们尝试去验证采样矩阵的通用性，但并没有对此类问题进行深入研究，设计通用的采样矩阵。因此，通过对不同器官数据分布的探索，使用加权的损失函数实现对不同分布数据的学习，得到通用的采样矩阵是一个较为值得研究的方向。

参 考 文 献

[1] Gözcü B, Mahabadi R K, Li Y H, et al. Learning-based compressive MRI[J]. IEEE Transactions on Medical Imaging, 2018, 37(6): 1394–1406.

[2] Bahadir C D, Dalca A V, Sabuncu M R. Learning-based optimization of the under-sampling pattern in MRI[C]//Proceedings of the 26th International Conference on Information Processing in Medical Imaging, Hong Kong, 2019: 780–792.

[3] Tsai C M, Nishimura D G. Reduced aliasing artifacts using variable-density k-space sampling trajectories[J]. Magnetic Resonance in Medicine, 2000, 43(3): 452–458.

[4] Liu D D, Liang D, Zhang N, et al. Undersampling trajectory design for compressed sensing based dynamic contrast-enhanced magnetic resonance imaging[J]. Journal of Electronic Imaging, 2015, 24(1): 013017.

[5] Baldassarre L, Li Y H, Scarlett J, et al. Learning-based compressive subsampling[J]. IEEE Journal of Selected Topics in Signal Processing, 2016, 10(4): 809–822.

[6] Yang Y, Sun J, Li H B, et al. Deep ADMM-Net for compressive sensing MRI[C]//Proceedings of the 30th International Conference on Neural Information Processing Systems, Red Hook, NY, 2016: 10–18.

[7] Ke Z W, Cui Z X, Huang W Q, et al. Deep manifold learning for dynamic MR imaging[J]. IEEE Transactions on Computational Imaging, 2021, 7: 1314–1327.

[8] Zhang M H, Li M T, Zhou J J, et al. High-dimensional embedding network derived prior for compressive sensing MRI reconstruction[J]. Medical Image Analysis, 2020, 64: 101717.

[9] Hammernik K, Klatzer T, Kobler E, et al. Learning a variational network for reconstruction of accelerated MRI data[J]. Magnetic Resonance in Medicine, 2018, 79(6): 3055–3071.

[10] Groun N, Villalba-Orero M, Lara-Pezzi E, et al. A novel data-driven method for the analysis and reconstruction of cardiac cine MRI[J]. Computers in Biology and Medicine, 2022, 151: 106317.

[11] Ronneberger O, Fischer P, Brox T. U-Net: Convolutional networks for biomedical image segmentation[C]//Proceedings of Medical Image Computing and Computer-Assisted Intervention, Munich, 2015: 234–241.

[12] Goodfellow I, Pouget-Abadie J, Mirza M, et al. Generative adversarial networks[J]. Communications of the ACM, 2020, 63(11): 139–144.

[13] Seitzer M, Yang G, Schlemper J, et al. Adversarial and perceptual refinement for compressed sensing MRI reconstruction[C]//Proceedings of Medical Image Computing and Computer-Assisted Intervention, Granada, 2018: 232–240.

[14] Yoon J, Gong E, Chatnuntawech I, et al. Quantitative susceptibility mapping using deep neural network: QSMnet[J]. NeuroImage, 2018, 179: 199–206.

[15] Quan T M, Nguyen-Duc T, Jeong W K. Compressed sensing MRI reconstruction using a generative adversarial network with a cyclic loss[J]. IEEE Transactions on Medical Imaging, 2018, 37(6): 1488-1497.

[16] Wang S S, Ke Z W, Cheng H T, et al. DIMENSION: dynamic MR imaging with both k-space and spatial prior knowledge obtained via multi-supervised network training[J]. NMR in Biomedicine, 2022, 35(4): e4131.

[17] Sun L Y, Fan Z W, Ding X H, et al. Joint CS-MRI reconstruction and segmentation with a unified deep network[C]//Proceedings of the 26th International Conference on Information Processing in Medical Imaging, Hong Kong, 2019: 492–504.

[18] Qu X B, Hou Y K, Lam F, et al. Magnetic resonance image reconstruction from undersampled measurements using a patch-based nonlocal operator[J]. Medical Image Analysis, 2014, 18(6): 843–856.

[19] Gorski J, Pfeuffer F, Klamroth K. Biconvex sets and optimization with biconvex functions: A survey and extensions[J]. Mathematical Methods of Operations Research, 2007, 66(3): 373–407.

[20] Gu S H, Zhang L, Zuo W M, et al. Projective dictionary pair learning for pattern classification[C]//Proceedings of the 27th International Conference on Neural Information Processing Systems, Cambridge, 2014: 793–801.

[21] Baldassarre L, Li Y H, Scarlett J, et al. Learning-based compressive subsampling[J]. IEEE Journal of Selected Topics in Signal Processing, 2016, 10(4): 809–822.

[22] Yang G, Yu S M, Dong H, et al. DAGAN: Deep de-aliasing generative adversarial networks for fast compressed sensing MRI reconstruction[J]. IEEE Transactions on Medical Imaging, 2018, 37(6): 1310–1321.

[23] Noroozi M, Favaro P. Unsupervised learning of visual representations by solving jigsaw puzzles[C]//Proceedings of 2016 IEEE Conference on Computer Vision and Pattern Recognition, Las Vegas, 2016: 69–84.

第 3 章　脑影像功能校准

多被试 fMRI 分析是人脑解码领域中一个具有挑战性的问题。由于个体间有差异，不同被试之间的大脑结构也各不相同，因此多被试 fMRI 图像需要进行被试间的校准。本章将着重介绍脑影像功能校准的方法，包括基于监督学习的功能校准方法、基于深度学习的功能校准方法，并简单介绍一种人脑解码和可视化工具箱 easy fMRI。

3.1　脑影像功能校准综述

3.1.1　结构影像配准方法

为了精准地对结构影像进行定量分析，减小不同影像之间的差异，通常需要对结构进行配准处理。结构影像配准是指对结构影像进行空间变化，使它与其他影像对齐到同一空间中。常见的配准方法包括刚性配准和形变配准。当前有大量的结构影像配准方法和工具包公开，例如，FMRIB 的线性影像配准工具（Linear Image Registration Tool）（FLIRT）中的 FMRIB Software Library （FSL）[1]① 是一种根据影像灰度对 MRI 影像进行仿射配准的方法。FLIRT 可以对多种模态的医学影像进行配准，如 sMRI、fMRI 和 PET 等；其采用全局优化策略将代价函数转换为在公共重叠视场的边缘降低体素的权重，并采用模糊分类技术进行直方图估计，以降低代价函数的局部极小值。因此，FLIRT 在搜索参数上更具效率，从而进一步加速了配准的过程。此外，FLIRT 提供多种代价函数用于优化，包括相关系数、归一化相关系数、互信息、归一化互信息和均方误差等。

ANTs Normalization Tools[2]② 中的 ANTs Symmetric Normalization (SyN) 算法[3] 是一种形变的配准方法。ANTs SyN 针对多种疾病患者的大脑影像进行开发，如额颞叶痴呆（frontotemporal dementia，FTD）和阿尔茨海默病等。因此，ANTs SyN 不仅能够处理正常人大脑影像，也能处理与模板影像相差很大的样本影像。具体来说，ANTs SyN 将所提出的方法限制在具有齐次边界条件的差分同态中，并假设刚性变换和尺度变换能够被分解，影像边界可以映射到自身。该方法利用测地距离求出不同对称空间中被试之间的最短路径，目的是找到一种时空

---

① https://fsl.fmrib.ox.ac.uk/fsl/docs/#/。

② http://stnava.github.io/ANTs。

映射，以最大化微分同胚空间中成对影像之间的相互关系，然后使用欧拉-拉格朗日方程必要条件来优化代价函数。

VoxelMorph[4] ① 是一种基于深度学习的脑影像配准方法。VoxelMorph 将待配准影像和模板影像输入 U-Net 结构的网络中学习全局配准函数参数，并获得配准所需的形变场，然后通过空间变换网络根据学习到的形变场对待配准影像进行空间变换。结构影像配准方法已被广泛研究，本章着重介绍功能校准方法。

3.1.2 功能校准方法

解剖结构配准作为 fMRI 分析的一般预处理步骤，通过使用标准空间 MRI 中提取的解剖特征来校准大脑的相关模式 (Talairach[5] 或蒙特利尔神经学研究所 (Montreal Neurological Institute, MNI) 模板[6,7])。然而，解剖结构配准对于准确性的提升十分有限，因为功能区的大小、形状和生理结构位置在不同被试之间是不同的，仅靠生理结构校准无法校准功能区域。与解剖结构配准相比，功能校准是一种精确校准 fMRI 功能数据的方法。它尝试寻找一个或多个共享的空间，使得同类刺激之间的相关性最大，而不同刺激间神经活动相互之间具有显著的差异。在基于监督学习的功能校准中，首先由训练集生成公共空间，然后将测试集中的神经活动映射到公共空间中。数据经过功能校准后，可以进一步使用机器学习方法对这些数据进行分析，以获得更加准确的结果。

超校准 (hyperalignment, HA) 是一种目前被广泛使用的功能校准方法，其不涉及解剖学，可以用数学形式表述为多集合的典型相关分析 (canonical correlation analysis, CCA) 问题。原始的 HA 不能在非常高的维度空间中被使用。为了将 HA 扩展到现实问题中，Xu 等[8] 开发了正则化超校准 (regularized hyperalignment, RHA) 方法，利用期望最大值（expectation-maximum）算法迭代寻找正则化最优参数。Lorbert 等[9] 阐述了 HA 方法在 fMRI 响应的线性表示方面的局限性，还提出了核超校准 (kernel hyperalignment, KHA) 方法作为功能校准的一种非线性替代，在嵌入空间中解决 HA 限制。虽然 KHA 方法可以解决非线性和高维问题，但其性能受到所采用的固定核函数的限制。进一步，Chen 等[10] 开发了奇异值分解超校准 (singular value decomposition hyperalignment, SVDHA) 方法，首先通过奇异值分解进行降维，然后在降维空间通过 HA 方法对功能响应进行校准。在另一项研究中，Chen 等[11] 引入了共享响应模型 (shared response model, SRM)，它在技术上等同于概率 CCA。Guntupalli 等[12] 基于原始 HA 开发了一个共享表征空间的线性模型，该模型可以通过响应调优的基本功能来追踪不同神经响应之间的细微差别，而这些功能在被试和模型中都是通用的。事实上，这种方法是拟 CCA 模型的集合，适合大脑影像的影像块。Chen 等[13] 开发了用于全脑功能

① https://github.com/voxelmorph。

校准的卷积自编码器 (convolutional autoencoder, CAE)，该方法将 SRM 重新定义为多视图的自编码器，然后使用标准的"探照灯"(search light, SL) 进行分析，以提高生成的分类模型（认知解码模型）的稳定性和鲁棒性。由于 CAE 同时采用 SRM 和 SL，其时间复杂度很高。Turek 等[14] 提出了一种半监督的超校准方法，可以同时进行校准和响应模式分析。实际上，该方法也使用了 SRM 进行校准，然后使用多项逻辑回归进行分类。Li 等[15] 使用跨被试的图方法来描述不同被试在 fMRI 数据集上校准的相似性或差异性。该方法的一个优点是采用了一种新的基于核的优化算法进行非线性特征提取。最近，Andreella 等[16] 提出了 ProMises (Procrustes von Mises-Fisher) 模型用以对全脑数据进行功能校准。该模型将功能校准重新表述为统计模型，并在正交参数上施加先验分布（von Mises-Fisher 分布），允许在创建共享功能高维空间时，通过惩罚空间距离体素的贡献，将解剖信息嵌入估计过程中。

设 S 为被试的数量，V 为体素的数量 (将其视为一个一维向量)，T 为以重复时间 (repetition time, TR) 为单位的时间点的数量。将第 ℓ 个被试预处理后的脑影像（神经响应）定义为 $X^{(\ell)} \in \mathbf{R}^{T \times V}, \ell = 1, 2, \cdots, S$。这里对神经响应矩阵的每一列进行了归一化，即 $X^{(\ell)} \sim \mathcal{N}(0,1), \ell = 1, 2, \cdots, S$。如果原始数据点没有进行归一化操作，$X^{(i)}$ 和体素关联映射 $(X^{(i)})^{\mathrm{T}} X^{(j)}$ 可能为非满秩的矩阵。在训练集中，时间同步的刺激确保了时间对齐，即所有被试的第 m 个时间点表示相同的刺激。HA 方法的主要目标是跨被试对齐 $X^{(\ell)}$ 的列。在先前的研究中，被试间相关性（inter-subject correlation, ISC）被定义为两个不同被试之间的功能一致性：

$$\mathrm{ISC}(X^{(i)}, X^{(j)}) = \frac{1}{V}\mathrm{tr}((X^{(i)})^{\mathrm{T}} X^{(j)}) \tag{3.1}$$

其中，$\mathrm{tr}(\cdot)$ 为迹函数。通过考虑 $X^{(\ell)} \sim \mathcal{N}(0,1)(\ell = 1, 2, \cdots, S)$ 是按列的，ISC 取值在 $[-1, +1]$。ISC 取值越大，说明校准效果越好。基于式 (3.1)，超校准问题可以定义如下：

$$\max_{R^{(i)}, R^{(j)}} \sum_{i=1}^{S} \sum_{j=i+1}^{S} \mathrm{ISC}(X^{(i)} R^{(i)}, X^{(j)} R^{(j)})$$

$$\mathrm{s.t.}\ (R^{(\ell)})^{\mathrm{T}} \widetilde{\Phi}^{(\ell)} R^{(\ell)} = I, \quad \ell = 1, 2, \cdots, S \tag{3.2}$$

其中，I 为单位矩阵；$R^{(\ell)} = r_{mn}^{(\ell)} \in \mathbf{R}^{V \times V}$ 定义了第 ℓ 个被试的解；$\widetilde{\Phi}^{(\ell)} \in \mathbf{R}^{V \times V}$ 为对称的正定矩阵。由于 $\widetilde{\Phi}^{(\ell)} = I$，式 (3.2) 等价于共享分析中常用的多集正交 Procrustes 问题。进一步，若 $\widetilde{\Phi}^{(\ell)} = (X^{(\ell)})^{\mathrm{T}} X^{(\ell)}$，则式 (3.2) 表示多集典型相关分析的一种形式：

$$\max_{R^{(i)}, R^{(j)}} \sum_{i=1}^{S} \sum_{j=i+1}^{S} \mathrm{tr}((X^{(i)}R^{(i)})^{\mathrm{T}} X^{(j)} R^{(j)})$$

$$\text{s.t. } (X^{(\ell)}R^{(\ell)})^{\mathrm{T}} X^{(\ell)} R^{(\ell)} = I, \quad \ell = 1, 2, \cdots, S \tag{3.3}$$

为了避免过拟合问题, 上述约束必须施加在 $R^{(\ell)}$ 中。为了寻求最佳解决方案, 求解式 (3.3) 可能不是最好的方法, 因为没有尺度来评估当前结果和最佳（完全最大化）解决方案之间的距离。式 (3.3) 可改写为下述最小化问题:

$$\min_{R^{(i)}, R^{(j)}} \sum_{i=1}^{S} \sum_{j=i+1}^{S} \left\| X^{(i)}R^{(i)} - X^{(j)}R^{(j)} \right\|_{\mathrm{F}}^{2}$$

$$\text{s.t. } (X^{(\ell)}R^{(\ell)})^{\mathrm{T}} X^{(\ell)} R^{(\ell)} = I, \quad \ell = 1, 2, \cdots, S \tag{3.4}$$

其中, 当式 (3.4) 等于 0 时, 方法取得最优的结果。

原始 HA 中的主要假设是: $R^{(\ell)}(\ell = 1, 2, \cdots, S)$ 是共享空间（或公共模板）的噪声"旋转"。式 (3.4) 等价于

$$\min_{R^{(i)}, G} \sum_{i=1}^{S} \left\| X^{(i)}R^{(i)} - G \right\|_{\mathrm{F}}^{2}$$

$$\text{s.t. } (X^{(\ell)}R^{(\ell)})^{\mathrm{T}} X^{(\ell)} R^{(\ell)} = I, \quad \ell = 1, 2, \cdots, S \tag{3.5}$$

其中, $G \in \mathbf{R}^{T \times V}$ 是共享空间, $R^{(\ell)} \in \mathbf{R}^{V \times V}$ 是第 ℓ 个被试的映射矩阵, 可以将属于第 ℓ 个被试的原始体素空间转换到共享空间。这里目标函数与经典的功能校准技术主要有两个区别。第一, 经典的功能校准方法中的共享空间是所有特征在映射后简单地取平均值, 即 $G = \dfrac{1}{S} \sum_{\ell=1}^{S} X^{(\ell)} R^{(\ell)}$。这个简单的平均值无法有效地控制共享空间中的噪声。此外, 它的计算效率低。第二个区别是约束条件。假设共享空间必须使 $G^{\mathrm{T}}G = I$。在经典的校准方法中, 它们只是分别对每个被试施加协方差矩阵, 即 $\left(X^{(\ell)}R^{(\ell)}\right)^{\mathrm{T}} X^{(\ell)} R^{(\ell)} = I$。虽然这个假设可以控制被试层面上的过拟合, 但无法保证仍然能够施加到最终的共享空间 (作为所有映射特征的总和)。因此, 所提出的目标函数不会遇到在经典的功能校准方法中存在的问题。

3.2　基于监督学习的功能校准方法

前文提到, CCA 技术可被用来作为功能校准的数学形式表达。然而, 无监督 CCA 技术用于解决 HA 问题, 可能无法针对多变量模式分析进行优化。换句话说, CCA 只是找到一组映射来最大化所有被试相同时间点功能活动 (体素级) 之

间的相关性，而它必须最大化同类刺激之间的相关性，同时也要去除不同类别刺激之间的相关性。事实上，这是机器学习中的一个常见问题。例如，在分类分析中，线性判别分析 (linear discriminant analysis, LDA) 比主成分分析 (principal component analysis, PCA) 更常用，LDA 利用类别标签或样本之间的相似性等监督信息来提高分类方法的性能。受此启发，本节提出两种利用监督信息的多被试功能校准方法，分别为局部判别超校准 (local discriminant hyperalignment, LDHA) 和监督超校准 (supervised hyperalignment, SHA)，接下来分别对两种方法进行详细介绍。

3.2.1 基于局部判别分析的功能校准方法介绍

局部判别超校准 (LDHA) 方法将局部判别分析的思想融入 CCA 中，以提高超校准解决方案的性能。简而言之，局部性的概念是基于训练集中的刺激类别 (类别标签) 定义的，其中所提出的方法首先为每一类刺激生成两个集合，即最近的同类刺激集合作为类内邻域内的刺激集合，来自不同类别的刺激集合作为类间邻域的刺激集合。然后，利用这两个集合提出一个更好的神经响应校准解决方案，其中类内邻域之间的相关性最大化，类间邻域之间的相关性接近于零。

本节提出基于局部判别分析的功能校准方法，并将此用于多变量模式分类任务。该过程非常简单：与所有分类问题一样，有两组数据集，即训练集和测试集，训练集用于生成分类模型，测试集用于评估生成的模型。由于在采用 HA 方法之前未经校准的不同被试的功能活动不能直接相互比较，所以邻域矩阵 $\boldsymbol{\alpha} = \{\alpha_{mn}\} \in \mathbf{R}^{T \times T}$ 使用训练集中的类标签 (Y) 定义如下：

$$\alpha_{nm} = \alpha_{mn} = \begin{cases} 0, & y_m \neq y_n \\ 1, & y_m = y_n \end{cases}, \quad m, n = 1, 2, \cdots, T, \ m < n \quad (3.6)$$

其中，类内邻域数为每个类别中所有刺激的排列，类间邻域数为不同类别中所有刺激的排列。类内协方差矩阵 $W^{(i,j)} = \left\{ w_{mn}^{(i,j)} \right\} \in \mathbf{R}^{V \times V}$ 和类间协方差矩阵 $B^{(i,j)} = \left\{ b_{mn}^{(i,j)} \right\} \in \mathbf{R}^{V \times V}$ 定义如下：

$$w_{mn}^{(i,j)} = \sum_{\ell=1}^{T} \sum_{k=1}^{T} \alpha_{\ell k} x_{\ell m}^{(i)} x_{kn}^{(j)} + \alpha_{\ell k} x_{\ell n}^{(i)} x_{km}^{(j)} \quad (3.7)$$

$$b_{mn}^{(i,j)} = \sum_{\ell=1}^{T} \sum_{k=1}^{T} (1 - \alpha_{\ell k}) x_{\ell m}^{(i)} x_{kn}^{(j)} + (1 - \alpha_{\ell k}) x_{\ell n}^{(i)} x_{km}^{(j)} \quad (3.8)$$

其中，$m, n = 1, 2, \cdots, V$。LDHA 的目标函数为 $\max\limits_{i,j=1:S} ((R^{(i)})^{\mathrm{T}} \tilde{C}{}^{(i,j)} R^{(j)})$，$\tilde{C}{}^{(i,j)} =$

$W^{(i,j)} - (\eta/T^2)B^{(i,j)}$。这里，$\eta$ 为矩阵 α 中非零单元格的个数，T 为时间点的个数。
LDHA 和 HA 的主要区别在于监督协方差矩阵 $\tilde{C}^{(i,j)}$。事实上，LDHA 可以被认
为等同于经典的 CCA，其中非同类刺激 ($B^{(i,j)}$) 的相关性以负相关参与 CCA 问
题，并且每个类别中的所有同类刺激将被进行比较 ($W^{(i,j)}$)。此外，LDHA 与局部
判别典型相关分析 (local discrimination canonical correlation analysis, LDCCA)
方法相关[17]，其中在 LDCCA 中有一种机制，可以根据类别标签手动选择每个刺
激类别的相关邻域，并且根据数据结构动态分配平衡因子。

3.2.2　基于监督学习的功能校准方法介绍

　　3.2.1 节阐述了一种基于局部判别分析的功能校准方法，将广义典型相关分析
(generalized canonical correlation analysis, GCCA) 方法 (又称多集合典型相关
分析 (multi-set CCA)) 应用于跨被试的神经活动校准，其中相同的时间点必须
代表所有被试的相同刺激。同时，阐述了 HA 方法的性能可能不适用于有监督的
fMRI 分析 (即多变量模式分析问题)，因为它们大多采用无监督的 GCCA 技术来
校准被试之间的神经活动。虽然 LDHA 可以有效提升功能较准和多变量模式分析
的性能，但其目标函数不能直接计算有监督共享空间，仍然使用经典的无监督共
享空间。因此，它不能为实际应用中的大型数据集提供稳定的性能和可接受的运
行时间。本节介绍一种新的用于多变量模式分析的有监督的功能校准方法——监
督超校准 (SHA)，该方法提供了一种广义的优化解决方案。简而言之，SHA 生成
一个有监督的共享空间，其中每个刺激只与共享空间进行比较，以校准神经活动，
并在一次迭代中计算映射的特征。因此，SHA 可以最大化同类别刺激之间的相关
性，最小化不同类别刺激之间的相关性。SHA 采用广义解进行优化，在测试阶段
不引用训练集。该方法对于大数据集具有最优的时间和空间复杂度。

　　图 3.1 比较了 SHA 和其他校准方法之间的主要区别。两名被试受到不同的
刺激，其中 $[H_1, B_1, H_2, B_2]$ 为刺激序列。在这里，共享空间可以通过使用神经活
动之间的不同相关性来计算。如图 3.1(a) 所示，无监督 HA 只是最大化时间序
列中具有相同位置的体素之间的相关性，因为它没有使用监督信息。图 3.1(b) 说
明了 LDHA 方法，它利用无监督共享空间来解决校准问题。为了计算 LDHA 中
的共享空间，必须对每对刺激分别进行比较，并在每次比较中逐步更新共享空间。
因此，LDHA 不能使用广义的优化方法 (如 GCCA)，其时间复杂度对于大型数据
集来说效率不高。图 3.1(c) 表示了 SHA 算法的两个主要步骤：① 生成一个有监
督的共享空间，其中每个刺激仅与共享空间进行比较，以校准神经活动；② 单次
迭代计算映射特征。

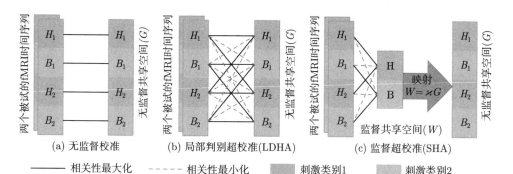

——— 相关性最大化 - - - - 相关性最小化 刺激类别1 刺激类别2

图 3.1 监督超校准和其他校准方法的主要区别

（扫码获取彩图）

属于第 ℓ 个被试的神经活动可以表示为 $X^{(\ell)} \in \mathbf{R}^{T \times V}(\ell = 1, 2, \cdots, S)$。类别标签则表示为 $Y^{(\ell)} = \left\{ y_{mn}^{(\ell)} \right\}$，$Y^{(\ell)} \in \{0, 1\}^{L \times T}$，$m = 1, 2, \cdots, L$，$n = 1, 2, \cdots, T$，$L > 1$。这里，$L$ 是类别 (刺激类别) 的数量。为了将监督信息引入 HA 问题中，定义监督项如式 (3.9) 所示：

$$K^{(\ell)} \in \mathbf{R}^{L \times T} = Y^{(\ell)} H \tag{3.9}$$

其中，归一化矩阵 $H \in \mathbf{R}^{T \times T}$ 表示为

$$H = I_T - \gamma 1_T \tag{3.10}$$

其中，$1_T \in \{1\}^{T \times T}$ 表示大小为 T 的矩阵；γ 用于平衡类内样本和类间样本。

根据式 (3.9)，SHA 的目标函数定义为

$$\max_{R^{(i)}, R^{(j)}} \left\{ \frac{2}{S-1} \sum_{i=1}^{S} \sum_{j=i+1}^{S} \mathrm{tr} \left(\left(K^{(i)} X^{(i)} R^{(i)} \right)^{\mathrm{T}} \left(K^{(j)} X^{(j)} R^{(j)} \right) \right) + \varepsilon \sum_{\ell=1}^{S} \left\| R^{(\ell)} \right\|_{\mathrm{F}}^2 \right\}$$

$$\mathrm{s.t.} \left(R^{(\ell)} \right)^{\mathrm{T}} \left(\left(K^{(\ell)} X^{(\ell)} \right)^{\mathrm{T}} K^{(\ell)} X^{(\ell)} + \varepsilon I_V \right) R^{(\ell)} = I_V \tag{3.11}$$

其中，$\ell = 1, 2, \cdots, S$；$R^{(\ell)} \in \mathbf{R}^{V \times V}$ 为映射矩阵；ε 为正则化参数。

考虑式 (3.11) 中 SHA 的目标函数，可将 SHA 的优化表示为

$$UW = W\Lambda \tag{3.12}$$

其中，Λ 和 W 分别为矩阵 U 的特征值和特征向量。可以对 $U = \tilde{U}\tilde{U}^{\mathrm{T}}$ 进行 Cholesky 分解，其中 $\tilde{U} \in \mathbf{R}^{L \times \mu}$，$\mu = L \times S$，记为

$$\tilde{U} = \left[I_T - A^{(1)} D^{(1)} \cdots I_T - A^{(S)} D^{(S)} \right] \tag{3.13}$$

其中，W 可视为 $\tilde{U} = W\tilde{\Sigma}\tilde{B}$ 的左奇异向量。由于 $\tilde{U}$ 可能过大，无法适应内存，因此使用增量 PCA 计算左奇异向量 W。为了同时映射训练集和测试集中的特征，通过使用监督共享空间，在体素空间上定义一个无监督的模板，如下所示：

$$G = \frac{1}{S}\left(\sum_{\ell=1}^{S} W^{\mathrm{T}} K^{(\ell)}\right)^{\mathrm{T}} \tag{3.14}$$

其中，$G \in \mathbf{R}^{T \times V}$ 为无监督模板。值得注意的是，W 和 G 都是两个不同层次的神经活动共享的表征空间，即 W 在类别层次上定义，G 在体素层次上表示。具体见算法 3.1。

算法 3.1　有监督的超校准 (SHA)

输入：训练集 $X^{(i)}, i = 1, 2, \cdots, S$，测试集 $\overline{X}^{(j)}, j = 1, 2, \cdots, \overline{S}$，训练集类别标签 $Y^{(i)}$，正则化系数 $\varepsilon = 10^{-4}$

输出：分类性能 (分类精度 (ACC)、曲线下面积 (area under the curve, AUC))

初始化 $K^{(\ell)}, H$

根据式 (3.13) 计算 $\tilde{U}$

在 $\tilde{U}$ 上使用奇异值分解分解 W

使用 W 和式 (3.14) 计算共享空间 G

生成训练数据 $Z^{(\ell)}, \ell = 1, 2, \cdots, S$

生成测试数据 $\overline{Z}^{(\ell)}, \ell = 1, 2, \cdots, \overline{S}$

通过 $Z^{(\ell)}, Y^{(\ell)}(\ell = 1, 2, \cdots, S)$ 训练分类器

使用 $\overline{Z}^{(\ell)}, \ell = 1, 2, \cdots, \overline{S}$ 对分类器进行评估

3.2.3　数据集与实验设计

对于本方法的实验研究，采用开源数据平台 Open Neuro① 提供的任务态 fMRI 数据集。这些数据集主要包含两类：简单的认知任务和复杂的认知任务。简单的认知任务是指只涉及视觉或音频刺激的任务，如观看灰度照片或者录制的按键视频等；复杂的认知任务是指观看具有不同视觉和音频刺激的电影场景等任务。与简单的认知任务相关的数据集为 DS005、DS105、DS107、DS116、DS117 和 CMU，与复杂的认知任务相关的数据集是 Raiders 和 DS113。

DS005（"混合博弈任务"(mixed-gambles task) 数据集）[18] 包括 16 名被试中与两类风险任务相关的 fMRI 影像，选择机会为 50/50。我们在原论文的基础上选择了功能校准的感兴趣区域（region-of-interest，ROI）。DS105（"视觉对象

---

① https://openneuro.org。

识别"(visual object recognition) 数据集)[19,20] 包括 6 个被试的 8 类视觉刺激,即房子、脸、剪刀、猫、鞋子、瓶子、椅子和无意义图案的灰度影像。将腹侧颞皮层作为感兴趣区域,分析相关区域的神经活动。DS107("单词和对象处理"(word and object processing) 数据集)[21] 包括 49 个被试的 fMRI 影像。该数据集包含 4 类视觉刺激,即辅音、物体、单词和乱序 (无意义) 的照片。DS116("EEG-fMRI 视听异常刺激任务"(auditory and visual oddball EEG-fMRI) 数据集)[22] 包括 17 名被试 EEG(electroencephalogram,脑电图)信号和 fMRI 影像,此处只采用了这个数据集的 fMRI 影像,包含基于怪球(oddball)实验范式任务的音频和视觉刺激。DS117("多被试、多模态人类神经成像"(multi-subject, multi-modal human neuroimaging) 数据集)[23],包含脑磁图 (magnetoencephalography, MEG) 和 fMRI 影像。同样,这里使用该数据集中的 fMRI 影像。此外,它还包括两类视觉刺激,即人脸照片和抓拍。腹侧颞皮层的神经反应用于生成多元模式模型。最后一个简单任务数据集 CMU[24] 包含 9 名被试,包括 60 个不同的单词图片作为视觉刺激,并被聚集到 12 个语义类别中。此外,该数据集将跨被试的坐标交点定义为感兴趣区域。复杂认知任务相关的数据集主要包括两个,第一个是 Raiders[25],包括从 10 名观看了电影《夺宝奇兵》(*Raiders of the Lost Ark*, 1981) 的被试中收集的功能磁共振影像。该数据集中同样将腹侧颞皮层作为感兴趣区域。最后一个 DS113 数据集[26] 是对观看电影《阿甘正传》(*Forrest Gump*, 1994) 作为视觉刺激的 20 名被试收集的功能磁共振影像。

　　表 3.1 描述了这些数据集的详细信息,其中 TR 为重复时间,TE 为回波时间 (echo time, TE)。所有数据集均由 easy fMRI[①]和 FSL[②] 独立预处理,即切片定时、解剖结构配准、归一化、平滑。fMRI 影像使用 FMRIB 的线性影像配准工具 (FLIRT) 配准到 MNI 标准空间,然后使用运动校正工具 (MCFLIRT)[27] 进行运动校正。使用脑提取 (BET) 算法[28] 从 fMRI 影像中提取大脑区域。进一步,利用 FMRIB 的改进线性模型 (FILM) 方法进行时间序列统计分析,并进行局部自相关校正[29]。

　　为了评估所提出方法的性能,将 LDHA 和 SHA 与 9 种不同的现有方法进行了比较:① 未功能校准的原始数据 (NONE);② 原始超校准 (HA)[19];③ 正则化超校准 (regularized hyperalignment,RHA)[8];④ 核超校准 (KHA)[9];⑤ "探照灯"超校准 (search light HA, SLHA)[13];⑥ 奇异值分解超校准 (SVDHA)[10];⑦ 共享响应模型 (SRM)[11];⑧ 深度超校准 (deep hyperalignment,DHA)[30];⑨ 半监督共享响应模型 (SS-SRM)[14]。

　　进一步,可以通过使用两种优化方法来评估 SHA 方法的性能:第一种使用

---

① https://easyfmri.learningbymachine.com。
② https://fsl.fmrib.ox.ac.uk/fsl/docs/#/。

文献 [8] 的正则化和优化技术的 SHA-R，第二种则是使用本节提出的优化方法
SHA。实验评价主要集中在：① 不同 HA 方法在训练阶段的相关性分析表现，即
每种方法如何最大化类内刺激的相关性，最小化类间刺激的相关性；② 不同 HA
方法在简单任务和复杂任务数据集对齐后分类中的表现；③ 计算性能/运行时间。
在实现方面，使用了文献 [31] 中提出的 GCCA 来生成 HA 算法。

表 3.1   监督超校准方法相关实验数据集

数据集编号	被试数	实验轮次	类别数	时间点（休息时间）	体素数	半峰全宽值/mm	TR/s	TE/ms	扫描仪
DS005	16	48	2	240(153)	450	5	2	30	西门子 3T
DS105	6	71	8	121(37)	1963	5	2.5	30	通用电气 3T
DS107	49	98	4	164(42)	932	6	2	28	西门子 3T
DS116	17	102	2	170(64)	2532	5	2	25	飞利浦 3T
DS117	19	171	2	210(76)	524	5	2	30	西门子 3T
CMU	9	9	12	402(42)	17326	—	1	30	西门子 3T
Raiders	10	10	7	924(142)	980	4	3	30	西门子 3T
DS113	20	160	10	451(72)	2400	5	2.3	22	西门子 7T

此外，在文献 [8] 的基础上，对 RHA 的正则化参数 (α, β) 进行了优化，这些
参数在训练阶段产生最小的对准误差。另外，KHA 结果[9] 的生成采用了原论文
中报道的最佳高斯核。对于 DHA，与文献 [30] 一样，考虑 3 个隐含层 ($C = 5$)，
中间层的单元数考虑为 $L \times V$，深度网络使用 $\eta = 10^{-4}$ 的学习率进行训练。对
于 SS-SRM[14]，还考虑 $\gamma = 1.0$ 和 $\alpha = 0.5$。使用 BrainIAK 库① 来运行 SRM 和
SS-SRM。这些算法在 easy fMRI 工具箱中实现。

3.2.4   简单认知任务结果分析

本节使用 vSVM[32] 算法生成多体素模式分类模型。二元 vSVM 用于二分类
的数据集，即 DS005、DS116 和 DS117。此外，使用多标签 vSVM 对多分类数据
集，即 DS105、DS107 和 CMU 进行分类。这里采用留一交叉验证法对生成的模
型进行评估，迭代地选择除一个被试之外的所有被试的神经活动作为训练集，未
被选择的神经反应作为测试集。在每次迭代中，使用相同的预处理数据集对所有
HA 方法进行比较，因此除校准部分，整个分类过程是固定的，即使用相同的学
习算法和参数等。

图 3.2(a) 说明了二分类分析的准确性，图 3.2(b) 显示了多类数据集的分类精
度。如图所示，与已进行校准的数据相比，未经功能校准的预处理数据集的精度
是有限的。由于 SHA 使用了监督信息来校准神经活动，因此与其他方法相比，
它具有更优越的性能。在多类数据集上，监督信息对功能校准性能的影响更为
突出。

---

① https://brainiak.org。

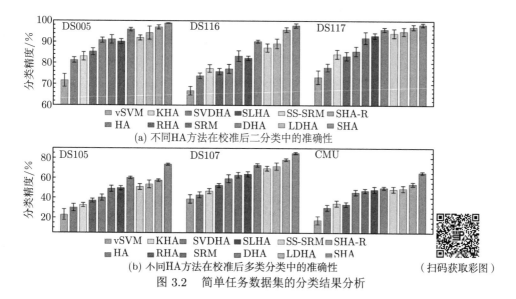

(a) 不同HA方法在校准后二分类中的准确性

(b) 不同HA方法在校准后多类分类中的准确性

（扫码获取彩图）

图 3.2　简单任务数据集的分类结果分析

3.2.5　复杂认知任务结果分析

本节通过使用两个与电影刺激相关的 fMRI 数据集 (即 DS113 和 Raiders) 来比较 HA 方法的性能。本节的实验方案与 3.2.4 节完全相同, 即交叉验证、多类 vSVM 等。图 3.3 描述了生成的结果, 其中, vSVM 是没有功能校准的分类分析。本节使用文献 [19] 中提出的方法, 通过使用体素的神经优先级来对感兴趣区域中的体素进行排序。实际上, 每个脑半球的体素数选择如下: DS113 数据集的体素数为 $[100, 200, 400, 600, 800, 1000, 1200]$, Raiders 数据集的体素数为 $[70, 140, 210, 280, 350, 420, 490]$。此外, 通过使用不同数量的时间点 (即两个数据集中的前 100、400、800 和 2000TR) 来重复这些实验。图 3.3 表明, 与其他 HA 算法相比, SHA 具有更好的性能。当时间点数量有限时, 监督信息对所提出方法性能的影响更为显著。

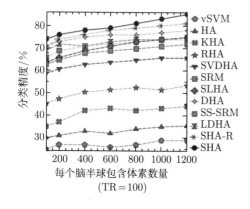

每个脑半球包含体素数量
(TR = 100)

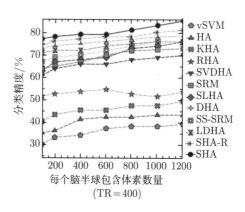

每个脑半球包含体素数量
(TR = 400)

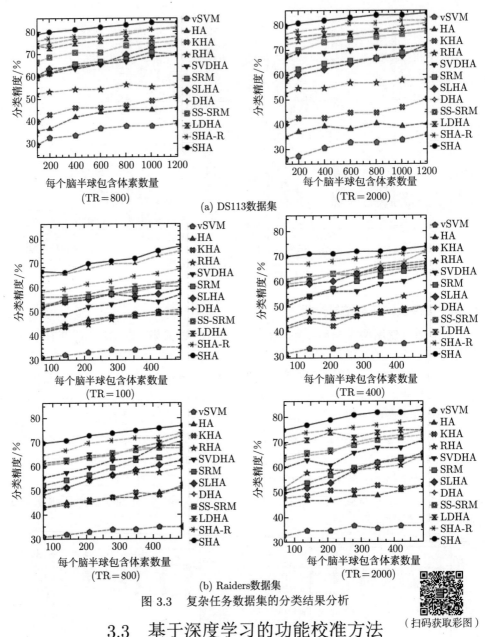

(a) DS113数据集

(b) Raiders数据集

图 3.3　复杂任务数据集的分类结果分析

（扫码获取彩图）

3.3　基于深度学习的功能校准方法

3.3.1　深度校准模型的构建

前面介绍了目前主流的一些 HA 方法以及前期的工作。然而，以往的功能校准方法主要面临三个挑战，即非线性、高维以及使用大量的被试。本节提出一种新的基于深度核函数的校准方法，称为深度超校准 (DHA)，以解决 HA 方法中的上述问题。如图 3.4 所示，DHA 主要采用深度网络，即非线性转换的多层堆叠层，作为参数化的核函数，并使用秩为 m 的奇异值分解 (singular value decomposition, SVD) 和随机梯度下降法 (stochastic gradient descent, SGD) 进行优化。因此，DHA 在大数据集上的运行时间更短。而且，当利用 DHA 计算一个新被试的功能校准时，无须使用前期的训练样本。此外，DHA 不受有限的固定表征空间的限制，因为其内核是一个多层神经网络，可以分别对每个被试实现任何非线性函数，将大脑神经响应转换到一个公共空间。

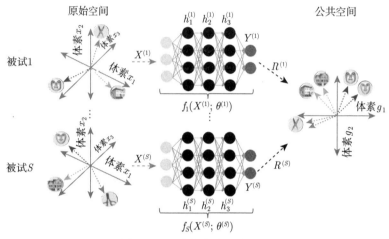

图 3.4 深度超校准方法框架

本方法与正则化超校准 (RHA)[8] 和多视图潜在语义分析 (multi-view latent semantic analysis, MVLSA)[31] 存在相关性。实际上，DHA 与上述方法的主要区别在于所采用的深层核函数。文献 [9] 中提出的 KHA 也等价于 DHA，其中所提出的深度网络被用作核函数。此外，DHA 还可以被看成一种随机优化方法[33] 下的多集合正则化深度 CCA[34]。当深度广义典型相关分析 (deep generalized canonical correlation analysis, DGCCA)[35] 通过正则化和秩为 m 的 SVD 重新制定功能校准时，DHA 与 DGCCA 也存在相关性。

DHA 的目标函数如下：

$$\min_{G,R^{(i)},\theta^{(i)}} \sum_{i=1}^{S} \left\| G - f_i(X^{(i)};\theta^{(i)})R^{(i)} \right\|_{\mathrm{F}}^2$$

$$G = \frac{1}{S} \sum_{j=1}^{S} f_j\left(X^{(j)};\theta^{(j)}\right) R^{(j)} \tag{3.15}$$

$$\text{s.t.} \left(R^{(\ell)}\right)^{\text{T}} \left(f_\ell\left(X^{(\ell)};\theta^{(\ell)}\right)\right)^{\text{T}} f_\ell\left(X^{(\ell)};\theta^{(\ell)}\right) + \varepsilon I = I$$

其中，$\theta^{(\ell)} = \left\{W_m^{(\ell)}, b_m^{(\ell)}, m = 2,3,\cdots,C\right\}$ 表示属于第 ℓ 个被试的第 ℓ 个深度网络中的所有参数；$R^{(\ell)} \in \mathbf{R}^{V_{\text{new}} \times V_{\text{new}}}$ 为第 ℓ 个被试的 DHA 的解，$V_{\text{new}} \leqslant V$ 表示转换后的特征数量；正则化参数 ε 是一个值很小的常数，如 10^{-8}。深度多层核函数 $f_\ell(X^{(\ell)};\theta^{(\ell)}) \in \mathbf{R}^{T \times V_{\text{new}}}$ 表示如下：

$$f_\ell(X^{(\ell)};\theta^{(\ell)}) = \text{mat}\left(h_C^{(\ell)}, T, V_{\text{new}}\right) \tag{3.16}$$

其中，T 为时间点的数量；$C \geqslant 3$ 为深度网络层数；$\text{mat}(x,m,n): \mathbf{R}^{mn} \to \mathbf{R}^{m \times n}$ 为重塑 (矩阵化) 函数；$h_C^{(\ell)}$ 为以下多层深度网络的输出层：

$$h_m^{(\ell)} = g\left(W_m^{(\ell)} h_{m-1}^{(\ell)} + b_m^{(\ell)}\right) \tag{3.17}$$

通过考虑第 m 个中间层的 $U^{(m)}$ 单元，$f_\ell(X^{(\ell)};\theta^{(\ell)})$ 不同层的参数由以下属性定义：对于输出层，$W_C^{(\ell)} \in \mathbf{R}^{(TV_{\text{new}} \times U^{(C-1)})}$，$b_C^{(\ell)} \in \mathbf{R}^{(TV_{\text{new}})}$；对于第一个中间层，$W_2^{(\ell)} \in \mathbf{R}^{(U^{(2)} \times TV)}$，$b_2^{(\ell)} \in \mathbf{R}^{(U^{(2)})}$；对于第 m 个中间层 $(3 \leqslant m = C-1)$，$W_m^{(\ell)} \in \mathbf{R}^{(U^{(m)} \times U^{(m-1)})}$，$b_m^{(\ell)} \in \mathbf{R}^{(U^{(m)})}$，$h_m^{(\ell)} \in \mathbf{R}^{(U^{(m)})}$。

与以往的 HA 问题研究一样，DHA 的解并不是唯一的。如果一个 DHA 模板 G 是为一个特定的 HA 问题计算的，那么 QG 是该特定 HA 问题的另一个解，其中 $Q \in \mathbf{R}^{V_{\text{new}} \times V_{\text{new}}}$ 可以是任何正交矩阵。因此，如果为特定数据集训练两个独立的模板 G_1、G_2，则可以通过计算 $\|G_2 - QG_1\|$ 将解相互映射，其中 Q 可以作为第一个解的功能校准系数，以便将其结果与第二个解进行比较。实际上，G_1 和 G_2 在同一条等高线上处于不同位置。

使用秩为 m 的奇异值分解 (SVD) 和随机梯度下降法 (SGD) 来对 DHA 的目标函数进行优化。该方法通过两步迭代求解 DHA 目标函数 (3.15) 的最优解。通过考虑固定的网络参数 $(\theta^{(\ell)})$，首先通过深度网络对少量神经响应进行校准；然后，采用反向传播算法更新网络参数。求解 DHA 目标函数的主要挑战是不能寻求关联对象到两个以上随机变量的自然扩展。因此，功能校准被堆叠在 $S \times S$ 矩阵中，并最大化该矩阵的特定矩阵范数。

3.3.2 简单任务分析

DHA 方法的实验验证部分依然采用了 Open Neuro 数据平台①共享的任务态 fMRI 数据集。在简单任务分析部分，采用前文提到的 DS005、DS105、DS107、DS116 以及 DS117 五个数据集，详细信息见表 3.1。DS105、DS107、DS117 这

———————————

① https://openneuro.org。

三个数据集分析了腹侧颞皮层中的体素的反应。对于两个多模态数据集 (DS116、DS117)，只采用数据集中的 fMRI 作为神经反应模式。

表 3.2 和表 3.3 分别显示了预测器的分类精度（ACC）和受试者操作特征（receiver operator characteristic，ROC）曲线下面积（AUC）的百分比。正如这些表格所显示的，没有 HA 方法的分类分析的性能显著较低。此外，所提出的算法与其他算法相比具有更好的性能，因为它提供了一个更好的嵌入空间，以调整神经活动。

表 3.2　不同 HA 方法在使用简单任务数据集进行校准后的分类精度

（单位：%）

算法	DS005	DS105	DS107	DS116	DS117
vSVM[32]	71.65 ± 0.97	22.89 ± 1.02	38.84 ± 0.82	67.26 ± 1.99	73.32 ± 1.67
HA[19]	81.27 ± 0.59	30.03 ± 0.87	43.01 ± 0.56	74.23 ± 1.40	77.93 ± 0.29
RHA[8]	83.06 ⊥ 0.36	32.02 ± 0.52	46.82 ± 0.37	78.71 ± 0.76	84.22 ± 0.44
KHA[9]	85.29 ± 0.49	37.14 ± 0.91	52.69 ± 0.69	78.03 ± 0.89	83.32 ± 0.41
SVDHA[10]	90.82 ± 1.23	40.21 ± 0.83	59.54 ± 0.99	81.56 ± 0.54	95.62 ± 0.83
SRM[11]	91.26 ± 0.34	48.77 ± 0.94	64.11 ± 0.37	83.31 ± 0.73	95.01 ± 0.64
SL[12]	90.21 ± 0.61	49.86 ± 0.40	64.07 ± 0.98	82.32 ± 0.28	94.96 ± 0.24
CAE[13]	94.25 ± 0.76	54.52 ± 0.80	72.16 ± 0.43	**91.49 ± 0.67**	95.92 ± 0.67
DHA	**97.92 ± 0.82**	**60.39 ± 0.68**	**73.05 ± 0.63**	90.28 ± 0.71	**97.99 ± 0.94**

注：加粗的数据表示最优结果，下同。

表 3.3　不同 HA 方法在使用简单任务数据集进行校准后的 ROC 曲线下面积 (AUC)

（单位：%）

算法	DS005	DS105	DS107	DS116	DS117
vSVM[32]	68.37 ± 1.01	21.76 ± 0.91	36.84 ± 1.45	62.49 ± 1.34	70.17 ± 0.59
HA[19]	70.32 ± 0.92	28.91 ± 1.03	40.21 ± 0.33	70.67 ± 0.97	76.14 ± 0.49
RHA[8]	82.22 ± 0.42	30.35 ± 0.39	43.63 ± 0.61	76.34 ± 0.45	81.54 ± 0.92
KHA[9]	80.91 ± 0.21	36.23 ± 0.57	50.41 ± 0.92	75.28 ± 0.94	80.92 ± 0.28
SVDHA[10]	88.54 ± 0.71	37.61 ± 0.62	57.54 ± 0.31	78.66 ± 0.82	92.14 ± 0.42
SRM[11]	90.23 ± 0.74	44.48 ± 0.75	62.41 ± 0.72	79.20 ± 0.98	93.65 ± 0.93
SL[12]	89.79 ± 0.25	47.32 ± 0.92	61.84 ± 0.32	80.63 ± 0.81	93.26 ± 0.72
CAE[13]	91.24 ± 0.61	52.16 ± 0.63	**72.33 ± 0.79**	87.53 ± 0.72	91.49 ± 0.33
DHA	**96.91 ± 0.82**	**59.57 ± 0.32**	70.23 ± 0.92	**89.93 ± 0.24**	**96.13 ± 0.32**

3.3.3　复杂任务分析

在复杂任务分析部分，同样采用前文提到的 Raiders 和 DS113 这两个在被试观看电影过程中收集的任务态 fMRI 数据集，详细信息见表 3.1。在这两个数据集中，感兴趣区域被定义在腹侧颞皮层。通过使用每个脑半球包含不同的体素数量，在 DS113 数据集中分别为 [100, 200, 400, 600, 800, 1000, 1200]，在 Raiders 数

据集中为 $[70, 140, 210, 280, 350, 420, 490]$。此外，在两个数据集上均使用了不同数量的 $\text{TR} = [100, 400, 800, 2000]$ 来进行实验验证。图 3.5 显示，DHA 算法在功能校准后的分类任务中表现出优于其他 HA 算法的性能。

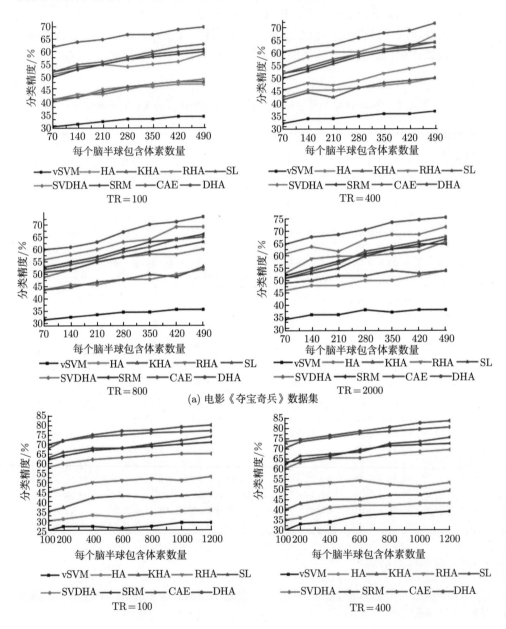

(a) 电影《夺宝奇兵》数据集

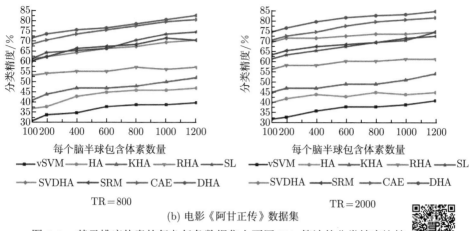

(b) 电影《阿甘正传》数据集

图 3.5 基于排序体素的复杂任务数据集上不同 HA 算法的分类精度比较

（扫码获取彩图）

3.3.4 利用特征选择进行分类分析

本节使用 DS105 和 DS107 数据集讨论特征选择（$V_{new} < V$）对分类方法性能的影响。将提出的 DHA 与经典 HA 方法（主要包括 SVDHA[10]、SRM[11] 和 CAE[13]）进行比较。HA 技术可以在生成分类模型之前应用特征选择。这里多标签 vSVM[32] 被用来生成分类模型。方法应用于预处理的 fMRI 影像，以进行功能校准。此外，实验的设置（交叉验证、最佳参数等）与前几节相同。图 3.6 说明了采用 100% ~ 60% 的特征时不同方法的性能。如图所示，所提出的方法与其他方法相比具有更好的性能。因为与其他技术相比，DHA 能够提供更好的特征表示。

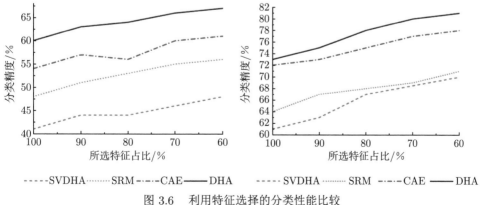

图 3.6 利用特征选择的分类性能比较

3.4　easy fMRI——人脑解码和可视化工具箱

除了上述理论和实验研究，本书还开发了一款免费、开源的人脑解码和可视化工具箱——easy fMRI[①]。easy fMRI 是基于脑影像数据结构（brain imaging data structure, BIDS）文件结构设计的，支持 MATLAB 数据文件，能够基于设计矩阵的数据集自动标记标签，并同时支持有监督信息和无监督信息的脑影像分析。

如图 3.7 所示，easy fMRI 采用先进的机器学习技术和高性能计算来分析基于任务的 fMRI 数据集。它为应用特征分析、超校准（HA）、多体素模式分析（multi-voxel pattern analysis, MVPA）、表征相似性分析（representational similarity analysis, RSA）等提供了一个友好的基于图形用户界面的环境。此外，easy fMRI 是与 FSL（用于预处理步骤）、SciKit-Learn（用于模型分析）、PyTorch（用于深度学习方法）以及 AFNI 和 SUMA（用于三维可视化）集成的。

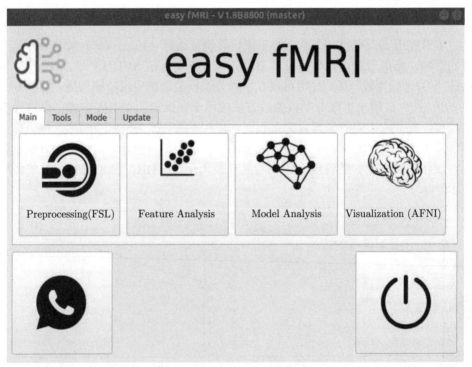

图 3.7　easy fMRI 工具箱主界面

在预处理步骤中，easy fMRI 为 FSL 生成预处理脚本，尤其可以同时为所有

---

① https://easyfmri.learningbymachine.com。

文件生成预处理脚本，支持多个预处理进程的并行计算，并且可编程为不同格式的事件文件（event file）；在 AFNI 和 SUMA 中可视化输出，将分析模型转换到三维空间，支持标准可视化空间；软件采用深度学习方法，基于 GPU 运行基本的方法；拥有用于更进一步分析的编程控制台窗口，可以编辑 MATLAB/EzData 的文件。

3.5　本 章 小 结

　　理解人类大脑如何工作是 21 世纪的一大挑战。作为跨学科的研究领域，计算神经科学可以通过使用数学、物理、心理学、精神病学和机器学习等学科的不同概念来破解神经编码模式。本章着重针对我们在脑影像功能校准方面的进展进行了介绍。对于多被试脑影像的功能校准，为了有效地利用数据中的标签信息，本章提出了基于局部判别分析的功能校准方法和有监督的功能校准方法，有效地利用样本标签，最大化同一类别的相关性，最小化不同类别的相关性。进一步，提出了一种深度超校准方法，扩展了校准过程中响应空间的转换模式，显著提高了多被试的神经解码效果。为了解决多站点小样本数据的问题，提出了一种共享空间迁移学习方法，将不同站点的数据映射到共享空间中，并在新生成的空间进行脑解码相关研究。该方法有效地扩展了单个站点的数据量，显著提高了网络的训练效果和多数据集模型的泛化性能。

　　未来，在基于机器学习的脑解码研究中，有几个问题值得深入关注。首先，现有研究大多基于单模态数据进行，而多模态数据融合往往能够提供更为充分、互补的信息。例如，将功能磁共振影像与结构磁共振影像、脑电图（EEG）等模态数据结合，挖掘更加丰富的响应特征。其次，现有的方法大多没有很好地利用整个大脑的全局信息。在未来的研究中，我们计划在了解全脑数据的内在信息的基础上，开发基于信息的模型，对小区域的数据信息进行平滑处理。这样能够使全脑数据中的有效区域信息更加清晰，为后续的特征选择和表征相似性分析提供更好的输入信息。最后，如何以认知机制为先验知识，增强复杂模型的可解释性是一个重要的研究方向。

参 考 文 献

[1] Smith S M, Jenkinson M, Woolrich M W, et al. Advances in functional and structural MR image analysis and implementation as FSL[J]. NeuroImage, 2004, 23: S208–S219.

[2] Avants B B, Tustison N J, Stauffer M, et al. The insight ToolKit image registration framework[J]. Frontiers in Neuroinformatics, 2014, 8: 44.

[3]　Avants B B, Epstein C L, Grossman M, et al. Symmetric diffeomorphic image regis-
　　　tration with cross-correlation: Evaluating automated labeling of elderly and neurode-
　　　generative brain[J]. Medical Image Analysis, 2008, 12(1): 26–41.

[4]　Balakrishnan G, Zhao A, Sabuncu M R, et al. VoxelMorph: A learning framework
　　　for deformable medical image registration[J]. IEEE Transactions on Medical Imaging,
　　　2019, 38(8): 1788–1800.

[5]　Talairach J, Tournoux P, Rayport M. Co-planar Stereotaxic Atlas of the Human
　　　Brain: 3-D Proportional System: An Approach to Imaging[M]. New York: Georg
　　　Thieme Verlag, 1988.

[6]　Evans A C, Collins D L, Mills S R, et al. 3D statistical neuroanatomical models from
　　　305 MRI volumes[C]//Proceedings of 1993 IEEE Conference Record Nuclear Science
　　　Symposium and Medical Imaging Conference, San Francisco, CA, 1993: 1813–1817.

[7]　Chau W, McIntosh A R. The Talairach coordinate of a point in the MNI space: How
　　　to interpret it[J]. NeuroImage, 2005, 25(2): 408–416.

[8]　Xu H, Lorbert A, Ramadge P J, et al. Regularized hyperalignment of multi-set fMRI
　　　data[C]//2012 IEEE Statistical Signal Processing Workshop, Ann Arbor, MI, 2012:
　　　229–232.

[9]　Lorbert A, Ramadge P J. Kernel hyperalignment[C]//Proceedings of the 25th Inter-
　　　national Conference on Neural Information Processing Systems, Red Hook, NY, 2012:
　　　1790–1798.

[10]　Chen P H, Guntupalli J S, Haxby J V, et al. Joint SVD-Hyperalignment for multi-
　　　subject fMRI data alignment[C]//Proceedings of 2014 IEEE International Workshop
　　　on Machine Learning for Signal Processing, Reims, 2014: 1–6.

[11]　Chen P H, Chen J, Yeshurun Y, et al. A reduced-dimension fMRI shared response
　　　model[C]//Proceedings of the 29th International Conference on Neural Information
　　　Processing Systems, Montreal, 2015: 460–468.

[12]　Guntupalli J S, Hanke M, Halchenko Y O, et al. A model of representational spaces
　　　in human cortex[J]. Cerebral Cortex, 2016, 26(6): 2919–2934.

[13]　Chen P H, Zhu X, Zhang H J, et al. A convolutional autoencoder for multi-subject
　　　fMRI data aggregation[EB]. arXiv: 1608.04846, 2016.

[14]　Turek J S, Willke T L, Chen P H, et al. A semi-supervised method for multi-subject
　　　fMRI functional alignment[C]//2017 IEEE International Conference on Acoustics,
　　　Speech and Signal Processing, New Orleans, 2017: 1098–1102.

[15]　Li W D, Liu M X, Chen F, et al. Graph-based decoding model for functional align-
　　　ment of unaligned fMRI data[C]//Proceedings of the AAAI Conference on Artificial
　　　Intelligence, New York, 2020: 2653–2660.

[16]　Andreella A, Finos L, Lindquist M A. Enhanced hyperalignment via spatial prior
　　　information[J]. Human Brain Mapping, 2023, 44(4): 1725–1740.

[17]　Peng Y, Zhang D Q, Zhang J C. A new canonical correlation analysis algorithm with
　　　local discrimination[J]. Neural Processing Letters, 2010, 31: 1–15.

[18] Tom S M, Fox C R, Trepel C, et al. The neural basis of loss aversion in decision-making under risk[J]. Science, 2007, 315(5811): 515–518.

[19] Haxby J V, Guntupalli J S, Connolly A C, et al. A common, high-dimensional model of the representational space in human ventral temporal cortex[J]. Neuron, 2011, 72(2): 404–416.

[20] Haxby J V, Connolly A C, Guntupalli J S. Decoding neural representational spaces using multivariate pattern analysis[J]. Annual Review of Neuroscience, 2014, 37: 435–456.

[21] Duncan K J, Pattamadilok C, Knierim I, et al. Consistency and variability in functional localisers[J]. NeuroImage, 2009, 46(4): 1018–1026.

[22] Walz J M, Goldman R I, Carapezza M, et al. Simultaneous EEG-fMRI reveals temporal evolution of coupling between supramodal cortical attention networks and the brainstem[J]. The Journal of Neuroscience, 2013, 33(49): 19212–19222.

[23] Wakeman D G, Henson R N. A multi-subject, multi-modal human neuroimaging dataset[J]. Scientific Data, 2015, 2(1): 1–10.

[24] Mitchell T M, Shinkareva S V, Carlson A, et al. Predicting human brain activity associated with the meanings of nouns[J]. Science, 2008, 320(5880): 1191–1195.

[25] Sabuncu M R, Singer B D, Conroy B, et al. Function-based intersubject alignment of human cortical anatomy[J]. Cerebral Cortex, 2010, 20(1): 130–140.

[26] Hanke M, Baumgartner F J, Ibe P, et al. A high-resolution 7-Tesla fMRI dataset from complex natural stimulation with an audio movie[J]. Scientific Data, 2014, 1(1):1–18.

[27] Jenkinson M, Bannister P, Brady M, et al. Improved optimization for the robust and accurate linear registration and motion correction of brain images[J]. NeuroImage, 2002, 17(2): 825–841.

[28] Smith S M. Fast robust automated brain extraction[J]. Human Brain Mapping, 2002, 17(3): 143–155.

[29] Woolrich M W, Ripley B D, Brady M, et al. Temporal autocorrelation in univariate linear modeling of fMRI data[J]. NeuroImage, 2001, 14(6): 1370–1386.

[30] Yousefnezhad M, Zhang D Q. Deep hyperalignment[C]//Proceedings of the 31st International Conference on Neural Information Processing Systems, Red Hook, NY, 2017: 1603–1611.

[31] Rastogi P, Van Durme B, Arora R. Multiview LSA: Representation learning via generalized CCA[C]//Proceedings of the 2015 Conference of the North American Chapter of the Association for Computational Linguistics: Human Language Technologies, Stroudsburg, PA, 2015: 556–566.

[32] Smola A J, Schölkopf B. A tutorial on support vector regression[J]. Statistics and Computing, 2004, 14: 199–222.

[33] Wang W R, Arora R, Livescu K, et al. Stochastic optimization for deep CCA via nonlinear orthogonal iterations[C]//Proceedings of the 53rd Annual Allerton Conference on Communication, Control, and Computing, Monticello, IL, 2015: 688–695.

[34] Andrew G, Arora R, Bilmes J, et al. Deep canonical correlation analysis[C]//Proceedings of the 30th International Conference on Machine Learning, Atlanta, GA, 2013: 1247–1255.

[35] Benton A, Khayrallah H, Gujral B, et al. Deep generalized canonical correlation analysis[EB]. arXiv: 1702.02519, 2017.

第 4 章　脑影像分割

　　脑影像分割是根据分割任务将脑影像分成多个互不相交的区域。根据分割任务不同，脑影像分割大致分为三种，即大脑组织分割、感兴趣区域分割和病灶分割。大脑组织分割是将脑影像分割为白质、灰质和脑脊液三个区域。感兴趣区域（ROI）分割主要是根据大脑功能，将大脑组织进一步分割成多个子区域，如杏仁核、海马等。病灶分割主要是将脑疾病相关的病灶从脑影像中分割出来，如脑肿瘤分割等。本章主要关注脑影像感兴趣区域分割，脑影像感兴趣区域分割是计算机辅助诊断过程中的重要一步，分割结果能够为后续脑影像智能分析提供定量的指标。本章将介绍基于稀疏影像块的多图谱分割方法和基于解剖结构注意力网络的分割方法。

4.1　脑影像分割综述

4.1.1　基于多图谱的分割方法

　　大脑解剖结构极其复杂，噪声、灰度不均匀、容积效应等因素均会影响 MR 影像成像质量，同时，感兴趣区域边缘位置对比度极低。因此，对大脑 MR 影像进行分割十分具有挑战性。传统机器学习方法难以在大脑感兴趣区域分割上取得较好的结果。融入大脑的结构先验信息是提高大脑感兴趣区域分割精度的一种有效手段。因此，基于多图谱的分割方法被广泛应用于大脑感兴趣区域分割。基于多图谱分割的方法假设若两个体素的局部外观或模式相似性高，则它们应该具有相同的标签。因此，基于多图谱的分割方法通常包含影像配准和标签融合两个步骤。首先，影像配准步骤使用配准方法将图谱影像配准到待分割影像空间中以减少待分割影像和图谱影像的个体差异。然后，标签融合步骤将图谱影像的标签通过特定的规则传播到待分割影像得到分割结果。基于多图谱的大脑感兴趣区域分割方法主要包括基于相似性度量的多图谱大脑感兴趣区域分割方法和基于学习的多图谱大脑感兴趣区域分割方法，以下分别对其做简要介绍。

　　基于多图谱的大脑感兴趣区域分割方法的假设，多种经典的基于大脑局部结构相似性的标签融合方法被提出并用于大脑 MR 影像感兴趣区域分割。例如，Artaechevarria 等[1] 提出了基于局部权重投票（local-weighted voting, LWV）的方法。LWV 方法计算待分割体素和图谱影像上同一位置体素之间的相似性作为标签融合的投票权重。由于 LWV 方法仅用图谱影像上与待分割体素位置相同的体素进行标签传播，因此其受配准误差影响较大。为了减小配准误差的影响，Coupé 等[2] 基于非局部均值概念提出了基于非局部均值的影像块方法（non-local mean patch-based method, PBM）。PBM 不仅从图谱影像上与待分割影像相同位置的体素传播标签，而且从图谱影像上待分割体素的邻域传播标签。这使得其能够在更大的范围内选取相似性更高的影像块进行标签融合。基于学习的方法能够根据任务更好地学习多图谱标签融合的投票权重。例如，考虑图谱影像上相似影像块在标签传播时可能产生相同的错误，Wang 等[3] 提出联合标签融合（joint label fusion, JLF）方法以减小相似影像块产生相同错误的风险。

4.1.2　基于深度学习大脑感兴趣区域分割方法

深度学习能够自动根据数据学习到样本的特征表示，有效解决传统基于多图谱的分割方法中体素特征表示困难的问题。为此，多种基于深度特征表示的大脑感兴趣区域分割方法被提出。例如，Sanroma 等[4] 使用深度神经网络模型并结合影像块的空间结构信息学习影像块的判别性特征，用于计算标签融合的投票权重。Pang 等[5] 提出使用半监督自编码器学习影像块特征并结合大脑局部结构对海马进行分割。这些研究都表明，相较于传统基于多图谱的分割方法仅使用简单的灰度特征或人工特征，使用深度网络学习的高级特征能够更好地表示复杂的大脑结构，对提升大脑感兴趣区域分割效果有重要作用。

端到端神经网络在影像分割任务中得到广泛应用，如全卷积网络（fully convolutional network, FCN）[6] 和 U-Net[7]。端到端神经网络能够直接将影像从影像空间映射到标签空间，因而具有分割速度快的特点。近年来，多种基于端到端神经网络的大脑感兴趣区域分割方法被提出。例如，Sun 等[8] 提出空间加权的神经网络方法，通过空间加权的方式使池化操作能够刻画更大尺度的纹理特征，同时使得浅层特征包含更精准的空间信息。Coupé 等[9] 集成多个网络处理不同的大脑重叠区域，并通过决策系统实现大脑感兴趣区域分割。但是传统端到端神经网络缺少大脑结构先验知识指导，导致只能获得次优的分割结果。Wachinger 等[10] 考虑体素的空间位置信息，将体素的笛卡儿坐标和谱坐标作为补充信息输入网络中，用于大脑感兴趣区域的分割。基于影像块的端到端神经网络逐体素对影像进行分割，导致分割效率较低，Roy 等[11] 提出 QuickNAT 实现了基于整幅影像的大脑感兴趣区域快速分割，QuickNAT 使用微调技术训练网络模型，一定程度上减少了可训练数据少的问题。

4.2 基于稀疏影像块的多图谱脑影像分割

稀疏表示最初是由信号领域提出的。信号的分解及表示是信号领域最基本的问题,如何用最小的代价表示信号十分重要。传统的傅里叶变换、小波变换使用一组完备的正交基来表示信号分解,但是信号的正交基可以有多重形式,因此分解后的信号有时无法得到精准的结果。为此,可以使用过完备字典的思想实现信号简洁高效的表示。过完备字典中存在大量的信号基,因而存在冗余。因此,信号分解后的基系数大部分为零,最终获得一个稀疏的表达。由于具有良好的性能,稀疏表示被广泛应用于其他领域,如人脸识别、影像去噪和压缩感知等。为此,本节提出一种基于稀疏影像块的多图谱分割方法用于脑影像感兴趣区域分割。

4.2.1 基于稀疏影像块的多图谱分割方法

在大多数基于多图谱的分割方法中,影像块之间的相似性用于计算标签融合的权重。例如,基于非局部均值影像块的方法是通过计算输入影像和图谱影像搜索区域上影像块之间的相似性作为投票权重,获得最终的大脑感兴趣区域分割结果。通过大量的候选体素,基于非局部均值影像块方法能够充分发挥群智决策的优势,从而获得更优的分割结果。但是,大的候选体素集合也包含了大量与目标体素不同标签的候选体素,从而导致错误的分割结果。在基于非局部均值影像块方法中,使用简单的影像块之间的相似性度量结果来筛选出相似性高的候选体素用于标签融合。这种筛选方法难以选取真正好的候选集,从而导致次优的大脑感兴趣区域分割结果。因此,如何在候选体素集合中获得更具有代表性的候选体素用于标签融合是多图谱分割方法中亟须解决的问题。为此,本节基于稀疏表示学习方法,提出基于稀疏影像块的多图谱分割方法(sparse patch-based method, SPBM)。

在基于稀疏影像块的多图谱分割方法中,对于待分割影像 I 上的第 i 个体素 v_i,使用图谱影像集合 $A = \{A_1, A_2, \cdots, A_N\}$ 中搜索区域 $R(v_i)$ 的影像块 P_A^j 构建一个过完备字典 $D_v^i = \{P_A^j | P_A^j \in R(v_i)\}$,然后使用字典 D_v^i 重建待分割的影像块 P_v^i。通过 L1 范数的约束,仅使用少数的图谱影像上的影像块就能够重建待分割影像块:

$$\min_{w_{i,j}} \frac{1}{2}||P_v^i - \sum_{P_A^j \in R(v_i)} P_v^i w_{i,j}||_2^2 + \lambda||w_{i,j}||_1 \tag{4.1}$$

然后,使用优化获得的重建系数 $w_{i,j}$ 作为标签融合过程中的投票权重,最终通过权重投票的方式获得大脑感兴趣区域的分割结果。

4.2.2　实验结果

在 NIREP 数据集[12] 上进行多脑区分割实验。NIREP 数据集包含了 16 幅 T1w 大脑 MR 影像，来自 8 位正常的成年男性和 8 位正常的成年女性。在这个数据集中，每幅 MR 影像被人工分割成 32 个感兴趣区域。使用留一交叉验证法验证我们提出的方法，即 15 幅影像用作图谱影像，1 幅影像用作测试影像。使用 Dice 系数（Dice coefficient, DC）评价不同方法的分割结果。DC 定义为

$$DC = \frac{2|R_1 \cap R_2|}{|R_1| + |R_2|} \tag{4.2}$$

其中，$\cap$ 表示自动分割区域 R_1 和人工标注区域 R_2 的重叠区域；$|\cdot|$ 表示该区域的体素个数。

MV、STAPLE[13]、LWV、PBM 和 SPBM 在 NIREP 数据集上的实验结果如表 4.1 和图 4.1 所示。从表 4.1 可以看出 SPBM 取得了最优的分割结果。与 MV、STAPLE、LWV 和 PBM 相比，SPBM 分别取得 0.220、0.187、0.076 和 0.020 的提升。图 4.1 展示了不同方法在 32 个脑区的分割结果。其中，SPBM 在 32 个脑区中的 30 个脑区取得了最优的分割结果。这些结果都表明使用稀疏表示学习方法能够更好地对大脑感兴趣区域进行分割。

表 4.1　NIREP 数据集分割实验结果

方法	MV	STAPLE	LWV	PBM	SPBM
DC	0.536	0.569	0.680	0.736	0.756

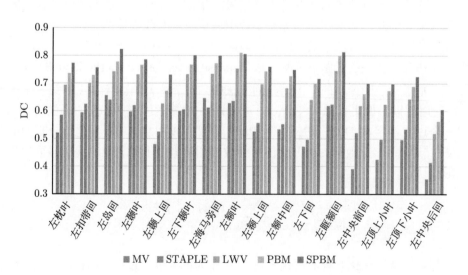

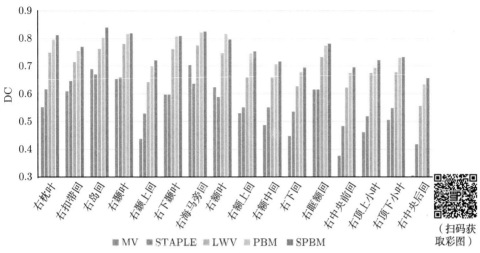

图 4.1 MV、STAPLE、LWV、PBM 和 SPBM 在 NIREP 数据集上的分割结果

4.3 基于解剖结构注意力网络的分割方法

多图谱分割方法证明使用多个图谱影像的解剖结构先验信息能够有效提高大脑 MR 影像感兴趣区域分割的效果。然而，大多数多谱图方法使用影像灰度作为特征，这些特征不能够有效地用于后续的标签传播算法，从而降低了多图谱分割算法的性能。因此，设计一个基于任务驱动的特征表示方法对实现大脑感兴趣区域精准分割十分重要。

近年来，深度学习方法在多个领域取得巨大的成功。在深度学习方法中，基于编码–解码结构的端到端神经网络被广泛应用于图像分割领域。基于编码–解码结构的神经网络主要包含编码和解码两个部分。编码部分主要使用卷积操作和池化操作提取图像的高级纹理特征，解码部分主要使用上采样操作将深度网络学习到的高级纹理特征恢复到与输入图像相同的分辨率，并获得稠密的标签概率图用于预测待分割图的标签图。由于基于编码–解码结构的端到端神经网络能够将待分割图像从图像域直接映射到标签域，因此其具有极高的分割效率。但是大脑解剖结构极其复杂，传统深度学习方法通常忽略大脑的解剖结构先验知识，从而导致了次优的大脑感兴趣区域分割结果。

基于多图谱的分割方法能够有效利用大脑的解剖结构先验知识，从而获得较为精准的大脑 MR 影像感兴趣区域分割结果。但是传统的多图谱分割方法使用灰度特征或人工特征进行标签融合，降低了多图谱分割算法的性能。而且其是逐个体素进行分割，导致分割效率低下。为此，结合深度学习方法能够学习任务相关的特征且分割速度快，以及基于多图谱的分割方法能够有效利用大脑解剖结构先验知识提高分割精度的优点，提出了一种基于解剖结构注意力网络的分割方法用于大脑感兴趣区域分割。

4.3.1　解剖结构注意力网络

基于 U-Net 结构实现的解剖结构注意力网络如图 4.2 所示，其主要包含分割子网络和解剖结构子网络。其中分割子网络主要用于学习影像的高级纹理特征，并对影像进行分割；解剖结构子网络主要用于学习图谱影像标签图提供的解剖结构先验知识。

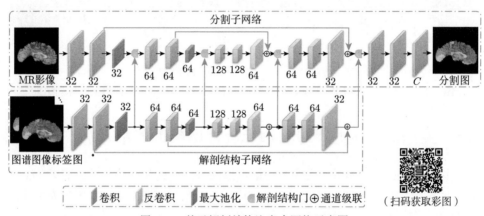

图 4.2　基于解剖结构注意力网络示意图

具体来说，分割子网络基于 U-Net 结构实现，其输入是待分割的 MR 影像。编码部分包含 6 个 $3 \times 3 \times 3$ 的卷积层和 2 个 $2 \times 2 \times 2$ 的最大池化层。其中，前两个卷积层和第一个最大池化层的特征图有 32 个通道，中间的两个卷积层和第二个最大池化层的特征图有 64 个通道，后面两个卷积层的特征图有 128 个通道。每个卷积层后面都有一个批归一化（batch normalization, BN）和一个修正线性单元（rectified linear unit, ReLU）。为有效利用来自解剖结构子网络的大脑解剖结构先验知识，在每个最大池化层后有一个基于注意力机制的解剖结构门用于自适应地融合分割子网络和解剖结构子网络的特征。

分割子网络的解码部分包含 2 个 $2 \times 2 \times 2$ 的反卷积层、4 个 $3 \times 3 \times 3$ 卷积层和 1 个 $1 \times 1 \times 1$ 卷积层。其中第一个反卷积层和前两个卷积层的特征图有 64 个通道，随后的一个反卷积层和两个卷积层有 32 个通道。同样，每个卷积层后都紧跟 BN 和 ReLU 操作。每个反卷积层上采样的特征图都与解码部分中具有高分辨率的特征图进行通道级联。然后紧跟一个解剖结构门用于融合分割子网络和解剖结构子网络的特征。$1 \times 1 \times 1$ 卷积层有 C 个通道，其中 C 表示类别数目（包括感兴趣区域和背景）。最终使用一个 Softmax 非线性单元用于预测待分割 MR

影像 I 的分割结果概率图 $P = \{p_i\}_{i=1}^{w \times h \times d}$，其中 $p_i \in \mathbf{R}^C$ 表示第 i 个体素属于特定感兴趣区域或者背景的概率，w、h 和 d 是输入 MR 影像的维度。

提出的解剖结构子网络是一个退化的 U-Net，其输入为多幅图谱影像的标签图。对于每幅图谱影像，首先将影像配准到待分割影像的空间上。具体来说，先使用 FSL[14] 工具中的 FLIRT[15] 对图谱影像进行刚性配准，然后进一步使用微分同胚 Demons[16] 方法对图谱影像进行形变配准。将多幅图谱影像标签图通过通道级联拼接在一起，即每幅图谱影像标签图是解剖结构子网络输入的一个通道。解剖结构子网络的编码部分与分割子网络相同，而解码部分包含了与子网络结构相同的两个反卷积层和两个卷积层。通过对图谱影像标签图的学习，解剖结构子网络能够学习到大脑 MR 影像的解剖结构信息。这些学习到的解剖结构信息通过解剖结构门融入分割子网络中，用于引导大脑 MR 影像感兴趣区域分割过程。

根据训练影像标签，可以使用互熵损失训练解剖结构注意力网络：

$$\arg\min \quad -\frac{1}{N} \sum_{j=1}^{N} \sum_{i=1}^{w \times h \times d} \sum_{c=1}^{C} \delta(l_{j,i}, c) \log p_{j,i}^c \tag{4.3}$$

其中，N 为批大小；$l_{j,i}$ 为第 j 幅 MR 影像的第 i 个体素的标签；$\delta(l_{j,i}, c)$ 为狄拉克函数（Dirac function），$l_{j,i} = c$ 时函数值等于 1，否则函数值等于 0；$p_{j,i}^c$ 为第 j 幅 MR 影像的第 i 个体素属于 c 类的概率。

4.3.2 解剖结构门

为了有效融合分割子网络学习的高阶纹理特征和解剖结构子网络学习的解剖结构先验知识，本节提出一种基于注意力机制的解剖结构门自适应地融合两个子网络学习到的特征。图 4.3 给出了解剖结构门的示意图。如图所示，分割子网络和解剖结构子网络的第 s 层输出特征 f_{i}^s 和 f_{a}^s 首先以通道级联方式拼接为 $[f_{\mathrm{i}}^s, f_{\mathrm{a}}^s]$，然后级联的特征图被分别送入两个卷积核为 $1 \times 1 \times 1$ 的卷积层，最后分别使用 Sigmoid 非线性映射单元获得两个权重张量 o_{i}^s 和 o_{a}^s：

$$o_{\mathrm{i}}^s = \sigma(W_{\mathrm{i}}^s * [f_{\mathrm{i}}^s, f_{\mathrm{a}}^s] + b) \tag{4.4}$$

$$o_{\mathrm{a}}^s = \sigma(W_{\mathrm{a}}^s * [f_{\mathrm{i}}^s, f_{\mathrm{a}}^s] + b) \tag{4.5}$$

其中，o_{i}^s 和 o_{a}^s 分别为与输入特征 f_{i}^s 和 f_{a}^s 对应的权重张量。使用 Sigmoid 映射单元，权重张量 o_{i}^s 和 o_{a}^s 的值都被约束到 $[0,1]$。式 (4.4) 和式 (4.5) 中的 (W_{i}^s, b) 和 (W_{a}^s, b) 分别表示 $1 \times 1 \times 1$ 卷积层的参数。进一步，将权重张量 o_{i}^s 和 o_{a}^s 分别与纹理特征和解剖结构特征 f_{i}^s 和 f_{a}^s 进行元素乘法操作，获得加权的纹理特征 $\mathcal{U}_{\mathrm{i}}^s$ 和加权的解剖结构特征 $\mathcal{U}_{\mathrm{a}}^s$：

$$\mathcal{U}_{\mathrm{i}}^s = o_{\mathrm{i}}^s \cdot f_{\mathrm{i}}^s \tag{4.6}$$

$$\hat{U}_{\mathrm{a}}^{s} = o_{\mathrm{a}}^{s} \cdot f_{\mathrm{a}}^{s} \tag{4.7}$$

最后使用元素加法操作获得融合了 MR 影像高级纹理特征和解剖结构特征的特征映射 f_{o}^{s}：

$$f_{\mathrm{o}}^{s} = o_{\mathrm{i}}^{s} \cdot f_{\mathrm{i}}^{s} + o_{\mathrm{a}}^{s} \cdot f_{\mathrm{a}}^{s} \tag{4.8}$$

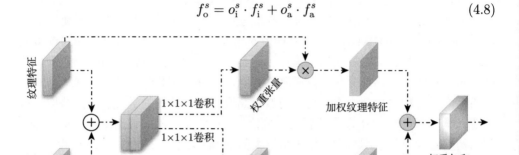

图 4.3　解剖结构门示意图

通过提出的基于解剖结构的注意力网络，不仅能够学习到 MR 影像的高级纹理特征，还能学习到来自多个图谱影像标签图的大脑解剖结构先验知识。通过基于注意力机制的解剖结构门，基于解剖结构的注意力网络能够自适应地学习两种特征的融合权重，从而获得更优的特征表示。

4.3.3　海马分割实验

首先在 ADNI 数据集上进行海马分割实验，本节随机选择 ADNI 数据集中 20 幅 MR 影像作为图谱影像，20 幅 MR 影像作为训练影像，剩余的 20 幅 MR 影像作为测试影像。基于 FCN[17] 和 U-Net[7,18] 实现解剖结构注意力网络，分别记作 AG-FCN 和 AG-UNet。

AG-FCN 和 AG-UNet 在 ADNI 数据集上海马的分割实验结果如表 4.2 所示。从表 4.2 可以看出，基于解剖结构注意力网络框架能够有效提高 FCN 和 U-Net 的分割效果。其中，AG-UNet 得到的海马分割结果最好。AG-UNet 的 DC 值为 0.8864，明显优于 U-Net 方法的 0.8597。AG-FCN 方法同样好于 FCN 方法。与 FCN 和 U-Net 相比，AG-FCN 和 AG-UNet 在 DC 指标上分别提高 0.0287 和 0.0267。在 ASD 指标上，AG-FCN 和 AG-UNet 同样取得比其对应的 FCN 和 U-Net 更优的结果。AG-FCN 和 AG-UNet 在海马分割上的 ASD 分别为 0.541mm 和 0.386mm，好于 FCN 和 U-Net 的 0.588mm 和 0.536mm。在 DC 指标上，对基于解剖结构注意力网络及其对应的传统深度网络进行成对 t 测试。AG-FCN 和 AG-UNet 的分割结果相比 FCN（$p = 3.13 \times 10^{-5}$）和 U-Net（$p = 8.12 \times 10^{-6}$）有显著提高。这些结果表明，在使用了大脑解剖结构先验知识后，深度网络在 ADNI 数据集上能够取得更优的分割结果。

表 4.2　ADNI 数据集海马分割实验结果

方法	DC	ASD/mm
FCN	0.8206 ± 0.0278	0.588 ± 0.078
AG-FCN	0.8493 ± 0.0250	0.541 ± 0.075
U-Net	0.8597 ± 0.0159	0.536 ± 0.071
AG-UNet	0.8864 ± 0.0212	0.386 ± 0.058

图 4.4 给出了 FCN、AG-FCN、U-Net 和 AG-UNet 分割结果与人工标注海马结果之间的表面距离示意图。从图 4.4 可以看出，与 FCN 和 U-Net 相比，AG-FCN 和 AG-UNet 取得更好的分割视觉效果。这进一步证明融入解剖结构先验信息能够优化海马分割结果。

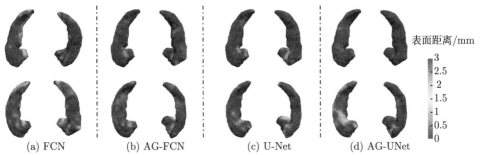

(a) FCN　　(b) AG-FCN　　(c) U-Net　　(d) AG-UNet

图 4.4　FCN、AG-FCN、U-Net 和 AG-UNet 分割结果与人工标注海马结果之间的表面距离示意图（后附彩图）

4.3.4 多脑区分割实验

进一步在 LONI-LPBA40 数据集上进行多脑区分割实验。从数据集中随机选取 20 幅 MR 影像作为图谱影像，剩余的 20 幅 MR 影像被分为 5 个子集做五折交叉验证。FCN、AG-FCN、U-Net 和 AG-UNet 分割结果呈现在表 4.3 中。

表 4.3　LONI-LPBA40 数据集多脑区分割实验结果

方法	DC	ASD/mm
FCN	0.7625 ± 0.0399	1.189 ± 0.254
AG-FCN	0.7826 ± 0.0377	1.099 ± 0.220
U-Net	0.7817 ± 0.0409	1.142 ± 0.292
AG-UNet	0.8067 ± 0.0383	1.070 ± 0.261

从表 4.3 可以看出，AG-FCN 和 AG-UNet 在 LONI-LPBA40 数据集上的多脑区分割任务中也取得了更优的效果。AG-FCN 和 AG-UNet 在 54 个感兴趣区域的平均 DC 分别为 0.7826 和 0.8067，与 FCN 和 U-Net 相比，分别提高了 0.0201 和 0.0250。AG-FCN 和 AG-UNet 在 54 个感兴趣区域的平均 ASD 分别为 1.099mm 和 1.070mm，而 FCN 和 U-Net 分别为 1.189mm 和 1.142mm。根据 DC 值进行显著性检测中，AG-FCN 和 AG-UNet 方法相比 FCN（$p = 2.1172 \times 10^{-7}$）和 U-Net（$p = 1.1398 \times 10^{-7}$）均取得显著性提高。

4.3.5　与多图谱分割方法比较

为了进一步验证基于解剖结构注意力网络的分割能力，本节将 AG-FCN 和 AG-UNet 与经典多图谱分割方法 LWV、PBM、JLF 和 SPBM 进行比较。对于经典的多图谱分割方法，设置影像块大小和搜索区域为 $7 \times 7 \times 7$，同时使用相同方法和参数对图谱影像进行配准。基于多图谱的分割方法在 ADNI 和 LONI-LPBA40 数据集上的结果分别呈现在表 4.4 和表 4.5 中。

表 4.4　AG-FCN 和 AG-UNet 与经典多图谱分割方法在 ADNI 数据集上海马分割结果

方法	DC	ASD/mm
LWV	0.8546 ± 0.0144	0.453 ± 0.041
PBM	0.7826 ± 0.0377	1.099 ± 0.220
JLF	0.8731 ± 0.0395	0.405 ± 0.074
SPBM	0.8775 ± 0.0378	0.401 ± 0.096
AG-FCN	0.8493 ± 0.0250	0.541 ± 0.075
AG-UNet	0.8864 ± 0.0212	0.386 ± 0.058

表 4.5　AG-FCN 和 AG-UNet 与经典多图谱分割方法在 LONI-LPBA40 数据集上多脑区分割实验结果

方法	DC	ASD/mm
LWV	0.7822 ± 0.088	1.234 ± 0.049
PBM	0.7881 ± 0.091	1.170 ± 0.056
JLF	0.7926 ± 0.0107	1.181 ± 0.061
SPBM	0.7965 ± 0.0100	1.196 ± 0.048
AG-FCN	0.7826 ± 0.0377	1.099 ± 0.220
AG-UNet	0.8067 ± 0.0383	1.070 ± 0.261

表 4.4 和表 4.5 显示 AG-UNet 方法在 ADNI 和 LONI-LPBA40 数据集上都取得了最好的大脑感兴趣区域分割结果。在 ADNI 数据集海马分割任务上，AG-UNet 的 DC 和 ASD 分别为 0.8864 和 0.386mm，经典多图谱分割方法中最好的 DC 和 ASD 分别为 0.8775 和 0.401mm。AG-UNet 在 LONI-LPBA40 数据集 54 个感兴趣区域分割任务上也取得了最好的结果。根据 DC 指标的成对 t 显著性检

测（$p < 0.05$），与经典多图谱分割方法相比，AG-UNet 在 ADNI 和 LONI-LPBA40 数据集上均取得显著性提高。

端到端的神经网络具有分割速度快的优点，使用 JLF 方法公开的代码①与所提出的 AG-UNet 进行分割耗时对比。在不考虑配准时间的情况下，同样使用 20 幅图谱影像，JLF 分割 LONI-LPBA40 数据集单个 MR 影像耗时在 1h 以上，而 AG-UNet 仅需 5s 即可完成一幅影像的分割。

4.4　本 章 小 结

脑影像感兴趣区域分割是脑影像智能分析的重要步骤。本章介绍了两种用于大脑感兴趣区域分割的模型，包括基于多图谱的分割方法和基于大脑结构先验知识指导的深度学习分割方法。这些方法都利用了来自脑图谱的解剖结构先验知识，从而提高了脑影像感兴趣区域分割的精度。此外，相对于传统基于多图谱的分割方法，深度学习方法能够更好地学习到脑影像数据的特征表示，从而进一步提升了脑影像感兴趣区域的精度。基于端到端的深度网络模型能够直接将脑影像从影像空间映射到标签空间，使得脑影像分割速度得到了极大的提高。

目前基于深度学习的脑影像分割方法展现出了优异的分割效率和精度，然而其对于感兴趣区域的分割仍然存在许多难点。未来基于深度学习的脑影像感兴趣区域分割可能的研究方向包括：① 如何有效利用半监督学习、自监督学习以及对比学习等最新的技术，使用未标注数据以及数据增强技术提高深度网络模型的分割精度。这是由于脑影像维度极高，标注困难，导致可用于脑影像分割深度网络模型训练的数据极少，深度网络模型训练不够充分。② 预训练大模型在自然影像、自然语言理解等方向取得极其优秀的结果，例如，SAM[19] 能够在自然影像上取得极其优异的分割结果。如何利用预训练大模型实现脑影像感兴趣区域分割是一个值得深入研究的方向。

参 考 文 献

[1] Artaechevarria X, Muñoz-Barrutia A, Ortiz-de-Solorzano C. Combination strategies in multi-atlas image segmentation: Application to brain MR data[J]. IEEE Transactions on Medical Imaging, 2009, 28(8): 1266–1277.

[2] Coupé P, Manjón J V, Fonov V, et al. Patch-based segmentation using expert priors: Application to hippocampus and ventricle segmentation[J]. NeuroImage, 2011, 54(2): 940–954.

---

① https://www.nitrc.org/projects/picsl_malf。

[3]　Wang H Z, Suh J W, Das S R, et al. Multi-atlas segmentation with joint label fusion[J]. IEEE Transactions on Pattern Analysis and Machine Intelligence, 2013, 35(3): 611–623.

[4]　Sanroma G, Benkarim O M, Piella G, et al. Learning non-linear patch embeddings with neural networks for label fusion[J]. Medical Image Analysis, 2018, 44: 143–155.

[5]　Pang S M, Lu Z T, Jiang J, et al. Hippocampus segmentation based on iterative local linear mapping with representative and local structure-preserved feature embedding[J]. IEEE Transactions on Medical Imaging, 2019, 38(10): 2271–2280.

[6]　Long J, Shelhamer E, Darrell T. Fully convolutional networks for semantic segmentation[C]//Proceedings of the IEEE Conference on Computer Vision and Pattern Recognition, Boston, 2015: 3431–3440.

[7]　Ronneberger O, Fischer P, Brox T. U-Net: Convolutional networks for biomedical image segmentation[C]//Proceedings of International Conference on Medical Image Computing and Computer-Assisted Intervention, Munich, 2015: 234–241.

[8]　Sun L Y, Ma W A, Ding X H, et al. A 3D spatially weighted network for segmentation of brain tissue from MRI[J]. IEEE Transactions on Medical Imaging, 2020, 39(4): 898–909.

[9]　Coupé P, Mansencal B, Clément M, et al. AssemblyNet: A novel deep decision-making process for whole brain MRI segmentation[C]//Proceedings of International Conference on Medical Image Computing and Computer-Assisted Intervention, Shenzhen, 2019: 466–474.

[10]　Wachinger C, Reuter M, Klein T. DeepNAT: Deep convolutional neural network for segmenting neuroanatomy[J]. NeuroImage, 2018, 170: 434–445.

[11]　Roy A G, Conjeti S, Navab N, et al. QuickNAT: A fully convolutional network for quick and accurate segmentation of neuroanatomy[J]. NeuroImage, 2019, 186: 713–727.

[12]　Christensen G E, Geng X J, Kuhl J G, et al. Introduction to the non-rigid image registration evaluation project (NIREP)[C]//Proceedings of the 3rd International Conference on Biomedical Image Registration, Utrecht, 2006: 128–135.

[13]　Warfield S K, Zou K H, Wells W M. Simultaneous truth and performance level estimation (STAPLE): An algorithm for the validation of image segmentation[J]. IEEE Transactions on Medical Imaging, 2004, 23(7): 903–921.

[14]　Smith S M, Jenkinson M, Woolrich M W, et al. Advances in functional and structural MR image analysis and implementation as FSL[J]. NeuroImage, 2004, 23: S208–S219.

[15]　Jenkinson M, Smith S M. A global optimisation method for robust affine registration of brain images[J]. Medical Image Analysis, 2001, 5(2): 143–156.

[16]　Vercauteren T, Pennec X, Perchant A, et al. Diffeomorphic demons: Efficient nonparametric image registration[J]. NeuroImage, 2009, 45(S1): S61–S72.

[17] Shelhamer E, Long J, Darrell T. Fully convolutional networks for semantic segmen-
      tation[J]. IEEE Transactions on Pattern Analysis and Machine Intelligence, 2017,
      39(4): 640–651.

[18] Çiçek Ö, Abdulkadir A, Lienkamp S S, et al. 3D U-Net: Learning dense volumetric
      segmentation from sparse annotation[C]//Proceedings of International Conference
      on Medical Image Computing and Computer-Assisted Intervention, Vancouver, BC,
      2016: 424–432.

[19] Kirillov A, Mintun E, Ravi N, et al. Segment anything[EB]. arXiv: 2304.02643, 2023.

第 5 章　脑影像分类

随着医学成像技术的不断进步，基于医学影像处理分析的计算机辅助诊断（computer-aided diagnosis, CAD）被应用于现代医学中。结构磁共振成像（sMRI）、功能磁共振成像（fMRI）等是广泛应用的成像技术，其通过磁共振原理以无创的方式反映人体内部结构。例如，大脑的结构磁共振影像可以呈现整个大脑的三维空间内部结构，并可以有效捕捉到异常脑萎缩引起的局部形态变化。由于大脑形态病变早于脑疾病临床症状（如认知功能障碍）的出现，sMRI 脑影像已被广泛应用于脑疾病的早期诊断。虽然计算机辅助诊断目前尚不能取代医生的作用，但是其输出结果可以辅助医生进行更准确的诊断。本章将介绍基于双重注意力机制的多示例深度学习的阿尔茨海默病分类方法和基于树形成组稀疏学习的精神分裂症分类方法。

5.1　脑影像分类综述

目前基于机器学习方法的大量研究工作利用脑影像数据对脑疾病进行分类。这些基于脑影像的计算机辅助诊断方法通常包含三个基本步骤：① 感兴趣区域的预先确定；② 成像特征的提取；③ 分类/回归模型的构建。而基于划分的感兴趣区域的大小，目前的脑影像分类方法可以大致分为四类：① 体素级（voxel-level）；② 区域级（region-level）；③ 影像块级（patch-level）；④ 个体级（subject-level）。

5.1.1　体素级脑影像分类方法

体素级脑影像分类方法目的在于利用体素级特征来识别 MR 影像中与疾病相关的微小结构，来区分脑疾病患者和正常对照。在体素级脑影像分类方法中，特定组织（如灰质和白质等）的密度被测量作为分类器的输入特征。例如，Klöppel 等[1] 使用基于体素的形态测量（voxel-based morphometry, VBM）生成完整大脑的灰质（gray matter，GM）密度图，然后基于测量的灰质密度特征训练一个线性支持向量机（support vector machine，SVM）用来识别阿尔茨海默病的 MR 影像。Hinrichs 等[2] 将空间正则化集成到线性规划增强模型（LPBoosting）中，使用 GM 密度图进行阿尔茨海默病分类。

由于三维的 MR 影像尺寸较大，从中提取的体素级特征具有非常高的维度。然而实际可获得的脑影像数量很少，所以与用于模型训练的影像数量相比，体素级特征向量是高维的，这将造成维数灾难和过拟合问题。特征降维是体素级脑影像分类方法提高阿尔茨海默病分类性能的主要挑战和有效方法。为了解决这个问题，Liu 等[3] 运用树引导的 Lasso 方法从 MR 影像中识别具有结构化稀疏性的相关生物标志物，用于脑疾病分类，通过稀疏编码的树结构正则化，加强了全脑成像特征的层次关系。Cho 等[4] 提出了一种使用皮质厚度数据进行阿尔茨海默病分类的增量方法，通过滤除皮质厚度数据的高频分量，有效地降低了数据的维数并对噪声具有一定的鲁棒性。

5.1.2　区域级脑影像分类方法

区域级脑影像分类方法通过只关注感兴趣区域而有效减少特征维度。而这些区域通常是根据生物先验知识或解剖脑图集预先确定的。例如，Zhang 等[5] 通过非线性地将每个个体的 MR 影像对准解剖标记的图谱，将整个大脑分割成几个不重叠的区域，然后从中提取区域级体积特征，并训练 SVM 用于阿尔茨海默病分类。Liu 等[6] 将每个个体的 MRI 空间归一化到多个模板上，然后在每个模板空间中提取区域特征来构造集成分类模型用于阿尔茨海默病/MCI（mild cognitive impairment，轻度认知障碍）诊断。

此外，一些研究根据海马和其他脑区在 MRI 中提供的互补信息的融合进行阿尔茨海默病诊断。例如，在文献 [7] 中，研究者将从海马和后扣带回皮质区域提取的特征结合用来学习 SVM 分类器进行阿尔茨海默病/MCI 诊断。在文献 [8] 中，研究者将分别基于海马和脑脊液（cerebrospinal fluid，CSF）特征独立训练的分类器与另一个分类器融合起来，进一步调整优化诊断性能。但是，由于需要专家经验，感兴趣区域的定义和分割非常耗费资源。此外，大多数区域级脑影像分类方法仅利用从感兴趣区域中提取的部分特征（如灰质、白质、脑脊液和皮质厚度），这可能不包括疾病相关的全部特征，而且特征的提取和之后的分类算法之间存在异质，将导致次优的结果。

5.1.3　影像块级脑影像分类方法

影像块级脑影像分类方法采用体素级和区域级大小之间更为灵活的影像块尺寸输入特征，更有效地捕捉 MR 影像中的局部结构变化。并且影像块的定位可以通过统计学方法确定，而不需要医学先验知识。在文献 [9] 中，块级 GM 密度图和空间相关特征被用来建立分级分类模型用于阿尔茨海默病/MCI 诊断，他们提出了一种分层集成分类方法，通过逐步整合来自局部脑区和脑间区的大量特征来组合多级分类器。因此，大规模分类问题可以被分为一组更容易解决的小规模问题，以自下而上和局部到全局的方式实现更准确的分类。低级分类器用于将具有监督学习的局部块的成像和空间相关特征分别转换为高级特征表示。然后，将这些低级分类器的输出与粗尺度成像特征（即局部块的统计度量）结合起来，构建高级分类器评估不同脑区的特征。最后集成所有高级分类器的输出进行分类。Zhang 等[10] 首先在 MR 影像中检测解剖标志，然后从以这些标志为中心的局部影像块中提取形态特征，进行基于 SVM 的阿尔茨海默病/MCI 分类。他们建立了两层形状约束回归森林模型，为基于 MR 影像的阿尔茨海默病检测提供了一种更有效、更准确的方法。

　　近年来，大量基于深度学习的影像块级脑影像分类方法被提出。例如，Cheng 等[11] 基于较大的块级 MR 影像进行阿尔茨海默病诊断。具体来说，他们从 MR 影像提取了 27 个重叠的大小为 $50 \times 41 \times 40$ 体素的三维 MR 影像块，分别训练了 27 个卷积网络（每个 MR 影像块对应一个子网络），包括四个卷积层和两个全连接层。然后，训练一个集成的卷积神经网络（convolutional neural network, CNN）来输出一个个体级别的标签判断。这个集成 CNN 的部分是用预先训练过的 CNN 的权重初始化的。Liu 等[12] 提取多个以预定义的解剖地标为中心的局部影像块，构建基于 CNN 的阿尔茨海默病分类和 MCI 转化预测分类模型。Lian 等[13] 提出了一个分层级的全卷积网络（hierarchical fully convolutional network, HFCN）用于阿尔茨海默病诊断，这个网络可以学得多尺度的特征表示，包括影像块级、区域级和个体级。HFCN 模型完全由卷积层实现，而且由三个层次的网络结构组成，包括多个块级子网络、数个区域级子网络和一个个体级子网络。多尺度特征表示被联合学习和融合来构建层次分类器，即多个低级别子网络的输出特征按照原始 MR 影像中的空间排布进行组合成高级别子网络的输入特征。以个体级标签作为弱监督指导，他们提出了一个混合交叉熵函数来训练 HFCN 网络，平衡了各个级别网络的损失，然后通过一个剪枝策略移除信息量较少的影像块分支，从而减少网络学习参数。然而，这种操作会导致被移除的影像块与保留的影像块之间的潜在空间关联性特征流失。

5.1.4　个体级脑影像分类方法

　　除了以上划分 MR 影像的分析方法，近年来随着高性能计算资源的增加，更多的研究使用了三维个体级别的方法。在这种方法中，整张 MR 影像作为分类模型的输入对个体进行分类。这种方法的优点是完全保留了空间信息。例如，Senanayake 等[14] 使用了一系列经典网络结构的复杂模块——ResNet 和 DenseNet，但是仍没有取得较好的分类性能。在三维个体级方法中，样本数量远不及需要优化的参数数量。事实上，每个个体对应一个样本，而一个数据集通常对应几百到几千个个体，从而增加了过拟合的风险。由于 MR 影像整体显示相似性，只有局部差异性，所以基于个体级特征的方法面临的挑战在于模型自动对病理位置的识别即对辨识力特征的学习。Lian 等[15] 提出了一种多任务弱监督注意力网络，基于完整的基础网络结构 MR 影像联合预测多个临床评分。该模型有三个组成部分：主干全卷积网络（fully convolutional network，FCN）、可训练的弱监督注意力网络和注意感知多任务回归网络。他们利用个体级类别标签作为注意力网络的弱指导训练标签，由于个体的类别标签和临床评分之间存在关联性，即类别标签和评分会指向语义相近的上下文特征，该注意力模块可以学得一个空间注意力加权映射，帮助识别和加强辨识力高的特征，从而减小回归预测误差。

5.2 基于双重注意力机制的多示例深度学习的阿尔茨海默病分类

阿尔茨海默病是常见的神经系统疾病之一，且发病率逐年增长。阿尔茨海默病的逐渐发展将导致记忆能力的恶化和认知功能障碍，最终造成神经元的不可逆损伤。目前，尚没有有效的治疗方法可以抑制阿尔茨海默病的进展，但是对阿尔茨海默病的早期诊断有助于尽早进行药物治疗，从而延迟认知症状的出现。因为脑萎缩过程发生在记忆模糊等临床症状之前，而且结构磁共振成像（sMRI）对脑萎缩引起的大脑形态改变非常敏感，所以现在很多研究工作利用 sMRI 和机器学习/深度学习方法构造计算机辅助诊断（CAD）模型来识别阿尔茨海默病（Alzheimer disease，AD）患者和正常对照（normal control，NC）之间的大脑解剖学形态差异，或者来预测轻度认知障碍（MCI）的转化过程。

近年来，深度学习方法在影像分类领域取得了巨大的成功，包括医学影像分析。例如，在众多研究人员的努力下，深度卷积神经网络被经验上证明具有出色的从 sMRI 数据中直接学习高级特征的能力，并极大地提升了脑疾病诊断的性能。但是目前大多数用于阿尔茨海默病诊断的深度学习方法仍然依赖于根据专家经验预先定义的感兴趣区域来构造卷积神经网络诊断模型，这样使用相同的感兴趣区域模板空间未充分考虑个体之间的差异，并且仅考虑感兴趣区域的特征而无法包含全部疾病相关脑萎缩特征。此外，由于神经网络的黑盒特性，很少有模型考虑到病理特征定位相关的输出，这降低了医学实践中的可解释性。因为脑萎缩往往发生在局部，仅有少数脑区在 MR 影像中呈现了明显的结构变化，即与病理特征高度相关，剩余的脑区对于分类任务没有有用的信息。因此，基于 sMRI 的阿尔茨海默病诊断深度学习方法面临的关键挑战在于加强对敏感特征的识别，包括两个层次：① 局部区域内微小的异常结构变化；② 全局影像中相对重要的脑区的识别。

为了解决上述问题，本节提出一个基于双重注意力机制的多示例深度学习模型（dual attention multi-instance deep learning，DA-MIDL）来执行病理特征定位和阿尔茨海默病诊断。如图 5.1 所示，DA-MIDL 包含三个主要部分，即块级网络（patch-net）、注意力多示例学习池化（attention MIL pooling）模块和注意力感知的全局分类器（attention-aware global classifier）。通过带有空间注意力模块的块级网络，DA-MIDL 可以从遍布于大脑的多个局部 sMRI 影像块中学习关键结构特征。然后通过注意力多示例学习池化模块，所有的块级特征被赋予不同的权重，并连接成为一个全局特征表示来代表整个大脑结构信息。最后基于这个不同加权的全局特征表示，一个全局分类器被构建来执行阿尔茨海默病诊断相关的分类任务。本节在两个独立的公开数据集（ADNI 和 AIBL）上验证提出的 DA-MIDL 方法。在多个阿尔茨海默病相关的分类任务（即阿尔茨海默病分类和 MCI 转化预测）中，实验结果表明 DA-MIDL 方法就准确率和泛化能力而言超越了数个目前先进的方法。

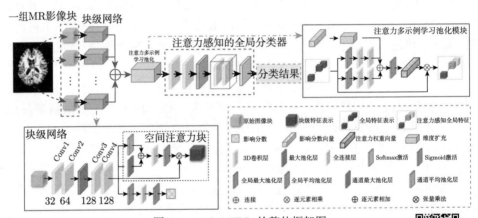

图 5.1　DA-MIDL 的整体框架图

（扫码获取彩图）

5.2.1　基于双重注意力机制的多示例深度学习模型

本节介绍 DA-MIDL 方法整体的网络框架、关键网络模块和损失函数等，并提供 DA-MIDL 模型实现的具体细节。

将用于阿尔茨海默病诊断的 sMRI 影像块级的大脑形态学模式分析看成一个多示例学习问题，并基于多示例学习的思想构建局部到全局的整体模型框架。在多示例学习中，将训练集看成一个包的集合，即 $\mathscr{D} = \{(X_i, Y_i)\}_{i=1}^N$，其中 X_i 是第 i 个样本/包，Y_i 是 X_i 的包级别标签，N 是包的个数。每个包都含有多个未标注的示例，即 $X_i = \{I_{i,j}\}_{j=1}^{N_i}$，其中 $I_{i,j}$ 是第 j 个示例，N_i 是包 X_i 内的示例个数。另外，在一个正标记的包中，至少含有一个正标记的示例，但是在一个负标记的包中，所有的示例都是负类。定义只有当 $\sum_{j=0}^{N_i} y_{i,j} = 0$ 时，$Y_i = 0$，其中 $y_{i,j}$ 代表 $I_{i,j}$ 示例级的标签，否则 $Y_i = 1$。

大脑异常萎缩一般只发生在局部区域，特别是阿尔茨海默病的早期阶段。因此，视来自某个阿尔茨海默病患者的 MR 影像的所有影像块为一个正标记的包。相应地，我们把来自某个正常对照的 MR 影像的影像块看成一个负标记的包。至此，由多个影像块组成的包代替完整的高维度 MR 影像作为阿尔茨海默病相关诊断任务的训练数据。

本章提出的 DA-MIDL（图 5.1）包含四个关键步骤，包括用于组成包 X 的示例选择操作、一个示例级特征转化学习操作 f、一个示例级特征融合操作 ϕ 和一个基于融合后的包级别特征的分类器 g。所以一个样本被分为正类别的概率 Θ 可以表示为 $\Theta(X) = g\phi f(X)$。

因为将完整大脑 MR 影像所有划分的影像块都输入一个网络中需要强大的计算能力和高昂存储成本，因此，我们首先进行影像块筛选。受到文献 [9] 中的影像块提取策略的启示，本节提出了一个新的方法，该方法考虑了影像块级别特征的组比较而不是体素级特征。在此方法中，首先将 MR 影像均匀地划分为多个具有固定大小（如 $W \times W \times W$）且不重叠的三维立方块，以简化计算并避免冗余信息。然而，并非所有划分的影像块都与阿尔茨海默病引起的异常萎缩有关，这意味着每个影像块都有不同的信息量（如海马周围的影像块可能提供更多信息）。t 检验是一个用来识别实验组和对照组之间的显著性差异的方法。在我们的实验中，AD 组和 NC 组之间存在显著差异的影像块位置更可能是发生异常萎缩的脑区。因此，可以应用统计方法 t 检验对整个影像中所有块的信息量进行排序。计算一个影像块中所有体素特征的平均值作为其影像块级特征，然后使用 t 检验对分别来自训练集中相同数量的阿尔茨海默病患者和正常对照在一个影像块位置的两组影像块级特征进行组比较，进而得到这个影像块位置对应的 p 值，该 p 值可以代表该位置的信息量。在所有位置上计算 p 值，经过 $\dfrac{p - \min}{\max - \min}$ 归一化，可以形成覆盖整个大脑 MR 影像的 p 值图。此外，p 值较小的位置可以被认为具有较高的辨识力。根据这个 p 值图，可以从一个 MR 影像中的 p 值最小的位置中提取多个影像块组成一个多示例学习中的包，作为 DA-MIDL 的输入，例如，$X = \{I_1, I_2, \cdots, I_k\}$，其中 $I_i \in \mathbf{R}^{W \times W \times W}$，$k$ 是选择的影像块数量，$W \times W \times W$ 是影像块的大小。

图 5.1 显示了带有空间注意力模块的块级网络的结构。块级网络中有两个任务，包括：① 学习一个空间注意力感知的块级特征表示；② 输出一个表示触发包标签能力的影响分数。空间注意力模块用于对固定大小影像块中辨识力高的部分进行特征增强。特别地，DA-MIDL 方法中的所有块级网络都具有相同的结构。

1. 块级网络

块级网络的前面部分网络作为块级网络的主干，目的是从原始的 sMRI 影像块中学得更加抽象高级的特征表示，并减小特征映射图的大小。它由四层 3D 卷积层和一个置于中间的最大池化层组成，用来适应输入影像块的尺寸。第一个卷积层有一个大小为 $4 \times 4 \times 4$ 的卷积核，最后三层卷积层使用相同大小的 $3 \times 3 \times 3$ 的卷积核。最大池化层的过滤器大小为 $2 \times 2 \times 2$，步幅为 2 单位长度，用于下采样。详细地说，前四层卷积层（Conv1 ∼ Conv4）的通道数分别为 32、64、128 和 128。所有的卷积层都是在卷积核单位步幅和没有添加零边缘填充输入特征映射的条件下训练。每个卷积层之后都添加了批归一化（BN）和修正线性单元（ReLU）激活。基于第四层卷积层输出的特征映射，块级网络延伸出两个分支模块：一个是空间注意力模块，用于学习一个注意力感知的块级特征表示（大小为 $C \times w \times w \times w$，其中 C 是通道数，$w \times w \times w$ 是特征图大小）；另一个分支模块（包含一个全局平均池化、一层全连接和一个 Sigmoid 激活函数）的目的是生成一个影响分数，用于识别敏感的病理特征位置。与多示例学习中大多数示例级别的特征转化函数直接生成一个一维的特征向量不同，这些通过块级网络的局部影像级特征输出仍保留 3D 的形状，这是为了之后更好地连接所有影像块和进一步学习影像块之间的空间关系。

2. 空间注意力模块

受到文献 [16] 中空间注意力模块的启示，本节设计了空间注意力模块，将其嵌入块级网络中以适应从 3D 影像块中提取局部结构特征。这个空间注意力模块的网络结构同样展示在图 5.1 中。两个沿着通道维度的不同的池化操作（即通道最大池化和通道平均池化）用于生成两个特征映射，分别代表最大特征和平均特征。然后，这两个特征映射被连接在一起，成为一个大小为 $2 \times w \times w \times w$ 的特征表示，作为之后一层卷积层（卷积核大小为 $3 \times 3 \times 3$，步长为 1，填充为 1，为了维持特征映射的大小）的输入。此卷积层的输出可以看成一个空间注意力权重映射（$A_{\text{spatial}} \in \mathbf{R}^{w \times w \times w}$，大小与第四层卷积输出的特征映射一致），空间注意力图上每个位置的权重分数经过 Sigmoid 激活后都被限制在 $0 \sim 1$ 的范围内。这个空间注意力图描述了一个影像块内不同部分的贡献空间分布，它反映了在特征表示中哪些部分需要强调或压缩。第四层卷积层输出的每个特征映射都与该空间注意力图中的 A_{spatial} 逐元素相乘，最终产生一个局部块级的空间注意力感知的结构特征表示。下文通过数个公式来解释这个空间注意力模块。

定义第四层卷积层的输出特征为 $F = \{F_1, F_2, \cdots, F_C\}$，其中 $F_i \in \mathbf{R}^{w \times w \times w}$，$C$ 是通道数。沿着通道方向的最大池化可以表示为

$$F_{\max} = \text{ChannelMaxPooling}(F) \tag{5.1}$$

其中，$F_{\max}^{w,h,l} = \max\{F_1^{w,h,l}, F_2^{w,h,l}, \cdots, F_C^{w,h,l}\}$。通道方向的平均池化可表示为

$$F_{\text{average}} = \text{ChannelAveragePooling}(F) \tag{5.2}$$

其中，$F_{\text{average}}^{w,h,l} = \dfrac{1}{C}\sum_{c=1}^{C} F_c^{w,h,l}$。然后连接这两个特征映射并计算一个空间注意力图：

$$A_{\text{spatial}} = \sigma(W([F_{\max}; F_{\text{average}}])) \tag{5.3}$$

其中，σ 是一个 Sigmoid 激活函数；W 是卷积层的参数权重；$[\cdot; \cdot]$ 代表连接操作。这个影像块级空间注意力感知的特征表示 F 可以表示为

$$F = [F_1 \odot A_{\text{spatial}}; \cdots; F_C \odot A_{\text{spatial}}] \tag{5.4}$$

其中，$\odot$ 代表按元素相乘。

本节还提出一种注意力多示例学习池化操作以学习影像块的相对重要性。注意力多示例学习池化模块的网络结构也展示在图 5.1 中。

每个从块级网络输出的块级结构特征表示 $F \in \mathbf{R}^{C \times w \times w \times w}$ 先通过通道平均池化层压缩至 $\bar{F} \in \mathbf{R}^{1 \times w \times w \times w}$，然后所有压缩过的块级特征表示连接起来成为一个全局的特征表示 $F_{\text{global}} = \{\bar{F}_1, \bar{F}_2, \cdots, \bar{F}_C\}$，其中 C 是影像块的数量，$\bar{F}_i$ 代表第 i 个输入影像块的块级特征。全局平均池化（global average pooling，GAP）和全局最大池化（global max pooling，GMP）分别用于描述两个不同的特征表示，从而提升神经网络的特征表示能力。然后这两个特征表示输入对应的两层 $1 \times 1 \times 1$ 卷积层，产生两个影像块注意力相对重要性映射：

$$A_{\text{average}} = W_1 \text{ReLU}(W_0 \text{GAP}(F_{\text{global}})) \tag{5.5}$$

$$A_{\max} = W_1 \text{ReLU}(W_0 \text{GMP}(F_{\text{global}})) \tag{5.6}$$

分别用 W_0 和 W_1 表示这两层卷积层的参数权重。其中，第一个卷积层含有 C/r 个卷积核，第二个卷积层有 C 个卷积核，r 为压缩系数。在实验中处理平均特征表示的两层卷积层和处理最大特征表示的两层卷积层共享参数，这是为了减少学习的参数量。除了通过影像块间关系学得的影像块注意力映射，之前从影像块内关系学得的影响分数也被考虑用来评估每个影像块对分类任务的贡献度。所有从影像块网络输出的影响分数组成一个影响分数向量 $a = \{a_1, a_2, \cdots, a_C\}$，其中 C 是影像块的数量。这个影响分数向量被扩展成与影像块注意力映射相同的大小。然后，三个不同的注意力映射通过元素级加法被归并成一个全面的影像块注意力映射 A_{patch}，之后同样被 Sigmoid 函数 σ 激活。

$$A_{\text{patch}} = \sigma(A_{\text{average}} + A_{\max} + a) \tag{5.7}$$

最后，之前的全局特征表示乘以影像块注意力映射可以产生最终的注意力感知的全局特征表示 $\mathscr{F}_{\text{global}}$：

$$\mathscr{F}_{\text{global}} = F_{\text{global}} \otimes A_{\text{patch}} \tag{5.8}$$

其中，$\otimes$ 表示张量乘法。

不同于传统的最大多示例学习池化和平均多示例学习池化，注意力多示例学习池化不仅考虑了所有的块级特征而不是仅取决于单个最可能的敏感影像块，而且给予每个影像块不同的权重而不是平等地看待每个影像块。因此，这个注意力多示例学习池化模块既可以强调关键影像块的特征表示以减少噪声的干扰，又可以保留不重要的影像块与关键影像块之间的联系以避免潜在的相关特征的丢失，进而提升模型的分类性能和降低对特殊个体的误诊率。特别是，影像块注意力映射图可以作为识别病理特征位置的重要指导。

作为 DA-MIDL 框架的最后一个关键模块，注意力感知的全局分类器（图 5.1）继续处理包级别的特征表示 $\mathscr{F}_{\text{global}}$，通过学习影像块级特征之间的高度关联信息，并且做出最终的诊断决策。与直接使用全连接层去探索影像块级特征之间的关系相比，卷积神经网络展示了优越的高级非线性特征提取能力，深度学习了影像块间的特征。所以，在全局分类器的前面采用两层卷积网络来进一步学习多示例学习池化层输出的注意力感知的特征表示，以提取更多影像块间的结构信息并压缩特征映射的大小。这两层卷积层分别有 128 个卷积核和 64 个卷积核，卷积核大小均为 $2 \times 2 \times 2$，步长均为 1 单位长度，并且都跟随着批归一化和 ReLU 激活操作。然后一个全局自适应 3D 平均池化层用于采样该特征映射为 $\mathscr{F} \in \mathbf{R}^{64 \times 1 \times 1 \times 1}$。接着 $\mathscr{F}$ 展开向量用于一个维度为 32 的全连接层的输入，最后使用 Softmax 的全连接层将特征映射到二维，获得负类和正类的概率。

基于注意力多示例学习池化层输出的不同加权的全局特征表示，注意力感知全局分类器被设计用来进一步学习可代表 MR 影像中整个大脑结构信息的整体的特征表示，然后输出阿尔茨海默病分类和 MCI 转化预测任务的分类结果。

因为仅有影像级（包级别）的标签是可知的，而影像块级（示例级）的标签是模糊的，所以影像级标签是计算损失和向后传播过程计算梯度并更新网络参数的唯一指导。在训练模型阶段使用的基于交叉熵的损失函数可以描述为

$$\mathscr{L}(W) = -\frac{1}{N} \sum_{n=1}^{N} \log(P(Y_n | X_n; W)) \tag{5.9}$$

其中，N 是影像样本个数；$P(Y_n | X_n; W)$ 是 X_n 正确预测的概率。作为一个端到端的网络，训练损失从全局分类器向后传播至注意力多示例学习池化层，再到块

级网络,并通过一个优化算法(如 Adam)来协助更新网络的参数。通过最小化这个损失函数,DA-MIDL 网络最终学得一个 X 到 Y 的映射。

DA-MIDL 网络(其框架结构如图 5.1 所示)是通过 Python 实现的,并使用了 PyTorch 的 AI 框架包。为了减少过拟合的问题,在每一层卷积层之后使用批归一化激活操作。同时使所有块级网络共享参数权重,以减少训练参数的数量(特别是当输入大量的影像块时)。另外,输入块级网络的影像块是从大脑的不同位置提取的,含有多样的解剖结构,这有效地提高了训练数据的多样性。

两个公开数据集(即 ADNI 和 AIBL)用于验证 DA-MIDL 方法的性能和泛化能力。具体地,将 ADNI 数据集的样本划分成训练集和测试集,其中 80% 的样本用于模型训练而剩余 20% 的样本作为一个独立的测试集。在 ADNI 训练集上,五折交叉验证策略用于选择超参数和训练模型,然后训练好的具有最优超参数的模型用于在留出的 ADNI 测试集上测试。另一个独立数据集 AIBL 用于来进一步验证模型的鲁棒性和泛化能力。

在训练阶段,首先通过在训练数据(五折交叉验证中每轮的 4 个子集)上做比较,计算覆盖整个 MR 影像的 p 值图来初始化输入影像块的位置。然后从 MR 影像中被选中的位置上提取影像块分别输入对应的块级网络。提出的 DA-MIDL 方法在 Adam 优化器下训练了 100 轮。最后,将训练的模型在剩余的一个验证子集上进行性能验证。

在测试阶段,使用训练阶段相同的影像块位置从一个未知的 MR 影像中提取影像块输入训练好的 DA-MIDL 网络中进行阿尔茨海默病诊断,基于预处理好的 MRI 影像,DA-MIDL 大约需要 0.25s 对一个被试进行诊断分析。

5.2.2 阿尔茨海默病诊断分类任务实验

本节展示实验数据集、实验设定及评价指标,以及 5 种对比方法与 DA-MIDL 方法在多个阿尔茨海默病相关的诊断任务上的性能和泛化能力。研究中使用的两个数据集(即 ADNI 和 AIBL)是分别从公开的 Alzheimer's Disease Neuroimaging Initiative(ADNI)数据库①和 Australian Imaging, Biomarker & Lifestyle(AIBL)Flagship Study of Ageing 数据库 ②下载的。在 ADNI 数据集中,总共有 1193 个 1.5T/3T 的 T1 加权的结构磁共振影像,来自三个 ADNI 阶段(即 ADNI-1、ADNI-2 和 ADNI-3)的个体对象的基线检查(即第一次检查)的扫描影像。这些被试根据标准的临床检验指标,如简易精神状态检查量表(mini-mental state examination, MMSE)和临床痴呆评定量表(clinical dementia rating, CDR),可以划分为三个类别:AD、MCI 和 NC。为了进行 MCI 转化预测,进一步将 MCI 被试分成

---

① http://adni.loni.usc.edu。

② https://aibl.csiro.au。

两个类别：pMCI（进展型 MCI 被试，即在基线检查后 36 个月内转化成阿尔茨海默病）和 sMCI（稳定型 MCI 被试，即在基线检查后 36 个月内一直被诊断为 MCI）。具体地，研究的 ADNI 数据集总共包含 389 个 AD、172 个 pMCI、232 个 sMCI 和 400 个 NC 被试数据；实验的 AIBL 数据集包含来自 496 个不同被试的基线 sMRI 影像数据，包括 79 个 AD、17 个 pMCI、93 个 sMCI 和 307 个 NC 被试。

这些从 ADNI 和 AIBL 官网下载的原始结构磁共振影像数据需要进行预处理以更好地进行特征学习和分类。首先，这些 3D 的 Neuroimaging Informatics Technology Initiative（NIfTI）格式的原始影像是标准化处理过的，例如，通过三维梯度扭曲校正算法[17] 对梯度非线性进行几何校正和用 B1 不均匀性校正算法[18] 进行不均匀性的强度校正。然后，将所有 sMRI 影像都线性配准至 Colin27 模板空间[19] 来消除全局线性的差异，包括全局平移、尺度和旋转方面的差异。对于该线性配准步骤，采用 FSL 工具箱[20] 中的 flirt 命令和默认参数配置，如 degrees of freedom（DOF）设置为 12，cost function 设置为 Correlation Ratio。最后，将所有 sMRI 影像去除无关的脑壳信息。对于去除头颅的步骤，采用的是 BET 指令，并使用默认的分数强度阈值（fractional intensity threshold=0.5）。经过以上预处理步骤，每个 sMRI 影像都被标准化至 Colin27 模板空间，最终处理好的 MR 影像的大小为 $181 \times 217 \times 181$。

将 DA-MIDL 方法在多个阿尔茨海默病相关的诊断任务上进行了验证，如阿尔茨海默病分类（AD vs. NC）、MCI 转化预测（pMCI vs. sMCI）和 MCI 分类（pMCI vs. NC 和 sMCI vs. NC）。使用四个指标来评估模型的分类性能，包括准确率（ACC）、敏感性（SEN）、特异性（SPE）和 ROC 曲线下的面积（AUC）。这些指标的定义如下：$ACC = (TP + TN)/(TP + TN + FP + FN)$，$SEN = TP/(TP + FN)$，$SPE = TN/(TN + FP)$，其中 TP、TN、FP 和 FN 分别代表真正值、真负值、假正值和假负值。

将 DA-MIDL 方法与三个基线方法（一个传统的体素级方法 VBM[21]、一个传统的区域级方法 ROI[5] 和一个传统的块级方法 PLM[22]）和两个先进的块级深度学习方法（DMIL[12] 和 HFCN[13]）进行了比较。

DA-MIDL 方法和对比方法在 ADNI 测试集上实现的阿尔茨海默病分类和 MCI 转化预测的性能结果如表 5.1 所示。可以看到，DA-MIDL 方法在阿尔茨海默病分类和 MCI 转化预测任务上就大多数指标而言都取得了更好的结果。例如，DA-MIDL 方法在阿尔茨海默病分类中的所有四个指标上都得到了更好的结果（ACC=92.4%，SEN=91.0%，SPE=93.8%，AUC=96.5%），在 MCI 转化预测任务中得到的 ACC（80.2%）、SEN（77.1%）和 AUC（85.1%）也远优于其他五种对比方法的结果。同时，影像块级的方法（即 PLM、DMIL、HFCN 和 DA-MIDL）

都优于体素级和区域级的方法（即 VBM 和 ROI）。可能的原因是影像块级的特征表示可以捕获更合适的局部关键的结构特征。此外，与传统机器学习的影像块级方法（即 PLM）相比，基于深度学习的方法（即 DMIL、HFCN 和 DA-MIDL）在阿尔茨海默病的诊断方面取得了更好的效果。主要原因可能是利用深度学习方法学习到的面向任务的特征可以减小特征与后续分类算法之间的异质性。与两种最先进的方法（即 DMIL 和 HFCN）比较，DA-MIDL 方法在相同的输入下总体获得了更好的分类性能。其根本原因可能是 DA-MIDL 模型学习到的不同加权特征表示对阿尔茨海默病检测是有效的。特别地，DA-MIDL 方法在敏感性指标上取得了巨大的提升，这意味着 DA-MIDL 方法在阿尔茨海默病分类和 MCI 转化预测任务中的漏诊率要低得多。这也表明 DA-MIDL 方法对疾病相关的大脑中结构变化特征更为敏感。

表 5.1   ADNI 测试集上的阿尔茨海默病分类和 MCI 转化预测任务结果

（单位：%）

方法	AD vs. NC				pMCI vs. sMCI			
	ACC	SEN	SPE	AUC	ACC	SEN	SPE	AUC
VBM	81.6	75.6	87.5	88.3	67.9	62.9	71.7	70.9
ROI	80.4	71.8	88.8	85.2	66.7	57.1	73.9	69.2
PLM	84.8	84.6	85.0	90.5	71.6	65.7	76.1	73.2
DMIL	89.2	85.9	92.5	95.0	76.5	71.4	80.4	79.0
HFCN	90.5	89.7	91.3	9402	77.8	68.6	**84.8**	81.2
DA-MIDL	**92.4**	**91.0**	**93.8**	**96.5**	**80.2**	**77.1**	82.6	**85.1**

为了进一步评估 DA-MIDL 的性能，本节在 MCI 分类任务上也进行了实验（包括 pMCI vs. NC 和 sMCI vs. NC）。具体来说，sMCI 和 NC 之间的分类也与 MCI 转化预测（即 pMCI vs. sMCI）一样具有挑战性，因为在阿尔茨海默病早期阶段大脑仅发生了轻微的结构变化。如表 5.2 所示，DA-MIDL 方法在这两种分类任务上也取得了更好的性能。例如，在区分 pMCI 被试与正常对照的分类任务中，DA-MIDL 方法获得了更好的结果（ACC=89.5%, SEN=82.4%, SPE=92.5%, AUC=91.7%）。在区分 sMCI 被试和正常对照之间的更具有挑战性的分类中，DA-MIDL 方法也得到了更好的结果，特别是在 ACC（82.5%）和 AUC（86.0%）指标上。

5.2.3 AIBL 数据集上的泛化能力实验

为了验证 DA-MIDL 方法的泛化能力，本节进一步使用一个独立的 AIBL 数据集来评估在 ADNI 数据集上训练的 DA-MIDL 方法及其对比方法。在 AIBL 数据集上的阿尔茨海默病分类和 MCI 转化预测的实验结果如表 5.3 所示。

表 5.2　ADNI 测试集上的 pMCI 与 NC 分类和 sMCI 与 NC 分类任务结果

（单位：%）

方法	pMCI vs. NC				sMCI vs. NC			
	ACC	SEN	SPE	AUC	ACC	SEN	SPE	AUC
VBM	81.6	64.7	88.8	85.3	69.8	67.4	71.3	74.2
ROI	78.9	61.8	86.2	84.6	67.5	65.2	68.8	69.8
PLM	82.5	76.5	85.0	87.6	73.1	65.2	78.8	75.6
DMIL	86.8	73.5	**92.5**	90.8	79.4	78.3	80.0	80.8
HFCN	87.7	79.5	91.3	91.0	80.2	71.7	**85.0**	83.2
DA-MIDL	**89.5**	**82.4**	**92.5**	**91.7**	**82.5**	**80.4**	83.8	**86.0**

表 5.3　AIBL 数据集上的阿尔茨海默病分类和 MCI 转化预测任务结果

（单位：%）

方法	AD vs. NC				pMCI vs. sMCI			
	ACC	SEN	SPE	AUC	ACC	SEN	SPE	AUC
VBM	80.8	58.2	86.6	81.7	67.3	52.9	72.0	71.7
ROI	79.3	51.9	86.3	79.6	66.4	47.1	71.0	67.1
PLM	83.9	72.2	87.0	84.6	70.9	52.9	74.2	72.5
DMIL	86.8	77.2	89.3	90.1	76.4	58.8	79.6	79.3
HFCN	88.9	82.3	90.6	93.0	78.2	64.7	80.6	79.6
DA-MIDL	**90.2**	**84.8**	**91.5**	**93.9**	**80.9**	**70.6**	**82.8**	**82.4**

如表 5.3 所示，在这两个与阿尔茨海默病相关的诊断任务中，DA-MIDL 方法在大多数指标上优于另外 5 个对比方法（即 VBM、ROI、PLM、DMIL 和 HFCN）。例如，在 ADNI 数据集上训练的 DA-MIDL 方法取得了在阿尔茨海默病与 NC 分类任务上最好的准确率，即 ACC 为 90.2%，要高于 VBM（80.8%）、ROI（79.3%）、PLM（83.9%）、DMIL（86.8%）和 HFCN（88.9%）。另外，在 pMCI 与 sMCI 分类任务上，DA-MIDL 方法也获得了更好的结果（ACC、SEN、SPE 和 AUC 分别为 80.9%、70.6%、82.8% 和 82.4%），同样优于次优方法的结果（ACC、SEN、SPE 和 AUC 分别为 78.2%、64.7%、80.6% 和 79.6%）。这些结果表明，DA-MIDL 方法可以在不同的数据集上实现稳定的性能。此外，与表 5.3 中报告的结果相比，在大多数指标中，DA-MIDL 方法在阿尔茨海默病分类任务上的性能没有明显的下降。但其性能在 pMCI 和 sMCI 分类任务上的敏感性方面下降显著，可能的原因是在 AIBL 数据集中的 pMCI 对象数量较少，即使是一个样本被错误地分类也会导致敏感性严重下降。尽管如此，这些结果总体上表明 DA-MIDL 方法对阿尔茨海默病诊断任务具有良好的泛化能力。

5.3 基于树形成组稀疏学习的精神分裂症分类

目前有大量文献证明功能磁共振影像在诊断脑疾病应用中发挥了巨大的作用。其中在精神分裂症的诊断中，最常用的方法是在由 fMRI 生成的激活图中寻找具有诊断信息的生物标志物，随后进行下一步分析。激活图的体素值通常是通过计算给定时间序列在特定频率范围内的总功率得到的，如 ReHo、ALFF 以及 fALFF 这些常见的激活图都是通过低频功率谱计算的，其中的体素值往往与自发的神经活动相关。考虑到自发神经活动与精神分裂症之间存在联系，这些基于体素的测量也已成功应用于诊断精神分裂。例如，Chyzhyk 等[23] 使用极限学习机来组合这些激活图，并在具有 146 个被试的实验数据集中实现了 85% 的分类精度。Sorg 等[24] 通过使用多变量模式分析技术发现自发的异常大脑活动与精神分裂导致的紊乱状态存在密切联系。然而，由于激活影像数据通常具有较高的维度，特征选择在基于体素的方法中非常重要。如果没有合适的特征提取方法，那么这种高维数据不适合小样本分类。为了解决这个问题，传统方法通常将影像数据转换为基于矢量的数据，其中假设每个实例的所有特征都是独立且均匀分布的。然而，通过忽略大脑结构信息来选择判别特征并不稳健。具体来说，整个大脑中有少数几个大脑区域受到精神分裂症的影响，在这些区域中，传统方法可能只会选择高度相关的特征，而根据其结构信息添加弱相关的特征有助于获得良好的分类性能。

另外，以往的研究都是利用 0.01 ~ 0.08Hz 区间的特定频段来获取大脑的激活图。然而，同一神经元网络内的不同频段揭示了生理自发波动的不同特征，使用一个频段可能只能估计大脑"自发"模式的一部分[25]。事实上，一些研究人员已经观察到不同的频率具有不同的性质，可以反映不同的大脑自发活动。为此，本节提出一种基于树形成组稀疏学习的多频段静息态生物标志物选择方法，具体如图 5.2 所示，该方法包括两个步骤，即通过随机森林算法的特征提取和通过树形成组稀疏方法进行特征选择。具体来说，首先获取四个不同频段的 fALFF 数据（即 slow-5: 0.01 ~ 0.027Hz、slow-4: 0.027 ~ 0.073Hz、slow-3: 0.073 ~ 0.198Hz 和 slow-2: 0.198 ~ 0.25Hz），然后将整个大脑划分为不同的候选块，并使用随机森林算法选择那些与精神分裂症相关的重要块。随后，使用树形成组稀疏学习通过考虑补丁之间的空间约束来执行特征选择。之后，根据这些组合特征训练监督分类器。最后，通过识别正常和精神分裂症被试来评估所提出方法的有效性，并研究不同频段之间的内在大脑活动差异。

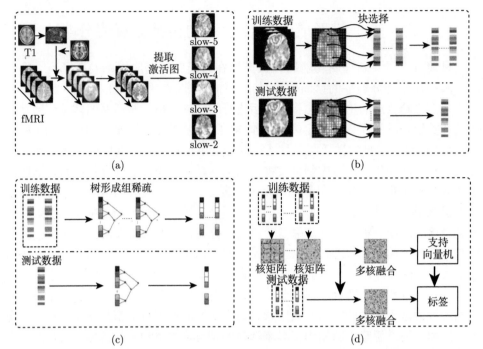

图 5.2　基于树形成组稀疏学习的多频段静息态生物标志物选择方法示意图

5.3.1　基于随机森林的特征提取

给定一个 fALFF 激活图，传统方法常将大脑中的所有体素视为特征向量。然而，这种基于体素的分析往往具有高维特征，容易造成维数灾难的问题。为了解决这个问题，本节提出一种基于块信息的随机森林特征提取方法。该方法包括以下步骤：首先，将整个大脑影像按 $3\times3\times3$ 体素的大小不重叠地分割成一些候选块；然后，在训练样本中通过随机森林算法计算每个块中体素的重要性得分；最后，选择出体素重要性得分大于零且占比超过 50% 的候选块，并且将这些块中所有体素的平均值视为激活图的特征。

上述这些步骤的关键部分是基于随机森林的特征提取。众所周知，随机森林是一种由多棵决策树组成的监督学习器，广泛应用于高维数据。由于仅使用"强变量"的原则，该方法可以转变为一种基于基尼重要性的特征选择方法。本章研究借用了这项技术，将基尼重要性视为重要分数的值。值得注意的是，本节计算每个块的重要分数，而不是整个影像，且对于每个频带独立地进行特征提取。

5.3.2　基于树形成组稀疏学习的特征选择

从激活图中提取的特征可能包含冗余特征。上述块选择只考虑了单个块中体素之间的关系，而忽略了块与块之间的关系。为了将块结构信息添加到特征选择过程中，可以通过考虑块与块之间的空间约束，即使用树形成组稀疏学习进行特征选择。与传统的稀疏学习方法相比，树形成组稀疏学习将 L1/L2 范数扩展到更一般的树形结构约束，由此可以通过控制树结构来添加大脑结构的先验信息。

在介绍树形成组稀疏学习之前，先简单回顾一下典型的稀疏学习方法，即 Lasso 方法。Lasso 方法作为一种有效的特征选择方法，已被广泛应用于许多机器学习任务中。其假设有 N 个样本，每个样本由一个 Q 维的特征向量表示。设 X 表示 $N \times Q$ 特征矩阵，y 表示类标签，则线性模型可以写为

$$y = X\alpha + \varepsilon \tag{5.10}$$

其中，α 是系数向量；ε 是误差项。为了获得系数向量的稀疏解，在方程中采用 L1 范数正则化。上述模型可以写为

$$\alpha = \min_{\alpha} \|y - X\alpha\|^2 + \lambda\|\alpha\|_1 \tag{5.11}$$

其中，λ 是正则化参数。α 中的非零元素表示选择了相应的特征。

如上所述，标准 Lasso 方法假设所有的特征都是独立的，这不适用于特征通常以复杂方式相关的实际情况。具体来说，大脑影像显示了相邻体素之间的空间和结构相关性，假设所有特征都具有相同的空间和结构相关性是不现实的。此外，脑部病灶并非严格集中于一处，其周围区域也有助于临床诊断。为了提高特征选择的性能，需要获取模型中特征之间的结构关系。

在本章所提方法中，假设特征之间的关系可以表示为带有 M_c 组特征的树 T，具体如下：$T = \{G_1, \cdots, G_j, \cdots, G_{M_c}\}$。值得注意的是，这些组处于不同的深度级别，表明特征组的不同尺度。如图 5.3 所示，树的第二层中的每个节点根据自动解剖标记图集表示一个大脑区域，每个叶节点表示一个块特征。

鉴于这种特征树结构，可以将 L1 范数正则化扩展为组稀疏惩罚项，其中组如图 5.3 中所示。由此，树形成组稀疏可以写为

$$\alpha = \arg\min_{\alpha} \|y - X\alpha\|^2 + \lambda_1\|\alpha\|_1 + \lambda_2 \sum_{j=1}^{M_c} w_j \|\alpha_{G_j}\|_2 \tag{5.12}$$

其中，α_{G_j} 是树节点 G_j 内所有特征的系数集合，若系数不为零，则表示该特征被选中；w_j 是节点 G_j 的预定义权重，通常与组大小的平方根成正比。

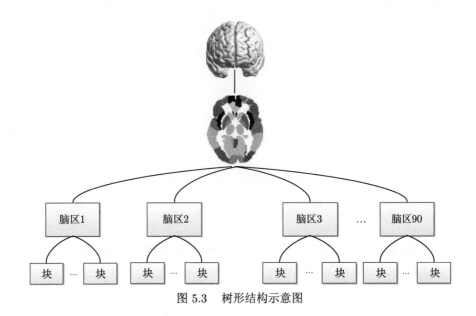

图 5.3　树形结构示意图

5.3.3　分类

本章方法中使用的特征来自四个频段，每个频段都带有特有的与疾病相关的信息，文献证明组合这些特征可以提高分类精度[5]。在本章中使用了多核技术融合这些不同频段的特征。与其他在原始空间融合特征的方法，如构造不同类型特征的长向量相比，基于核的方法有两个优点：① 不会增加特征维数；② 为不同类型的特征分配权重。多核技术的融合公式如下：

$$\max_{u \in M} \frac{\langle k^{\mathrm{c}}, k^{y} \rangle_{\mathrm{F}}}{\|k^{\mathrm{c}}\|_{\mathrm{F}}} \tag{5.13}$$

其中，$k^{y} = yy^{\mathrm{T}}$ 和 y 是标签；$\langle \cdot, \cdot \rangle_{\mathrm{F}}$ 表示弗罗贝尼乌斯（Frobenius）内积；$\|\cdot\|_{\mathrm{F}}$ 是 Frobenius 范数。为了求解式 (5.13)，令 a 表示向量 $(\langle k_1^{\mathrm{c}}, yy^{\mathrm{T}} \rangle_{\mathrm{F}}, \cdots, \langle k_M^{\mathrm{c}}, yy^{\mathrm{T}} \rangle_{\mathrm{F}})$，$M$ 表示由 $M_{kl} = \langle k_k^{\mathrm{c}}, k_l^{\mathrm{c}} \rangle_{\mathrm{F}}$ 组成的矩阵 $(k, l = 1, 2, \cdots, M)$，其可以转化为一个简单的二次规划问题，表示为

$$u = \frac{M^{-1}a}{\|M^{-1}a\|} \tag{5.14}$$

得到 u 的值后，将多个核组合成一个融合核，然后就可以很方便地用常规的支持向量机求解模型。

5.3.4　分类结果

本章选用留一交叉验证法对分类性能进行评估。具体来说，每次留下一个被试作为测试样本，剩下的作为训练数据，然后重复这个过程，直到所有的样本标

签都被预测出来。准确率 (ACC)、敏感性 (SEN)、特异性 (SPE) 等指标被用来衡量该方法的有效性。本节使用了来自南京脑科医院的真实数据集，包括 17 例精神分裂患者，以及年龄和性别对应的 17 例正常被试。由表 5.4 可以看出，组合所有频段可以取得最好的结果。同时，分类的性能在频段之间是不同的。例如，slow-5 频段在识别准确率和特异性两个指标上表现较好。此外，本章还将所提出方法与传统特征选择方法（t 检验、Lasso、弹性网和组稀疏方法）进行了比较，在这些对比方法中，分别使用了块信息和体素信息。表 5.5 展示了这些实验结果，由表可以发现本章所提出方法比其他方法获得的分类结果精度更高。

表 5.4 不同频段分类性能

频段	准确率/%	敏感性/%	特异性/%	块数量	特征数量
slow-5 (0.01~0.027Hz)	76.4	64.7	**88.2**	1320	208
slow-4 (0.027~0.073Hz)	67.6	70.5	64.7	445	121
slow-3 (0.073~0.198Hz)	70.5	58.8	82.3	1191	434
slow-2 (0.198~0.25Hz)	73.5	70.5	76.4	356	114
slow-5+slow-4	85.3	82.3	**88.2**	1765	329
slow-3+slow-2	76.4	70.5	82.3	1547	548
组合全部	**91.1**	**94.1**	**88.2**	3312	877

表 5.5 不同特征选择方法性能 （单位：%）

方法	准确率	敏感性	特异性
t 检验 (块)	76.5	65.0	87.5
t 检验 (体素)	67.6	52.9	82.3
Lasso(块)	72.5	70.0	75.0
Lasso(体素)	67.6	47.0	**88.2**
弹性网 (块)	82.3	76.4	**88.2**
弹性网 (体素)	76.4	76.0	76.4
组稀疏 (块)	76.4	70.5	82.3
组稀疏 (体素)	64.7	58.8	70.5
本章方法	**91.1**	**94.1**	**88.2**

5.4 本章小结

本章提出了一种用于阿尔茨海默病诊断的双重注意力多示例深度学习网络。使用具有空间注意力模块的块级网络用于从局部 sMRI 影像块中提取关键特征，并使用基于注意力多示例学习池化操作来平衡每个影像块的相对贡献，最后使用一个注意力感知的全局分类器基于全脑结构的组合特征表示做出阿尔茨海默病相关的诊断决策。通过注意力机制使得网络具有良好的解释性。单一模态的结构 MR 影像难以充分学习到大脑的特征表示。在后续的第 8 章中，将进一步介绍基于多模态数据的疾病诊断工作。

　　此外，目前在基于 fMRI 数据的疾病分类工作中，研究者大多选择通过构建脑网络进行下一步分析（具体见第 9 章），而针对原始影像层面的研究还比较少，其主要原因在于原始的 fMRI 数据不仅维数较高，而且存在大量噪声。在本章介绍的方法中，通过树形成组稀疏学习方法解决高维问题，通过构建多频段激活图减小噪声对分类精度造成的影响。同时值得注意的是，随着机器学习技术的高速发展，上述高维和噪声问题可以通过更为有效的方式解决，具体如下：① 使用更为高效的特征学习方法。传统的特征提取方法都是基于预先定义的固定公式，而无法根据任务本身进行自动调整。目前借助最新的自监督学习框架，可以自动根据任务本身学习到更为高效的特征。② 生成连续的激活图。fMRI 数据记录了大脑在一段时间内的自发活动，目前传统的方法只能生成单一的激活图，而无法反映 fMRI 的动态信息。借助最新的深度学习技术，如 Transformer、LSTM（长短期记忆）网络等，可以学习到完整的大脑活动信息。

参 考 文 献

[1] Klöppel S, Stonnington C M, Chu C, et al. Automatic classification of MR scans in Alzheimer's disease[J]. Brain, 2008, 131(3): 681–689.

[2] Hinrichs C, Singh V, Mukherjee L, et al. Spatially augmented LPboosting for AD classification with evaluations on the ADNI dataset[J]. NeuroImage, 2009, 48(1): 138–149.

[3] Liu M H, Zhang D Q, Yap P T, et al. Tree-guided sparse coding for brain disease classification[C]//Proceedings of International Conference on Medical Image Computing and Computer-Assisted Intervention, Nice, 2012: 239–247.

[4] Cho Y, Seong J K, Jeong Y, et al. Individual subject classification for Alzheimer's disease based on incremental learning using a spatial frequency representation of cortical thickness data[J]. NeuroImage, 2012, 59(3): 2217–2230.

[5] Zhang D Q, Wang Y P, Zhou L P, et al. Multimodal classification of Alzheimer's disease and mild cognitive impairment[J]. NeuroImage, 2011, 55(3): 856–867.

[6] Liu M X, Zhang D Q, Shen D G. Relationship induced multi-template learning for diagnosis of Alzheimer's disease and mild cognitive impairment[J]. IEEE Transactions on Medical Imaging, 2016, 35(6): 1463–1474.

[7] Ahmed O B, Mizotin M, Benois-Pineau J, et al. Alzheimer's disease diagnosis on structural MR images using circular harmonic functions descriptors on hippocampus and posterior cingulate cortex[J]. Computerized Medical Imaging and Graphics, 2015, 44: 13–25.

[8] Ahmed O B, Benois-Pineau J, Allard M, et al. Classification of Alzheimer's disease subjects from MRI using hippocampal visual features[J]. Multimedia Tools and Applications, 2015, 74(4): 1249–1266.

[9]   Liu M H, Zhang D Q, Yap P T, et al. Hierarchical ensemble of multi-level classifiers for diagnosis of Alzheimer's disease[C]//Proceedings of International Workshop on Machine Learning in Medical Imaging, Nice, 2012: 27–35.

[10] Zhang J, Gao Y, Gao Y Z, et al. Detecting anatomical landmarks for fast Alzheimer's disease diagnosis[J]. IEEE Transactions on Medical Imaging, 2016, 35(12): 2524–2533.

[11] Cheng D N, Liu M H, Fu J L, et al. Classification of MR brain images by combination of multi-CNNs for AD diagnosis[C]//Proceedings of the 9th International Conference on Digital Image Processing, Hong Kong, 2017: 1042042.

[12] Liu M X, Zhang J, Adeli E, et al. Landmark-based deep multi-instance learning for brain disease diagnosis[J]. Medical Image Analysis, 2018, 43: 157–168.

[13] Lian C F, Liu M X, Zhang J, et al. Hierarchical fully convolutional network for joint atrophy localization and Alzheimer's disease diagnosis using structural MRI[J]. IEEE Transactions on Pattern Analysis and Machine Intelligence, 2020, 42(4): 880–893.

[14] Senanayake U, Sowmya A, Dawes L. Deep fusion pipeline for mild cognitive impairment diagnosis[C]//Proceedings of the 15th International Symposium on Biomedical Imaging, Washington, DC, 2018: 1394–1997.

[15] Lian C F, Liu M X, Wang L, et al. End-to-end dementia status prediction from brain MRI using multi-task weakly-supervised attention network[C]//Proceedings of International Conference on Medical Image Computing and Computer-Assisted Intervention, Shenzhen, 2019: 158–167.

[16] Woo S, Park J, Lee J Y, et al. CBAM: Convolutional block attention module[C]//Proceedings of the European Conference on Computer Vision, Munich, Munich, 2018: 3–19.

[17] Jovicich J, Czanner S, Greve D, et al. Reliability in multi-site structural MRI studies: Effects of gradient non-linearity correction on phantom and human data[J]. NeuroImage, 2006, 30(2): 436–443.

[18] Narayana P A, Brey W W, Kulkarni M V, et al. Compensation for surface coil sensitivity variation in magnetic resonance imaging[J]. Magnetic Resonance Imaging, 1988, 6(3): 271–274.

[19] Holmes C J, Hoge R, Collins L, et al. Enhancement of MR images using registration for signal averaging[J]. Journal of Computer Assisted Tomography, 1998, 22(2): 324–333.

[20] Jenkinson M, Beckmann C F, Behrens T E J, et al. FSL[J]. NeuroImage, 2012, 62(2): 782–790.

[21] Ashburner J, Friston K J. Voxel-based morphometry—the methods[J]. NeuroImage, 2000, 11(6): 805–821.

[22] Liu M H, Zhang D Q, Shen D G, et al. Ensemble sparse classification of Alzheimer's disease[J]. NeuroImage, 2012, 60(2): 1106–1116.

[23] Chyzhyk D, Savio A, Graña M. Computer aided diagnosis of schizophrenia on resting state fMRI data by ensembles of ELM[J]. Neural Networks, 2015, 68: 23–33.

[24] Sorg C, Manoliu A, Neufang S, et al. Increased intrinsic brain activity in the striatum reflects symptom dimensions in schizophrenia[J]. Schizophrenia Bulletin, 2013, 39(2): 387–395.

[25] Engel A K, Fries P, Singer W. Dynamic predictions: Oscillations and synchrony in top-down processing[J]. Nature Reviews Neuroscience, 2001, 2(10): 704–716.

第 6 章 脑影像预测

第 5 章介绍了脑影像分类工作。除了脑影像分类,基于脑影像预测疾病的发展状态也是一个极其重要的研究方向。例如,为了评定阿尔茨海默病造成的痴呆状态,临床实践中有多种不同的认知测试,如阿尔茨海默病认知评估量表(Alzheimer Disease Assessment Scale-Cognitive subscale, ADAS-Cog)、临床痴呆综合评定量表(clinical dementia rating sum of boxes, CDR-SB)、简易精神状态检查量表(mini-mental state examination, MMSE)和功能活动问卷(functional activities questionnaire, FAQ)等。并且以上临床测试分数均已被证明与阿尔茨海默病进展密切相关,对痴呆状态评估具有临床价值。本章将介绍基于多任务多尺度自适应感受野神经网络模型和多任务弱监督注意力网络用于疾病发展状态的预测。

6.1 脑影像预测综述

近年来,由于与阿尔茨海默病相关的认知测试分数对病理阶段和疾病进展预测有很高的实际临床价值,许多用于阿尔茨海默病相关临床分数预测的回归模型被提出。然而,这些方法一般需要手工提取的特定生物特征,这表明特征提取和分类算法之间相互独立而存在异质性,容易导致模型的性能不佳。而深度学习模型可以通过数据驱动的方式直接从 sMRI 图像中学得面向任务的特征表示,从而大幅度提升阿尔茨海默病诊断性能。但是目前多数深度学习模型还是基于医学先验知识预先定义的一般感兴趣区域的结构特征来构建卷积神经网络,因为单一的区域特征不能代表大脑的全局结构特征,所以该类方法对特殊个体非鲁棒。而且由于深度神经网络的黑盒性质,多数模型仅输出单一的分类结果或阿尔茨海默病临床分数,缺少医学实践上的可解释性,故很难具有临床转化的潜力。另外,由于脑萎缩通常发生在局部脑区,特别是在阿尔茨海默病的早期阶段仅有微弱的脑萎缩现象,即在整个大脑的 sMRI 图像中仅有部分与病理特征高度相关的区域发生了明显的结构变化,所以加强对判别性特征的自动识别是基于深度学习 sMRI 分析模型的主要挑战。同时,由于脑萎缩形变程度在不同个体、不同脑区以及不同疾病阶段是不同的,如何自适应地提取多尺度的结构特征也是目前深度学习模型需要攻克的难关之一。

为了解决上述问题,6.2 节提出一个多任务多尺度自适应感受野(multi-task and multi-scale adaptive receptive field,MM-ARF)神经网络模型来学习有效地适应多尺度脑萎缩病理的特征表示和同时准确预测多个阿尔茨海默病相关的临床分数（即 ADAS-Cog13、CDR-SB、MMSE 和 FAQ）。此外 6.3 节提出一种多任务弱监督注意力网络（multi-task weakly-supervised attention network，MWAN），用于从基线 MRI 扫描中联合回归多个临床得分，实验结果表明 MWAN 自动识别的痴呆敏感脑部位置良好地保留了个体特异性并具有生物学意义。

6.2　基于多任务多尺度的自适应感受野神经网络的阿尔茨海默病预测方法

阿尔茨海默病是常见的神经系统疾病之一，且是造成临床痴呆的主要原因。其症状主要表现为逐渐严重且不可逆转的认知能力下降，包括记忆力下降和认知功能障碍等。为了评定阿尔茨海默病造成的痴呆状态，临床实践中有多种不同的认知测试，如阿尔茨海默病认知评估量表、临床痴呆评定量表、简易精神状态检查和功能活动问卷等。以上临床分数均已经被证实与阿尔茨海默病进展密切相关。所以，预测这些临床分数，即计算机辅助的痴呆状态预测，有助于推断痴呆的病理阶段和预测疾病的进展，具有较高的医学诊断价值。

结构磁共振成像（sMRI）可以反映大脑内部结构信息，所以可以通过 MR 影像观察病理特征（脑萎缩引起的异常结构变化）来判断阿尔茨海默病状态，因此sMRI 常被用作计算机辅助诊断的生物标志物。目前有很多工作研究基于 sMRI构建阿尔茨海默病和轻度认知障碍（MCI）的分类模型，尽管临床分数也被用来预测疾病进展的重要信息，但只有相对少数的针对临床分数预测的回归模型的研究工作。同时，与二分类模型相比，用于预测连续的临床分数的回归模型更具有挑战性。

传统的基于 sMRI 的临床分数预测方法是基于预先提取的组织特征构建回归模型。这使得特征提取过程与回归模型训练过程相互独立，但可能造成模型性能不佳。为此，本节提出 MM-ARF 来学习有效地适应多尺度脑萎缩病理的特征并同时准确预测多个阿尔茨海默病相关临床分数（即 ADAS-Cog13、CDR-SB、MMSE和 FAQ）。如图 6.1 所示，MM-ARF 模型主要包含两个关键模块，即带有可选择卷积核（selective kernel convolution，SKConv）的块级子网络 SKNet 和多任务回归（multi-task regression，MTR）模型。通过 SKNet，MM-ARF 模型可以从遍布于大脑的多个尺度的 sMRI 影像块中学习敏感结构特征，然后合并所有 SKNet输出的局部向量构建成一个综合的向量以代表整个大脑的结构。最后基于这个综合的向量，多任务回归模型做出对 4 个阿尔茨海默病相关临床分数的准确预测。用两个数据集（ADNI-1 和 ADNI-2）来评估 MM-ARF 方法的性能。在 4 个临床分数预测任务上的实验结果都表明了本节提出的 MM-ARF 方法具有更好的性能和泛化性。

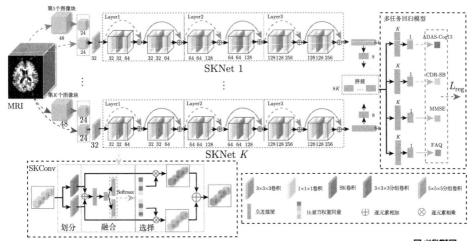

图 6.1　MM-ARF 模型的整体框架图

（扫码获取彩图）

6.2.1　多任务多尺度的自适应感受野神经网络模型

如图 6.1 所示，本章提出的 MM-ARF 模型展示了从 sMRI 数据进行端到端学习以预测 4 个阿尔茨海默病相关临床分数的过程，其整体的网络框架是基于多示例学习的思想构建的，包含三个关键步骤，分别是示例级特征变换、示例级向量表征的组合和基于组合后的包级特征的决策。其中示例级特征变换对应 MM-ARF 模型的可选择卷积核的块级子网络（SKNet），基于包级特征的预测决策对应最后的多任务回归（MTR）模型。

简单来说，首先从预处理好的 MR 影像中提取多个影像块输入模型。特别地，MM-ARF 模型的每个输入样本是一包影像块，每个影像块可看成多示例学习的一个示例。在此方法中，在每个位置上提取两种尺度的影像块，然后通过块级子网络 SKNet 从 3D 影像块中学习局部结构的向量表征。随后将所有的局部结构向量表征进行连接，合并成一个代表全局大脑信息的向量表征。最后，将此全局特征表示输入多任务回归模型进行阿尔茨海默病相关临床分数的预测。下面详细介绍 MM-ARF 模型的关键功能子模块及实现方式。

如图 6.1 所示，MM-ARF 模型包含了多个并行构建的可选择卷积核的块级子网络 SKNet。SKNet 的主要任务是学习一个可以自适应脑萎缩程度的局部结构的向量表征。特别是，SKNet 中包含可选择卷积核（SKConv）[1] 网络层，也可看作推理过程的动态卷积，可以针对关键结构特征的大小，自适应调整网络的感受野，以学得更好的表征。另外，MM-ARF 方法中的所有子网络 SKNet 都具有相同的架构。

本节块级子网络用到了文献 [1] 中提出的 SKConv，SKConv 设计了一个自动选择操作来模拟神经元自适应调整感受野的大小，通过注意力机制调整不同卷积层的权重。具体地，SKConv 可以分为三个步骤：划分、融合和选择。

1. 划分

SKConv 通过使用具有不同大小卷积核的卷积层分支产生多个不同的特征映射，且这些特征映射专注的感受野在这一层互不相同，所以可以学得不同尺度的结构特征。图 6.1 展示了 MM-ARF 模型中使用的 SKConv，其包括两个网络分支。该网络分支由两个不同尺度的卷积层构成，其中一个卷积层的卷积核大小为 $3 \times 3 \times 3$，步长为 1 且填充为 1；另一个卷积层的卷积核大小为 $5 \times 5 \times 5$，步长为 1 且填充为 2（在实验中，使用 $3 \times 3 \times 3$ 的空洞卷积代替，并设置膨胀率为 2）。这样设置卷积参数的原因是使两个分支输出的特征映射的大小保持不变。另外，为了减小计算量，这两个分支卷积采用分组卷积实现。当然，SKConv 的分支数量可以设置得更多，采用不同大小的卷积核即可实现。假设输入 SKConv 的特征映射为 $X \in \mathbf{R}^{H \times W \times L \times C}$，然后经过两个分支的卷积转化为 $\widehat{U}$ 和 $\widetilde{U}$：

$$\widehat{f} : X \to \widehat{U} \in \mathbf{R}^{H \times W \times L \times C} \tag{6.1}$$

$$\widetilde{f} : X \to \widetilde{U} \in \mathbf{R}^{H \times W \times L \times C} \tag{6.2}$$

2. 融合

SKConv 融合多个分支的特征映射，进一步学习各个分支特征的关系，并产生一个综合的向量表示作为自适应卷积的指导。如图 6.1 所示，SKConv 通过逐元素相加合并多个分支的特征映射为一个综合特征表示 U：

$$U = \widehat{U} + \widetilde{U} \tag{6.3}$$

然后通过全局平均池化（GAP）得到一个等于通道长度的向量表征 $s \in \mathbf{R}^{C}$。且 s 中第 c 个元素代表 U 中第 c 个通道的特征图的平均特征：

$$s_c = \text{GAP}(U_c) = \frac{1}{H \times W \times L} \sum_{i=1}^{H} \sum_{j=1}^{W} \sum_{k=1}^{L} U_c(i, j, k) \tag{6.4}$$

然后，为了研究 s 的指导意义，通过一层全连接压缩该向量表征至向量 z：

$$z = \text{FC}(s) = \delta(N(Ws)) \tag{6.5}$$

其中，$\delta(\cdot)$ 代表 ReLU 激活函数；N 代表批归一化；$W \in \mathbf{R}^{d \times C}$，为了研究 d 的大小对模型的影响，使用一个压缩系数 r 来控制：

$$d = \max(C/r, L) \tag{6.6}$$

其中，L 代表 d 的最小值，实验中设置 $r = 2$ 且 $L = 32$。

3. 选择

SKConv 为各个分支每个通道的特征映射赋予注意力权重，以控制每个分支的信息流。如图 6.1 所示，从向量表征 z 出发，每个分支对应一个全连接网络，将特征恢复为与原特征 U 相同的通道数，并经过 Softmax 函数生成最终的注意力权重向量 a 和 b：

$$a_c = \frac{\mathrm{e}^{A_c z}}{\mathrm{e}^{A_c z} + \mathrm{e}^{B_c z}}, \quad b_c = \frac{\mathrm{e}^{B_c z}}{\mathrm{e}^{A_c z} + \mathrm{e}^{B_c z}} \tag{6.7}$$

其中，$A, B \in \mathbf{R}^{C \times d}$；$a$ 和 b 分别代表 $\widehat{U}$ 和 $\widetilde{U}$ 的注意力权重向量；$A_c \in \mathbf{R}^{1 \times d}$ 是 A 的第 c 行参数；a_c 是 a 的第 c 个元素值；B_c 和 b_c 同理。最终每个分支上的特征表示乘以各自的注意力向量后相加得到最终的特征表示 V，作为 SKConv 的输出：

$$V_c = a_c \cdot \widehat{U}_c + b_c \cdot \widetilde{U}_c, \quad a_c + b_c = 1 \tag{6.8}$$

其中，$V = [V_1, V_2, \cdots, V_C]$ 且 $V_c \in \mathbf{R}^{H \times W \times L}$。

如图 6.1 所示，块级子网络 SKNet 可以分为下采样多尺度特征融合模块、残差块堆叠和全连接网络。

（1）下采样多尺度特征融合模块由最大池化层和一层卷积层（卷积核大小为 $3 \times 3 \times 3$，步长为 1，填充为 1）组成。较大的影像块特征通过最大池化后与较小的影像块特征按元素相加，再经过一层卷积计算得到融合的多尺度特征。

（2）残差块堆叠作为 SKNet 的主干，用于逐步学习更高级的多尺度表征。其由三个残差层组成，每个残差层含有两个残差瓶颈块，残差层之间的特征映射逐渐压缩，残差层内的特征映射大小不变。每个残差瓶颈块有两个分支，一路为自身映射（跳连接），另一路为残差映射，最后通过元素相加合并。其中自身映射为恒等映射，残差映射由一个 $1 \times 1 \times 1$ 卷积层、一个 SK 卷积层和一个 $1 \times 1 \times 1$ 卷积层组成。第一个 $1 \times 1 \times 1$ 卷积层是为了降低特征表示的通道数，从而减少训练参数；第二个 $1 \times 1 \times 1$ 卷积层是为了恢复特征表示至原来的通道数，从而保持学到的特征充足；而中间的 SK 卷积层则是为了动态调整选择卷积核大小，自适应学习多尺度的特征。值得注意的是，每个残差层中的第一个残差瓶颈块的 SK 卷积的步长设置为 2，来代替池化层用于下采样，相应的自身映射改为步长为 2 的 $1 \times 1 \times 1$ 卷积，以便之后两路特征直接相加。具体的每层卷积核的个数如图 6.1 所示。

（3）全连接网络用于为每个影像块学得一个向量表征。其由两个全连接层组成。首先用全局平均池化，将由最后一个残差层输出的特征表示下采样并展平为一个长度为 256 的向量表征，然后通过一个全连接层下采样至 64 维，最后通过一个全连接层下采样至 8 维。

作为 MM-ARF 模型的最后一个关键模块，多任务回归模型（MTR）的主要任务是基于融合后的全局向量表征，联合预测 4 个阿尔茨海默病相关的临床分数。如图 6.1 右方所示，该回归模型主要由 4 个平行的全连接网络组成。其中每个全连接网络对应一个临床诊断分数的预测，且都是由两个全连接层组成。第一个全连接层的输出特征维度为影像块的数量，第二个全连接层的输出特征维度为 1，代表对应预测临床分数的分值。两个全连接层之间含有 ReLU 激活函数，使回归预测模型非线性。所有全连接网络的结构相同但参数不同，且基于相同的全局特征向量表征。依据多任务学习的思想，使用 4 个诊断分数分别构建损失来联合指导 MM-ARF 模型的训练，从而提高 SKNet 特征学习能力和多任务回归模型的决策能力。

用均方误差损失来计算影像级的临床分数真实值与模型预测值之间的误差，以缩小该误差来指导 MM-ARF 模型训练。MM-ARF 模型涉及多任务学习，一个模型框架实现同时预测 4 个临床分数。由于每个样本对应 4 个临床分数，首先计算每个临床分数对应的均方误差，然后计算 4 个均方误差的平均值（实验中平等看待每个临床分数的权重）作为多任务学习的损失，所以 MM-ARF 模型训练时使用的多任务学习损失函数可表示为

$$\mathscr{L}(W) = \frac{1}{S}\sum_{n=1}^{S}\frac{1}{N}\sum_{n=1}^{N}(Y_n^s - f_s(X_n))^2 \tag{6.9}$$

其中，W 是 MM-ARF 模型的参数；S 是临床分数个数；N 是影像样本个数；Y_n^s 是样本 X_n 的第 s 个临床分数真实值；f_s 是 MM-ARF 模型中第 s 个临床分数对应的回归模型。作为一个端到端的网络，训练损失从多任务回归模型向后传播至 SKNet，并通过 Adam 优化器来更新网络的参数。通过最小化这个损失函数，网络最终学得一个映射：X to $Y \in \mathbf{R}^S$。

基于人工智能框架 PyTorch，使用 Python 实现 MM-ARF 网络。实现的 MM-ARF 模型的具体网络结构可参考图 6.1。为了控制 MM-ARF 网络的规模，即减少训练参数，在实验中实现以下操作：① 所有子网络 SKNet 共享参数；② 同时使用大小为 $3 \times 3 \times 3$ 的空洞卷积来代替 $5 \times 5 \times 5$ 的卷积；③ SK 卷积的多分支都使用分组卷积（维持网络的宽度不变且有效减少参数）。具体地，设置模型中 SK 卷积参数如下：分支个数 $M = 2$，分组卷积组数 $G = 32$，压缩系数 $r = 2$，最低维度 $L = 32$。同时，在每层卷积之后都添加了批归一化和 ReLU 函数。依据 ResNet/ResNeXt 思想，SKNet 网络框架通过残差层的堆叠实现，具有很好的可拓展性。

在训练阶段，MM-ARF 模型被训练了 80 轮。MM-ARF 网络的学习率为 0.001，批大小为 8，影像块大小为 $24 \times 24 \times 24$，影像块数量为 60。

在测试阶段，基于训练阶段相同的影像块位置，从一个测试 MR 影像中提取影像块输入训练好的 MM-ARF 网络中进行 4 个临床分数的联合预测。

6.2.2　阿尔茨海默病诊断临床分数回归预测实验

在临床实践中，痴呆状态可以通过不同的认知测试进行全面评估，如阿尔茨海默病认知评估量表（ADAS-Cog）、简易精神状态检查量表（MMSE）、临床痴呆评定量表（CDR-SB）和功能活动问卷（FAQ）等。在本实验中，对以上 4 个认知分数都进行了联合预测，除了 MMSE 分数大小与疾病进展负相关，其他临床分数都与疾病进展正相关，即病情越严重，分数越高。

在阿尔茨海默病临床分数预测实验中，使用两个 ADNI 的不同阶段的数据集（即 ADNI-1 和 ADNI-2）进行模型训练及评估，其包含了完整的以上 4 个阿尔茨海默病相关临床诊断分数。ADNI-1 数据集总共有 821 个 1.5T 的 T1 加权 sMRI 数据。这些被试可以划分为三个类别：AD（阿尔茨海默病患者）、MCI（轻度认知障碍——阿尔茨海默病前驱阶段）和 NC（正常对照）。根据 MCI 被试在 36 个月内是否转化为阿尔茨海默病，MCI 被试可以被进一步分为 pMCI（进展型 MCI 被试）和 sMCI（稳定型 MCI 被试）。具体地，ADNI-1 数据集包含 188 个 AD、172 个 pMCI、232 个 sMCI 和 229 个 NC 被试。而 ADNI-2 阶段与 ADNI-1 阶段扫描的 MR 影像有不同的信噪比，ADNI-2 数据集包含 357 个 3T 的 T1 加权 sMRI 数据，其中包括 102 个 AD、38 个 pMCI、77 个 sMCI 和 140 个 NC 被试。

为了更好地进行特征学习和分类，这些实验中 ADNI-1 和 ADNI-2 两个阶段的结构磁共振影像均经过强度校准，线性配准至 Colin27 模板空间，去除脑壳信息，最终得到 $181 \times 217 \times 181$ 大小的 MR 影像。

为了研究 MM-ARF 方法的性能和鲁棒性，用两个数据集（ADNI-1 和 ADNI-2）来做验证实验。具体来说，首先将 ADNI-1 数据集中的样本进行划分，其中 60% 的样本作为训练集用来训练模型，20% 的样本作为验证集用来调参和选择最优模型，剩下的 20% 样本作为测试集用来进行性能评估。另外，还有一个 ADNI-2 数据集作为独立的测试集，用来评估模型的泛化能力。模型的目标是利用 sMRI 数据同时对 4 种临床评分（ADAS-Cog13、CDR-SB、MMSE 和 FAQ）进行预测。同时本章模型与多个对比方法进行了比较，所有模型采用相同的方式训练和测试。为了评估并比较模型的能力，采用三个评估指标：① 平均绝对误差（mean absolute error，MAE），$\mathrm{MAE}(X, h) = \dfrac{1}{N} \sum_{n=1}^{N} |Y_n - h(X_n)|$，统计模型预测分数与真实分数的误差绝对值的平均值；② 均方根误差（root mean square error，

RMSE), $\text{RMSE}(X,h) = \sqrt{\frac{1}{N}\sum_{n=1}^{N}(Y_n - h(X_n))^2}$,统计预测分数与真实分数偏差的平方的均值的平方根;③ 相关系数(correlation coefficient, CC), $\text{CC}(h(X),Y) = \frac{\text{Cov}(h(X),Y)}{\sqrt{\text{Var}[h(X)]\text{Var}[Y]}}$,反映两组预测分数与真实分数的线性相关程度。

为了验证本章提出的 MM-ARF 模型的优势,也将 MM-ARF 方法与四个基线方法(一个传统的体素级方法(VBM)、一个传统的区域级方法(ROI)、一个传统的块级方法(PLM)和一个先进的多任务多通道深度学习方法(DM²L)[2])和三个对应变种方法(SS-ARF、SM-ARF、MS-ARF,即消融实验分析)进行了比较。

SS-ARF 模型为单任务单尺度自适应感受野网络模型。该方法最后的回归层只能预测单个临床分数,所以需要针对每个临床分数训练一个专门的 SS-ARF 模型。而且该模型只接受一种单一固定大小的 sMRI 影像块作为输入。SM-ARF 模型为单任务多尺度自适应感受野网络模型,其回归模型每次只能预测单个临床分数,所以每个临床分数都对应着一个以该分数指导训练的 SM-ARF 模型。同时该模型的输入影像块可以是多尺度的,接受两种大小的 sMRI 影像块同时输入模型。MS-ARF 模型为多任务单尺度自适应感受野网络模型,其回归模型每次可同时预测多个临床分数,即 4 个临床分数的损失一起指导 MS-ARF 模型的训练。但是该模型的输入影像块是单尺度的,仅接受单一大小的 sMRI 影像块作为输入。

MM-ARF 方法和 7 个对比方法(VBM、ROI、PLM、DM²L、SS-ARF、SM-ARF 和 MS-ARF)在 ADNI-1 测试集上对 4 个阿尔茨海默病相关临床分数(ADAS-Cog13、CDR-SB、MMSE 和 FAQ)的预测性能如表 6.1 和表 6.2 所示。

表 6.1 在 ADNI-1 测试集上的 ADAS-Cog13 和 CDR-SB 的预测结果

方法	ADAS-Cog13			CDR-SB		
	MAE	RMSE	CC	MAE	RMSE	CC
VBM	9.8937	11.6019	0.2996	1.8899	2.2732	0.2776
ROI	7.7313	9.5191	0.3656	1.7661	2.0680	0.3336
PLM	6.7805	8.6493	0.4298	1.6315	2.0248	0.3462
DM²L	6.6067	8.1948	0.5171	1.3977	1.8472	0.3849
SS-ARF	6.7291	8.3160	0.5101	1.3872	1.8414	0.3956
SM-ARF	6.4610	8.0472	0.5300	1.3527	1.8083	0.4181
MS-ARF	6.5305	8.2464	0.5258	1.3432	1.8033	0.4042
MM-ARF	6.2175	7.8486	0.5344	1.3392	1.7959	0.4217

如表 6.1 和表 6.2 所示,MM-ARF 方法在 4 个临床分数预测任务上的大多数指标都取得了更好的结果。例如,在阿尔茨海默病认知评估量表 ADAS-Cog13 分

数预测任务中，MM-ARF 模型取得了较好的性能，预测值与真实值之间的 MAE、RMSE 和 CC 三个评估指标的值分别为 6.2175、7.8486 和 0.5344。在临床痴呆评定量表 CDR-SB 分数预测任务中，MM-ARF 模型的 MAE、RMSE 和 CC 分别为 1.3392、1.7959 和 0.4217。在简易精神状态检查量表 MMSE 分数预测任务中，MM-ARF 模型的 MAE、RMSE 和 CC 分别为 1.7928、2.2248 和 0.4942。在功能活动问卷 FAQ 分数预测任务中，MM-ARF 模型的 MAE、RMSE 和 CC 分别为 4.6238、6.0006 和 0.4058。特别地，在相关系数 CC 指标上，MM-ARF 模型在 4 个临床分数上都取得了最好的结果（0.5344、0.4217、0.4942 和 0.4058），要高于次优方法（0.5300、0.4181、0.4755 和 0.3919）。这说明 MM-ARF 方法具有更高的阿尔茨海默病相关临床分数的预测性能。

表 6.2 在 ADNI-1 测试集上的 MMSE 和 FAQ 的预测结果

方法	MMSE			FAQ		
	MAE	RMSE	CC	MAE	RMSE	CC
VBM	2.4831	3.0979	0.3528	5.2927	6.9406	0.2846
ROI	2.1176	2.8203	0.3712	5.2462	6.8926	0.3020
PLM	2.0906	2.6005	0.3896	5.1724	6.8308	0.3329
DM^{2}L	1.8723	2.3015	0.4545	4.7596	6.5909	0.3724
SS-ARF	1.8697	2.3604	0.4516	4.6376	6.0931	0.3759
SM-ARF	1.8403	2.2764	0.4755	4.6038	6.1179	0.3919
MS-ARF	1.7952	2.3326	0.4746	4.4736	6.1333	0.3807
MM-ARF	1.7928	2.2248	0.4942	4.6238	6.0006	0.4058

与传统的方法（VBM、ROI 和 PLM）相比，深度学习模型（DM^{2}L、MM-ARF 及其变种方法）在 4 个临床分数预测上取得了明显的性能提升。其原因可能是面向任务的深度学习框架的自动学习高级 sMRI 特征的能力更适合阿尔茨海默病临床分数预测任务的表征学习，这意味着将特征提取集成到模型学习中可以有效提升临床分数预测回归模型的性能，因为特征学习和回归模型可以很好地协同训练。另外，与体素级和区域级方法（VBM 和 ROI）相比，影像块级方法（PLM、DM^{2}L、MM-ARF 及其变种方法）都取得了更好的结果。这表明块级特征表示更适合表示局部异常脑萎缩引起的结果变化。并且与先进的 DM^{2}L 方法相比，MM-ARF 方法在总体上取得更优的预测性能。其潜在的原因可能是 MM-ARF 方法可以自适应改变卷积层的感受野的大小，从而更好地捕捉形状不一的脑萎缩结构。

为了进一步评估 MM-ARF 网络模型结构的有效性，本节也在多任务和多尺度方面上做了相应的消融实验分析，即训练了三个 MM-ARF 的变种方法（SS-ARF、SM-ARF 和 MS-ARF），并进行测试。与单任务 SM-ARF 方法相比，MM-ARF 方法在 4 个临床分数预测中的三个指标上都取得了更好的结果。这意味着 MM-ARF 在多任务学习上的有效性，可以通过 4 个临床分数的关联性提升预测的准确率。与单尺度 MS-ARF 方法相比，MM-ARF 方法也获得了更优的性能。这表明 MM-ARF 方法学习多尺度影像块特征的可行性，可以更好地提取不同萎缩程度的脑结构变化特征。另外，MM-ARF 方法明显优于单任务单尺度的 SS-ARF 方法的结果，这说明联合使用多任务学习和多尺度表征学习的网络结构能够提升回归模型的能力。

6.2.3　ADNI-2 数据集上的泛化能力

为了进一步验证 MM-ARF 方法的泛化能力，又使用了一个独立的 ADNI-2 数据集来评估 MM-ARF 方法及其对比方法。以上模型均在 ADNI-1 数据集上训练。在 ADNI-2 数据集上的 ADAS-Cog13、CDR-SB、MMSE 和 FAQ 分数预测结果如表 6.3 和表 6.4 所示。

表 6.3　在 ADNI-2 数据集上的 ADAS-Cog13 和 CDR-SB 的预测结果

方法	ADAS-Cog13			CDR-SB		
	MAE	RMSE	CC	MAE	RMSE	CC
VBM	10.3073	13.2213	0.3156	1.5643	2.1240	0.2813
ROI	10.1512	12.9865	0.3697	1.5366	1.9794	0.3334
PLM	9.6793	12.8724	0.4497	1.4941	1.9086	0.3901
DM^{2}L	9.2241	12.1805	0.5086	1.4554	1.8253	0.4705
SS-ARF	9.2182	12.2589	0.5006	1.4032	1.8228	0.4642
SM-ARF	9.1272	11.8127	0.5160	1.4860	1.7966	0.5187
MS-ARF	9.0803	11.9655	0.5152	1.3383	1.8611	0.4865
MM-ARF	9.0908	11.7076	0.5360	1.4615	1.7677	0.5333

表 6.4　在 ADNI-2 数据集上的 MMSE 和 FAQ 的预测结果

方法	MMSE			FAQ		
	MAE	RMSE	CC	MAE	RMSE	CC
VBM	2.4207	2.9619	0.2824	5.2553	7.4819	0.2750
ROI	2.3610	2.9076	0.3007	4.8337	7.4687	0.3317
PLM	2.3681	2.8874	0.3369	4.7060	7.3032	0.3683
DM^{2}L	2.1119	2.6757	0.4643	4.6209	6.6393	0.4717
SS-ARF	2.2989	2.7380	0.4582	4.6389	6.6927	0.4686
SM-ARF	2.0307	2.6450	0.4850	4.4374	6.5783	0.4890
MS-ARF	2.0388	2.6644	0.4757	4.4139	6.6265	0.4832
MM-ARF	2.0289	2.6148	0.5018	4.4752	6.4815	0.5076

如表 6.3 和表 6.4 所示，在 4 个临床分数预测任务中，MM-ARF 方法在所有指标（MAE、RMSE 和 CC）上都优于其他 7 个对比方法（VBM、ROI、PLM、DM^{2}L、SS-ARF、SM-ARF 和 MS-ARF）。这些结果表明 MM-ARF 方法在不同数据集上也有稳定的性能。此外，与表 6.1 和表 6.2 相比，MM-ARF 方法在

ADNI-2 数据集上的性能并未有明显下降。这表明 MM-ARF 方法对于临床分数预测具有很好的泛化能力。

6.3　基于 sMRI 的多任务弱监督注意力的痴呆状态估计

痴呆是一个整体术语，描述了一组与记忆力或其他思维能力下降相关的症状，这些症状严重到足以降低一个人的日常活动能力。阿尔茨海默病患者人数占痴呆病例的 60% ~ 80%，其特点是智力技能的渐进性和不可逆性丧失。阿尔茨海默病的前期阶段称为轻度认知障碍（MCI），它可进一步分为进展型 MCI（pMCI）和稳定型 MCI（sMCI）。随着时间的推移，pMCI 患者最终将发展为阿尔茨海默病，而 sMCI 患者将保持稳定，只有轻度记忆和认知衰退。因此，在阿尔茨海默病的早期进行准确的诊断具有重要的临床价值，这是及时治疗以延缓疾病进展的前提。在临床实践中，各种神经心理学测试常被用来评估痴呆状态，识别痴呆相关的行为和精神异常。考虑到这些神经心理测试的临床得分与疾病状态有很强的相关性，自动准确地预测它们对于全面了解痴呆病理阶段和预测其未来发展是非常重要的。

许多人工智能方法被开发用于基于 MRI 的临床评分预测。传统的机器学习方法通常提取手工构造的 MRI 特征（如脑组织密度）来构建回归模型。而现有的深度学习方法大多将特征提取和模型构建的步骤统一起来，由此产生的面向任务的特征通常会带来更好的回归精度。由于捕捉全脑 MRI 扫描中与疾病相关的细微变化（特别是在痴呆早期）具有挑战性，现有的计算机辅助诊断方法通常需要根据解剖先验知识预先选择大脑对痴呆可能敏感的位置。这样的要求可能会对自动临床评分预测产生负面影响，主要原因有两个方面。首先，由于两个独立阶段的潜在异质性，预先定义孤立于后续学习阶段的大脑位置可能导致次优的预测性能。其次，由于对非线性配准的依赖，脑位置预选在训练和测试阶段都非常耗时。更重要的是，所得到的位置可能忽略了疾病进展中特定被试的脑区结构变化，因为它们在所有 MRI 扫描中都是严格一致的。尽管近年来提出的深度网络[3] 可以以面向任务的方式识别信息丰富的大脑区域，但由于在所有被试之间共享非线性配准来进行定位，它仍然忽略了被试水平的特异性。

本节提出一个端到端的深度学习框架，用于自动检测与痴呆相关的结构异常和统一回归的多个临床评分。直接使用全脑 MRI 作为输入，提出了一种多任务弱监督痴呆注意力网络（MWAN），其原理如图 6.2 所示。具体来说，MWAN 模型由三个级联模块组成，包括：① 一个用于提取相对高维特征映射的骨干全卷积网络；② 一种独特的弱监督痴呆注意力模块，以定位提示被试特定痴呆状态的信息脑区；③ 使用注意力感知多任务回归模块联合预测多项临床评分。为了评估提出

方法的有效性，联合预测了 MMSE、CDR-SB 和 ADAS-Cog 的临床分数，并在
两个公共数据集 ADNI-1 和 ADNI-2[4] 上进行了交叉验证。定量实验结果表明，
MWAN 方法在临床评分回归中的性能优于现有方法。此外，定性结果表明，通
过 MWAN 方法自动识别的痴呆敏感脑位置很好地保留了被试水平的特异性，并
且具有生物学意义。

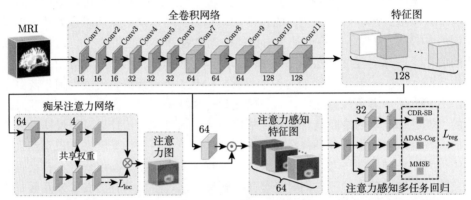

图 6.2   基于全脑 MRI 扫描的多任务弱监督注意力网络 (MWAN) 模型整体框架图

6.3.1   基于全脑 MRI 扫描的多任务弱监督注意力网络模型

　　从阿尔茨海默病神经影像计划（ADNI）下载的两个公共数据集，即 ADNI-1
和 ADNI-2，包括 1396 名被试的基线结构 MRI 扫描数据。考虑到在 ADNI-1 中
出现的几个被试也在 ADNI-2 中出现，将这些被试从 ADNI-2 中删除，以确保这
两个数据集是独立的。基线 ADNI-1 和 ADNI-2 数据集分别进行 1.5T 和 3T 加
权 T1 MR 影像扫描。基线 ADNI-1 数据集包含 797 名被试，其中有 226 名正
常对照（NC）、225 名 sMCI、165 名 pMCI 和 181 名 AD 患者。基线 ADNI-
2 数据集包含 599 例被试，其中 NC 185 例、sMCI 234 例、pMCI 37 例、AD
143 例。同时，下载了 ADNI-1 和 ADNI-2 的 3 种神经心理学测试评分，包括
CDR-SB、ADAS-Cog 和 MMSE。研究的数据集是完整的，即每个被试都有所
有神经心理测试的基线临床评分。pMCI/sMCI 的定义基于基线评估后 36 个月
内 MCI 是否转化为 AD。所有的磁共振脑影像都按照标准流程进行处理，即首
先使用 MIPAV 软件进行前连合（anterior commissure，AC）–后连合（posterior
commissure，PC）校正；之后，使用 N3 算法[5] 对每个脑影像的强度进行校正。
采用 FSL 包中的 BET 法剥除颅骨和硬脑膜。通过将标记的模板映射到每个颅骨
剥离的影像上，进一步切除小脑。使用 FSL 包中的 FLIRT 方法，将所有 MR 影

像线性对齐到 Colin27 模板上,以清除全局线性差异,并重新采样所有影像,使其具有相同的空间分辨率(1mm×1mm×1mm)。最后,将所有线性对齐的影像裁剪为相同大小($114 \times 184 \times 152$),并用作所提出方法的输入。值得一提的是,由于不同被试的 MR 影像是线性排列的,且大小相同,因此在要求所有脑组织都要完整保存且不丢失任何可能有用信息的前提下,它们是直线向前裁剪的,且边缘相同。

利用全脑 MRI 扫描(大小为 $114 \times 184 \times 152$)作为输入,提出了一种端到端、完全可训练的多任务弱监督注意力网络(MWAN),用于联合预测多个临床评分。在以任务为导向的方式下,MWAN 可以从全脑影像中自动识别被试特定的区分位置,并无缝学习高级 MRI 特征表示来构建多任务回归模型。如图 6.2 所示,MWAN 由一个主干全卷积网络、一个可训练的痴呆注意力网络和一个注意力感知的多任务回归模块组成。

1. 主干网络

主干网络采用 FCN 架构生成特征图(具有相当高的空间分辨率),用于从全脑 MRI 扫描中获取全局信息。具体来说,在当前的实现中,FCN 由 11 个卷积(Conv)层组成,其中 8 层使用 $3 \times 3 \times 3$ 核,其他 3 层采用 $2 \times 2 \times 2$ 核,没有额外的池化操作。将 $3 \times 3 \times 3$ 核的步幅设为 1,$2 \times 2 \times 2$ 核的步幅设为 2。所有核都有零填充,然后是 BN 层和 ReLU 激活。将 $2 \times 2 \times 2$ Conv 层(即 Conv3、Conv6 和 Conv9)放置在 $3 \times 3 \times 3$ Conv 层(即 Conv2、Conv5 和 Conv8)之后,向下采样特征图,增加感受野。11 个 Conv 层的通道数分别为 16、16、16、32、32、32、64、64、64、128、128。给定输入 $W \times H \times L$ 大小的全脑 MR 影像,该骨架生成 128 个特征图(即 Conv11 的输出),每个特征图的大小为 $\frac{W}{8} \times \frac{H}{8} \times \frac{L}{8}$。值得注意的是,主干 FCN 被设计成轻量级的,特别是考虑到任务中有限数量(如数百个)的训练样本。此外,作为一个插件单元,这个基本主干可以很容易地被任何其他更先进的 FCN 架构(如残差或密集块)所取代。

2. 痴呆注意力模块

神经心理学测试的临床评分被认为与痴呆的类别标签(即 NC、sMCI、pMCI 或 AD)具有内在相关性,考虑到它们从多个互补观点指向语义相似的目标。基于这样的假设,一些传统的学习方法和深度学习方法被提出,通过提取/学习共享的 MRI 特征来进行联合类别分类和临床评分估计。与这些联合分类和回归的计算机辅助诊断方法不同,本章主要利用影像分类标签作为弱监督指导,设计了一个可训练的痴呆注意力模块,用于自动识别与特定被试痴呆状态强相关的有区别的大脑位置。所得的痴呆注意力图将进一步用于辅助构建多任务模型,进行多个临床评分的联合回归。

本章的痴呆注意力模块是建立在主干 FCN 的输出上的，主干 FCN 的设计灵感来自文献 [6] 和 [7]，但主干 FCN 用另一种完全可训练的方式运作。如图 6.2 所示，在提出的痴呆注意力网络中，首先使用一个 $1 \times 1 \times 1$ 的 64 个通道的 Conv 层从主干中压缩 Conv11 特征图。将压缩后的特征表示为 $F = [F_1, F_2, \cdots, F_M]$，其中 $F_m \in \mathbf{R}^{\frac{W}{8} \times \frac{H}{8} \times \frac{L}{8}} (m = 1, 2, \cdots, M)$ 是第 m 个信道处的特征映射 (大小为 $\frac{W}{8} \times \frac{H}{8} \times \frac{L}{8}$)，$M = 64$ 是信道数。然后在 F 上应用一个全局平均池化（GAP）层，产生一个整体特征表示 $f \in \mathbf{R}^M$，从全脑影像中获取语义信息。之后，将特征表示 f 和压缩特征图 F 通过另一个 $1 \times 1 \times 1$ Conv 层（无偏斜量）映射到类别标签空间上（即 Conv 层 $C = 4$ 个神经元）。其中 f 的 $1 \times 1 \times 1$ Conv 和 F 共享相同的权重，即 $w = [w_1, w_2, \cdots, w_C]$，其中 $w_c \in \mathbf{R}^M (c = 1, 2, \cdots, C)$，对应的输出分别为 $s = [s_1, s_2, \cdots, s_C]$ 和 $A = [A_1, A_2, \cdots, A_C]$。共享 F 和 f 之间的 $1 \times 1 \times 1$ Conv 层确保了所产生的注意力映射 A 是特定于痴呆状态的，因为 A 和 s 在各自类别标签的监督下被同时优化。也就是说，由于 $s_c = w_c^{\mathrm{T}} f$，意味着属于 c 类的特定被试的个体得分，可以预期对应的 $A_c \in \mathbf{R}^{\frac{W}{8} \times \frac{H}{8} \times \frac{L}{8}}$ 实际上描述了不同大脑位置 s 在量化与 s_c 相关的特定被试痴呆状态时的空间变化贡献。具体来说，由于 GAP 操作，有 $f \propto \left[\sum\limits_{x,y,z} F_1(x, y, z), \cdots, \sum\limits_{x,y,z} F_M(x, y, z) \right]^{\mathrm{T}}$，据此可以进一步推断：

$$s_c \propto \sum_{m=1}^{M} w_{c,m} \sum_{x,y,z} F_m(x, y, z) = \sum_{x,y,z} A_c(x, y, z) \tag{6.10}$$

其中，$A_c(x, y, z) = \sum\limits_{m=1}^{M} w_{c,m} F_m(x, y, z)$ 是空间变化的，并与给定对象属于第 c 类的概率成正比。根据上述关系，最终通过聚集 s 和 A 来量化被试痴呆注意力图，形式为

$$\overline{A} = \sum_{c=1}^{C} \frac{e^{s_c}}{\sum\limits_{k=1}^{C} e^{s_k}} \cdot \frac{A_c - A_c^{\min}}{A_c^{\max} - A_c^{\min}} \tag{6.11}$$

其中，$\dfrac{e^{s_c}}{\sum\limits_{k=1}^{C} e^{s_k}}$ 表示分类得分的 Softmax 归一化；$A_c^{\min}$ 和 $A_c^{\max}$ 分别为 A_c 中的最小和最大元素。通过联合训练痴呆注意力模块和 MWAN 的其他部分，在式 (6.11) 中得到的 $\overline{A}$ 将突出与特定被试痴呆状态强相关的辨别性脑区。

3. 注意力感知多任务回归模块

利用痴呆注意力模块产生的 $\overline{A}$ 作为空间引导，进一步设计了一个多任务回归模块，联合预测 CDR-SB、ADAS-Cog 和 MMSE 等多个临床评分。具体来说，首先采用 $M = 64$ 通道的 $1 \times 1 \times 1$ Conv 层来压缩由主干 FCN 生成的特征图（即 Conv11 的输出）。之后，对每个通道的压缩特征图进行元素加权，以增强从不同大脑位置提取的特征的影响（即以 $\overline{A}$ 为较大权重），抑制从与痴呆无关的脑区提取的特征的影响（即在 $\overline{A}$ 中具有较小的权重，甚至是零权重）。然后通过 GAP 层对空间加权特征图进行处理，得到注意力感知的整体特征表示（包含 64 个元素）描述全脑影像的语义信息。最后，对每个临床评分（或回归任务），分别采用两个连续的全连接层（分别包括 32 个和 1 个神经元）对注意力感知特征表示进行预测。

4. 端到端实现

使用全脑 MRI 扫描作为输入，MWAN 模型被设计用于端到端鉴别定位和临床评分回归。通过最小化混合损失函数，可以对不同模块的可学习参数进行联合优化：

$$L = \alpha L_{\text{loc}} + L_{\text{reg}} \tag{6.12}$$

其中，$\alpha > 0$ 是一个调优参数，它平衡了两个损失 L_{loc} 和 L_{reg} 的贡献。如图 6.2 所示，L_{loc} 和 L_{reg} 分别为弱监督定位损失和多任务回归损失。在本节的实验中，参数 α 被经验性地设定为 0.01。设 $\{(X_n, y_n, Z_n)\}_{n=1}^{N}$ 为包含 N 个样本的训练集，其中 X_n 为第 n 个被试的全脑 MRI 扫描，$y_n \in \{1, 2, \cdots, C\}$ 为对应的类标签，$z_n = [z_n^1, z_n^2, \cdots, z_n^T]$ 为 T 种临床评分。假设 W^{fcn}、W^{loc} 和 W^{reg} 分别是主干 FCN、痴呆注意力模块和注意力感知多任务回归模块的可学习参数，设 $\hat{S}_c = \dfrac{e^{s_c}}{\sum\limits_{k=1}^{C} e^{s_k}}$ 为痴呆注意力模块产生的规范化 Softmax 得分，考虑 $\hat{S}_c$ 是给定 W^{fcn} 和 W^{loc} 的关于 X_n 的函数，即 $\hat{s}_c\left(X_n \mid W^{\text{fcn}}, W^{\text{loc}}\right)$，将 L_{loc} 定义为

$$L_{\text{loc}} = -\frac{1}{N} \sum_{n=1}^{N} \sum_{c=1}^{C} 1\left(y_n = c\right) \log\left(\hat{s}_c\left(X_n \mid W^{\text{fcn}}, W^{\text{loc}}\right)\right) \tag{6.13}$$

即分类交叉熵损失，$1(\cdot)$ 为二元指标。另外，令 $\hat{z}$ 表示由多任务回归模块产生的预测临床评分，在给定 W^{fcn}、W^{loc} 和 W^{reg} 的情况下，它是一个关于 X_n 的函数，即 $\hat{z}\left(X_n \mid W^{\text{fcn}}, W^{\text{loc}}, W^{\text{reg}}\right)$，可以表示 L_{reg} 为

$$L_{\text{reg}} = \frac{1}{N} \sum_{n=1}^{N} \left\| z_n - \hat{z}\left(X_n \mid W^{\text{fcn}}, W^{\text{loc}}, W^{\text{reg}}\right) \right\|_2 \tag{6.14}$$

根据式 (6.13) 和式 (6.14) 中 L_{loc} 和 L_{reg} 的定义，本地化和回归损失都是反向传播的，以优化主干 FCN。此外，回归损失也被合并到痴呆注意力模块中以辅助其训练，这意味着我们提出方法中的鉴别定位主要是由类别标签以及提供互补信息的临床评分辅助指导确定的。MWAN 模型是基于 Keras 和 TensorFlow 后端使用 Python 实现的。输入为线性对齐的 MRI 扫描数据（大小为 $114 \times 184 \times 152$），构建网络对 $T = 3$ 个临床评分（即 CDR-SB、ADAS-Cog 和 MMSE）进行端到端回归。在训练阶段，4 个（$C = 4$）类别标签（即 NC、sMCI、pMCI 和 AD）被用于弱监督痴呆注意力检测。通过在小范围内随机缩放脑影像并在轴向平面内翻转在线增强训练集。使用 Adam 优化器对模型进行训练（学习率为 0.001，批处理大小为 2，卷积层的随机失活率为 0.5）。

6.3.2　阿尔茨海默病诊断临床分数回归实验

将本节提出的 MWAN 方法的临床评分回归性能与 3 种传统学习方法进行了比较，这些方法使用了在不同尺度上定义的手工特征，包括：① 基于体素的形态测量 (voxel-based morphometry，VBM)[8]；② 基于感兴趣区域的模式分析（ROI）[12]；③ 基于解剖标志的形态测量（landmark-based morphometry，LBM）[9]。此外，还将其与 3 种深度学习方法进行比较，包括：① 用于训练单一评分回归的标准 CNN（CNN-S）；② 用于训练多个评分联合回归的 CNN（CNN-M）；③ 深度多任务多通道学习（DM²L）方法[2]。下面将对这些比较方法进行简要总结。

除了临床评分回归，本节还直观地比较了提出的痴呆注意力模块与目前最先进的弱监督方法，即类激活图（class activation map，CAM）方法[6] 的区分定位性能。值得注意的是，与可训练痴呆注意力模块不同，CAM 是一种脱机方法，即在网络完全训练后计算类激活图。具体来说，使用全脑 MRI 影像作为输入，首先通过最小化交叉熵损失，即式 (6.13) 来训练骨干 FCN 进行类别分类；之后，调用 CAM 方法，基于分类层的权重和 Conv11 特征图，为每个被试生成类激活图。

考虑到在独立的神经影像数据集上训练和测试可以相对客观地分析预测模型的泛化能力，在 ADNI-1 和 ADNI-2 上进行了全数据的二折交叉验证，以评估自动回归和区分定位的性能。在第一次迭代中，在 ADNI-1 上训练计算机辅助诊断模型，随机抽取 15% 的被试进行验证，然后在 ADNI-2 上评估训练后的模型。在第二次迭代中，考虑到 ADNI-2 数据集相对较小，将训练集和测试集进行反转（即使用 ADNI-2 进行训练，使用 ADNI-1 进行测试），并从 ADNI-2 中随机抽取 10% 的被试进行验证。通过相关系数（CC）和均方根误差（RMSE）两项指标定量评价各自动化方法预测的真实值与临床值之间的回归效果。

表 6.5 和表 6.6 总结了 7 种方法预测 CDR-SB、ADAS-Cog 和 MMSE 评分

的定量性能。需要注意的是，表 6.5 是在 ADNI-1 上训练和在 ADNI-2 上测试的模型得到的结果，表 6.6 是在 ADNI-2 上训练和在 ADNI-1 上测试的模型得到的结果。由表 6.5 和表 6.6，有以下观察结果。

表 6.5　基于 ADNI-1 上训练的模型得到的 ADNI-2 的相关系数和均方根误差

方法	CDR-SB		ADAS-Cog		MMSE	
	CC	RMSE	CC	RMSE	CC	RMSE
VBM	0.278	2.010	0.290	7.406	0.289	2.889
ROI	0.380	1.893	0.360	7.538	0.325	2.899
LBM	0.431	1.772	0.527	6.245	0.331	2.754
CNN-S	0.373	1.777	0.511	6.671	0.447	2.591
CNN-M	0.440	1.776	0.517	6.614	0.464	2.527
DM^{2}L	0.533	1.666	0.565	6.200	0.567	2.373
MWAN	**0.621**	**1.503**	**0.648**	**5.701**	**0.613**	**2.244**

表 6.6　基于 ADNI-2 上训练的模型得到的 ADNI-1 的相关系数和均方根误差

方法	CDR-SB		ADAS-Cog		MMSE	
	CC	RMSE	CC	RMSE	CC	RMSE
VBM	0.197	1.851	0.146	6.382	0.208	2.685
ROI	0.190	2.024	0.205	6.507	0.211	2.710
LBM	0.417	1.922	0.512	5.835	0.435	2.664
CNN-S	0.436	1.762	0.434	6.447	0.453	2.550
CNN-M	0.461	1.747	0.486	5.990	0.401	2.482
DM^{2}L	0.468	1.628	0.580	**5.426**	0.502	2.428
MWAN	**0.564**	1.569	**0.611**	5.525	**0.532**	**2.414**

首先，在 ADNI-1 和 ADNI-2 上，深度学习方法（如 CNN-M、最先进的 DM^{2}L 和 MWAN）通常比传统学习方法（如 VBM、ROI 和 LBM）获得更好的回归结果。例如，相比基于 ROI 和 LBM 来预测 ADNI-2 上的 CDR-SB，MWAN 分别在 CC 评价指标中提高了 0.241 和 0.19。相比基于 VBM 来预测 ADNI-1 中的 ADAS-Cog 和 MMSE，MWAN 分别将 RMSE 从 6.382 和 2.685 改善到 5.525 和 2.414。这些结果表明，学习任务导向的 MRI 特征而不是手工制作的特征有利于自动化临床评分回归的任务。

其次，CNN-M、DM^{2}L 和 MWAN 的回归性能总体上优于 CNN-S。例如，与 CNN-S 在 ADNI-2 上预测的 MMSE 相比（表 6.5），CNN-M 和 MWAN 分别将 RMSE 从 2.591 降低到 2.527 和 2.244。一个潜在的原因可能是，考虑到它们本质上与相同的痴呆状态相关，联合预测多个临床评分可以为彼此提供互补信息。除此之外，MWAN 和 DM^{2}L 方法在两个数据集上的性能都优于其他两种基于 CNN 的基本方法（即 CNN-S 和 CNN-M）。例如，在 ADNI-2 数据集上，与 CNN-M

相比（表 6.5），MWAN 取得了更优的预测结果。这表明，在没有使用先验知识（DM²L）或自动（MWAN）对有区别的大脑位置进行明确的局部化的情况下，从零开始开发用于痴呆诊断的深度学习模型（即使用全脑 MRI 扫描）在实践中具有挑战性。如前所述，主要原因可能是痴呆的早期阶段全脑 MRI 扫描中只会显示细微的结构变化，而每个 MRI 中都存在数百万体素。此外，MWAN 方法在两个数据集上的性能都优于最先进的 DM²L。

最后，还可以观察到，与在 ADNI-2 上测试的结果（表 6.5）相比，所有计算机辅助诊断方法在 ADNI-1 上的表现都更差（表 6.6）。可能的原因是第二种情况中应用的模型从 ADNI-2 中训练出的被试较少（且不平衡）。值得注意的是，MWAN 在这样一个困难的案例中仍然取得了最好的结果，这意味着它在基于 MRI 的临床评分回归中具有较好的稳健性。

将 MWAN 的鉴别脑区定位性能与离线 CAM 方法[10] 进行了比较。图 6.3 展示了几个有代表性的由 MWAN 和 CAM 实现的痴呆注意力图，其中从 ADNI-2 中随机选取 6 个阿尔茨海默病被试，并在 ADNI-1 上训练相应的模型。

从图 6.3 中可以看到，与离线的 CAM 方法相比，端到端的 MWAN 方法可以生成生物学上更合理的注意力图，它突出了人类大脑中控制记忆和决策的皮质下区域，而较少强调无信息的大脑位置，如大脑和（移除的）小脑之间的边界。值得一提的是，突出显示的皮质下区域包括海马和杏仁核，之前的临床研究验证了这些脑区与阿尔茨海默病具有高度的相关。这些结果表明，利用多种指导（即类

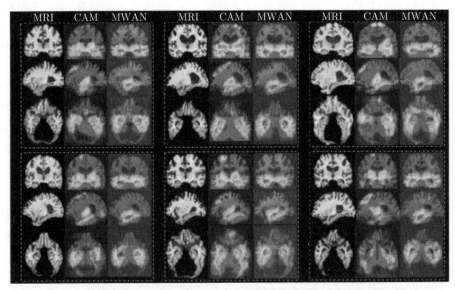

图 6.3　代表性的由 MWAN 和 CAM 实现的痴呆注意力图（后附彩图）

别标签和临床评分）在完全可训练的框架中学习痴呆注意力图，如 MWAN 方法可以更精确地定位判别性脑区，以实现痴呆的自动临床评分回归。

6.4 本 章 小 结

本章提出了一个用于阿尔茨海默病相关临床分数预测的多任务多尺度自适应感受野模型（MM-ARF），其主要包括两个关键模块：① 带有可选择卷积核的块级子网络 SKNet，用于从不同尺度的局部 sMRI 影像块中自适应学习多尺度特征，以适应不同程度的脑萎缩结构变化特征；② 多任务回归模型，其基于多任务学习思想联合预测多个阿尔茨海默病相关的临床分数。用 ADNI-1 和 ADNI-2 两个数据集对 MM-ARF 模型进行了评估，实验中每个 MR 影像对应 4 个不同的临床分数。4 个临床分数预测任务的实验结果都显示 MM-ARF 方法优于其他 7 个对比方法，即表明 MM-ARF 方法对阿尔茨海默病相关临床分数预测的有效性。此外，提出了一种多任务弱监督注意力网络（MWAN），它是一种端到端深度学习方法，从全脑磁共振影像中自动识别痴呆敏感脑区，用于多个临床评分的联合回归。具体来说，基于全卷积主干网络生成的特征图，MWAN 首先采用痴呆注意力模块，从全脑影像中自动定位被试特定的区分位置；然后，构建多任务回归模块，联合预测多个临床评分。本章提出的 MWAN 方法的所有组件都可以进行联合优化，以确保它们的一致性。来自 ADNI-1 和 ADNI-2 数据集的 1396 名被试的实验结果证明了本章提出的方法在自动区分定位和痴呆状态估计任务中的有效性。

参 考 文 献

[1] Li X, Wang W H, Hu X L, et al. Selective kernel networks[C]//Proceedings of the IEEE/CVF Conference on Computer Vision and Pattern Recognition, Long Beach, CA, 2019: 510–519.

[2] Liu M X, Zhang J, Adeli E, et al. Joint classification and regression via deep multi-task multi-channel learning for Alzheimer's disease diagnosis[J]. IEEE Transactions on Biomedical Engineering, 2019, 66(5): 1195–1206.

[3] Lian C F, Liu M X, Zhang J, et al. Hierarchical fully convolutional network for joint atrophy localization and Alzheimer's disease diagnosis using structural MRI[J]. IEEE Transactions on Pattern Analysis and Machine Intelligence, 2020, 42(4): 880–893.

[4] Jack C R Jr, Bernstein M A, Fox N C, et al. The Alzheimer's Disease Neuroimaging Initiative (ADNI): MRI methods[J]. Journal of Magnetic Resonance Imaging, 2008, 27(4): 685–691.

[5] Sled J G, Zijdenbos A P, Evans A C. A nonparametric method for automatic correction of intensity nonuniformity in MRI data[J]. IEEE Transactions on Medical Imaging, 1998, 17(1): 87–97.

[6]　Zhou B L, Khosla A, Lapedriza A, et al. Learning deep features for discriminative localization[C]//Proceedings of the IEEE Conference on Computer Vision and Pattern Recognition, Las Vegas, NV, 2016: 2921–2929.

[7]　Yang J F, She D Y, Lai Y K, et al. Weakly supervised coupled networks for visual sentiment analysis[C]//Proceedings of the IEEE Conference on Computer Vision and Pattern Recognition, Salt Lake City, UT, 2018: 7584–7592.

[8]　Ashburner J, Friston K J. Voxel-based morphometry—the methods[J]. NeuroImage, 2000, 11(6): 805–821.

[9]　Zhang J, Gao Y, Gao Y Z, et al. Detecting anatomical landmarks for fast Alzheimer's disease diagnosis[J]. IEEE Transactions on Medical Imaging, 2016, 35(12): 2524–2533.

[10]　Wen J H, Thibeau-Sutre E, Diaz-Melo M, et al. Convolutional neural networks for classification of Alzheimer's disease: Overview and reproducible evaluation[J]. Medical Image Analysis, 2020, 63: 101694.

第 7 章 多模态脑影像融合

在神经科学不断发展的今天，单一模态的神经成像已经不能满足研究者的需要，人们希望对大脑功能和结构两方面信息进行整合来实现多模态观测。近年来的研究表明，多种模态的影像数据具有一定的互补性，能够从多个角度反映大脑的功能和结构，并且能够帮助人们发现与脑疾病有关的多模态之间的共变性，从而提高诊断和预测精度。例如，结合互补的 fMRI 和 sMRI 可以同时反映大脑的动态活动变化和结构特征，在注意缺陷多动障碍（ADHD）、孤独症谱系障碍（ASD）、抑郁症（MDD）、精神分裂症（SZ）的诊断和行为预测任务中取得了更高的精度；结合基因和 fMRI 数据可以在精神分裂症的诊断中获得比单独使用任何一种模态数据更高的分类准确性，这说明基因和大脑的功能影像可以提供大脑的不同层面、互补的信息；结合 sMRI 和脑电图（EEG）可以同时捕获时域和空域的特征，在阿尔茨海默病（AD）患者的诊断上取得了显著高于单独成像方式的准确率；结合 fMRI、sMRI 和 DTI 数据可以从更多的视角为帕金森病（PD）患者提供更准确和可靠的生物标志物。综上，结合多种模态的数据可以更加全面地描述大脑的改变，从而能够在全脑范围内挖掘人脑功能、连接、结构的潜在共变性，这对于脑疾病的研究具有深刻意义，也是多模态融合的出发点。本章将介绍三种多模态脑影像融合方法，包括多核融合方法、有监督的多模态融合方法和基于三元组注意力网络的多模态融合方法。

7.1 多模态脑影像融合综述

神经成像是指能够直接或间接对神经系统（主要是脑）的功能、结构和药理学特性进行成像的技术，目前已经成为精神疾病学、神经科学和心理学研究中不可或缺的工具，在临床中对于脑肿瘤的分割，精神疾病的诊断、治疗和评价有着重要的意义。近年来，神经成像技术的快速发展使得研究人员可以利用多种成像方法采集同一被试不同模态的神经影像，从而能从不同角度提供有关大脑解剖结构或功能的信息，如常见的结构成像包括计算机断层扫描（CT）成像、弥散张量成像（DTI）、结构磁共振成像（sMRI），常见的功能成像包括功能磁共振成像（fMRI）、脑磁图（MEG）、正电子发射断层成像（PET）等。其中，CT 通过 X 射线束对人脑进行横截面扫描，反映大脑的结构异常；DTI 通过计量人体组织内水分子随机运动的特性来追踪大脑白质纤维并反映其解剖连接性；sMRI 可用于评估每个体素上灰质和白质的局部浓度或体积的变化，从而反映相应的解剖结构变化；fMRI 基于血氧水平依赖信号，反映任务态或静息态下脑部神经元的活动情况；MEG 则可以反映大脑电磁生理信号；PET 是一种典型的核医学成像技术，反映大脑的生理化学变化。如图 7.1 所示，上述所有的成像方式有自己的优势但同时也存在一些局限性，总的来说就是结构成像能清晰地提供器官的解剖形态，但无法反映器官的功能变化；功能成像能够提供器官的新陈代谢信息，但无法显示器官或病灶部位的解剖细节。因此，单独使用某一种模态的影像都不能同时获得大脑功能和结构的完整信息，尽管扫描对象的多模态影像数据共存，但是实际操作中却常常将它们单独分析，或者仅仅是对两种磁共振影像数据的分析结果进行简单比较或相关，模态间的互信息无法得到充分利用。

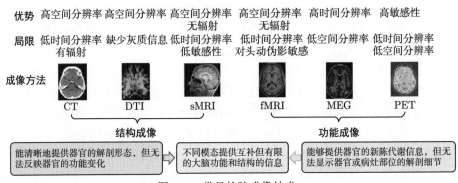

图 7.1　常见的脑成像技术

7.1.1　多模态融合方法

相对于使用单一模态来研究大脑与生理特征和认知行为特征之间的关系，多模态脑影像融合受到越来越多国内外研究学者的广泛关注。脑功能和脑结构之间存在一定的相关性且相互影响，现有大量证据证明：不同脑疾病在脑结构和脑功能上存在根本性的差异，如果仅仅比较一个模态的数据，模态间的隐含关联因素可能丢失，而这些隐含因素恰恰可能因为综合了不同模态的测量视角而具有更优的组间区分能力，如正常对照组（normal control, NC）与患者组，或多种病患组之间的区别。多模态融合由于能够发现单模态研究无法得到的模态间的共变性，成为精神疾病研究的理想手段。

现有的多模态融合方法及其优劣总结如图 7.2 所示。关于多模态的融合方法，大致可分为与模型无关的融合方法和基于模型的融合方法两大类。其中，与模型无关的融合方法较简单但实用性低，融合过程中容易产生损失；基于模型的融合方法较复杂但准确率高、实用性强，也是目前运用的主流方法。

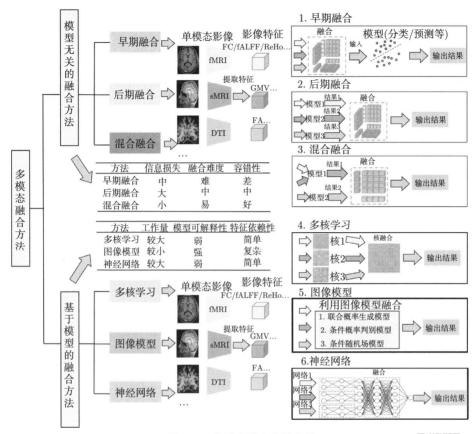

图 7.2　多模态融合方法总结

（扫码获取彩图）

1. 模型无关的融合方法

从多模态融合的发展进程来看，绝大多数的多模态融合都是采用模型无关的融合方法。针对不同的融合时期或融合水平，模型无关的融合方法可分为早期融合（即基于特征）、后期融合（即基于决策）和混合融合。早期融合在特征被提取后立即进行融合（通常是通过将它们简单地串联起来），后期融合是在每个模态做出决定（如分类或回归）后进行融合，混合融合结合了早期融合和单个模态分类或预测任务的输出。每种融合方法都有各自的特点，在不同的实验中，可以尝试使用不同的融合方法以得到更好的结果。模型无关的融合方法的一个优点是，它们可以使用几乎所有的单模态分类器或回归器来实现。以下对三种融合方法进行概述。

1）早期融合

早期融合，又称特征融合，是指在提取模态特征之后立刻进行的一种融合方式。早期融合可以看成研究人员进行多模态融合的早期尝试，因为它可以学习和利用每种模态的低水平特征之间的相关性和相互作用。特征融合的优势在于可以在早期利用来自不同模态的多个特征之间的相关性，适用于模态之间高度相关的情况。但是由于各种模态的表征、分布和分辨率可能有所不同，只进行简单的属性之间的连接可能会忽视各个模态独有的属性和相关性，并可能会产生数据之间的冗余和数据依赖。此外，早期融合要求在融合之前将融合的特征以相同的格式进行表示，但随着特征数量的增加，这些特征之间的交叉相关性越来越难获得，早期融合框架如图 7.2 所示。

2）后期融合

后期融合，也称为决策层融合，指的是在每种模态都做出决策（分类或回归）之后才进行的融合。进行后期融合，需要使用相应的模型对不相同的模态进行训练，再对这些模型输出的结果进行融合。它允许为每种模态使用不同的模型，因为不同的预测器可以更好地为每个单独的模态建模，从而提供更高的灵活性。此外，当缺少一种或多种模态时，后期融合可以更容易地进行预测，甚至可以在没有并行数据可用时进行训练。与之前的早期融合相比，后期融合方式可以处理简单的数据异步性，但其忽视了多个模态之间的低水平的相互作用，并且融合起来难度较高。由于不同的分类器需要不同的决策，学习过程变得既耗时又费力。后期融合框架如图 7.2 所示。

3）混合融合

混合融合组合了前两种融合方法，既在特征提取阶段进行前期融合，又在决策阶段使用模型进行后期融合，目前其已被广泛应用到医学影像融合领域中[1-3]。混合融合综合了早期融合与后期融合的优点，但也使模型的结构变得复杂并加大了训练的难度。混合融合框架如图 7.2 所示。

2. 基于模型的融合方法

1）多核学习方法

多核学习（multiple kernel learning，MKL）方法是对支持向量机（SVM）的扩展，它允许对数据的不同模态使用不同的内核[4]。由于内核可以看成数据点之间的相似函数，因此 MKL 中特定于模态的内核可以更好地融合异构数据。使用MKL 进行多模态融合可实现对各种精神疾病的准确分类和预测。除了内核选择的灵活性，MKL 的另一个优点是损失函数是凸的，允许使用标准优化包和全局最优解进行模型训练。由于在许多应用中，人们会提出许多可能的核函数，而在融合中不是选其中一个而是将它们结合使用，因此在多核学习方法中存在大量的工作。较高的时间复杂度和空间复杂度是多核学习方法不能广泛应用的主要原因。多核学习方法的另一个缺点是占用内存大，对训练数据有依赖性。多核学习方法融合框架如图 7.2 所示。

2）图像模型方法

图像模型（graphical model，GRM）方法也是一种常见的融合方法，主要通过对影像进行分割、拼接、预测操作将浅层或深度图形进行融合，从而得到最终的融合结果。图像模型主要可以分为两大类：生成模型和概率模型。早期使用图像模型进行多模态融合的方法主要是生成模型，如耦合[5]和阶乘隐马尔可夫模型[6]以及动态贝叶斯网络[7]。后来的研究中，概率模型更受欢迎，如条件随机场（conditional random field，CRF）模型[8]，结合影像描述的特征，利用 CRF 模型融合多模态信息，从而更好地分割影像。基于图像模型的多模态融合方法主要应用于大脑病灶（如肿瘤）的分割和检测任务中。图像模型方法的优势主要是它们容易发掘数据中的空间结构和时间结构，将专家知识嵌入模型中，使得模型的可解释性增强。图像模型方法的缺点是特征之间具有复杂的依赖关系，并且模型的泛化性不强。图像模型方法融合框架如图 7.2 所示。

3）神经网络方法

由于神经网络在特征提取和数据表示方面的强大能力，基于神经网络的影像处理技术成为近年来人工智能领域的研究热点，它从信息处理的角度将人体大脑内的神经元进行模型化，不断地完善模型以逼近大脑学习和思维的过程。神经网络通常使用长短期记忆（long short-term memory，LSTM）网络和递归神经网络（recurrent neural network，RNN）来融合多模态信息。目前神经网络方法已广泛用于多模态融合任务，并且在医学影像分析领域显示了潜力。将神经网络方法应用于多模态融合中具有较强的学习能力、较好的可扩展性，而其主要缺陷是模型可解释性随模态数量的增加而变差，并需要依赖大量的训练数据。神经网络方法融合框架如图 7.2 所示。

7.1.2 多模态融合在脑疾病诊断中的应用

越来越多的研究表明，脑疾病患者的脑部存在独特的形态特征、连接的改变以及功能的变化，使用先进的多模态融合技术有助于挖掘出不同模态影像数据之间的交叉信息，从而找到脑疾病不同模态之间的共变性，可以从多个方面增进人们对脑疾病病理机制的理解。

Bowman 等[9]通过结合 sMRI、DTI 和静息态 fMRI 数据探索了 ADHD 患者的大脑结构和功能的变化，发现前扣带回和后扣带回的功能活动显著降低，小钳中的分数各向异性（fractional anisotropy，FA）值降低，双侧额叶皮质变薄。Mueller 等[10]使用结合 sMRI、dMRI 和 fMRI 发现 ASD 患者的右侧颞顶叶交界区和左侧额叶显示 FA 值降低，同时功能连接性降低，灰质体积有减小的趋势；双侧颞上回显示功能连接性显著下降，灰质体积减小。在精神分裂症诊断中，Schlösser

等[11] 结合 fMRI 和 DTI 数据发现前额叶和枕叶皮质区域的额叶分数各向异性减弱与 fMRI 激活之间存在直接相关性。这一发现强调了额叶–颞叶回路的解剖学变化与前额叶皮层功能改变之间的潜在关系。Koch 等[12] 的一项研究表明，白质纤维完整性增加了左颞上回的径向扩散率与决策期间外侧额叶和扣带回皮质以及背侧纹状体、下丘脑、左右小脑和右侧脑岛的神经元激活减少有关。这些发现清楚地表明，完整的白质连接对参与决策相关过程的神经元网络的功能激活模式和强度起着重要作用。Zhou 等[13] 利用静息态 fMRI 和 FA 研究了海马与其他区域之间的功能和解剖连通性。与情景记忆相关区域（如后扣带皮层、纹外皮层、内侧前额叶皮层和海马旁回）相比，精神分裂症患者的双侧海马功能连接性降低。同样，患者穹窿体的平均 FA 显著降低，表明功能和解剖连接同时减少。Sui 等[14] 结合 fMRI 和 DTI 数据来区分双相情感障碍和精神分裂症，发现两种疾病在背外侧前额叶皮层、丘脑和钩束存在重叠的损伤，而在内侧额叶和视觉皮层以及枕额束中存在差异。Vasic 等[15] 结合 fMRI 和 sMRI 数据评估 MDD 患者的异常局部脑血流量和灰质体积，揭示了 MDD 症状的严重程度和双侧海马旁回的异常局部脑血流量呈负相关，与右中额皮层异常局部脑血流量呈正相关，并发现了患者的额颞叶灰质体积减小。Ruppert 等[16] 结合 PET 和静息态 fMRI 数据研究 PD 患者的代谢和功能连接的变化，确定了运动损伤与多个大脑区域的代谢减退和连接减退之间的相关性。Soldner 等[17] 结合 fMRI 和 DTI 数据，确定了 AD、轻度认知障碍（MCI）和健康对照组人群静息态下后扣带回的结构完整性与海马和海马旁回的功能连接之间的关联。结果表明，在健康状态下，后扣带回和海马之间的默认网络（default mode network，DMN）的有效连接主要是通过海马旁回的间接途径来维持的。AD 和 MCI 患者的这种连接出现了变化，这很可能反映了疾病早期海马区域的病变。

7.2　多核融合方法

AD 是老年人中常见的慢性疾病之一，也是痴呆中最常见的类型。据报道，到 2050 年，每 85 人中就有 1 人将受到影响[18]。因此，AD 的准确诊断非常重要，特别是被称为遗忘型轻度认知障碍（MCI）的 AD 早期阶段。已有研究表明 AD 与大脑的结构性萎缩、病理性淀粉样蛋白沉积和代谢改变有关。目前，几种模态的生物标志物已被证明对 AD 和 MCI 有较高的敏感性，包括磁共振（MR）成像中测量的脑萎缩、通过功能成像测量的低代谢信号，以及通过脑脊液（cerebrospinal fluid, CSF）测定的特定蛋白质的异常。因此，本节结合三种模态生物标志物的测量值，即 MRI、PET 和 CSF，以区分 AD 和 NC，或 MCI 和 NC。为了有效地结合三种不同的生物标志物进行分类，使用一种简单而有效的多核融合方法，该方法可以自然地嵌入传统的 SVM 分类器中，无需额外的步骤。实验结果表明，与使用最佳的单模态生物标志物相比，使用 MRI、PET 和 CSF 三种模态进行融合的方法在 AD 或 MCI 分类中表现出更好的性能。

7.2.1 基于核方法的多模态数据融合和分类

假设有 n 个训练样本，每个样本都有 M 种模态。令 $X_i^{(m)}$ 表示第 i 个样本的第 m 个模态的特征向量，其对应的类标签为 $y_i \in \{1, -1\}$。基于多核的 SVM 解决了以下主要问题：

$$\min_{W^{(m)}, b, \xi_i} \frac{1}{2} \sum_{m=1}^{M} \beta_m \left\| W^{(m)} \right\|^2 + C \sum_{i=1}^{n} \xi_i$$

$$\text{s.t.} \quad y_i \left(\sum_{m=1}^{M} \beta_m \left(\left(W^{(m)} \right)^{\mathrm{T}} \phi^{(m)} \left(X_i^{(m)} \right) + b \right) \right) \geqslant 1 - \xi_i, \quad \xi_i \geqslant 0, i = 1, 2, \cdots, n \tag{7.1}$$

其中，$W^{(m)}$、$\phi^{(m)}$ 和 $\beta_m(\beta_m \geqslant 0)$ 分别表示超平面的法线向量、核诱导映射函数和第 m 个模态的融合权重。与传统的 SVM 类似，多核 SVM 的对偶形式可以表示如下：

$$\max_{\alpha} \sum_{i=1}^{n} \alpha_i - \frac{1}{2} \sum_{i,j} \alpha_i \alpha_j y_i y_j \sum_{m=1}^{M} \beta_m k^{(m)} \left(X_i^{(m)}, X_j^{(m)} \right)$$

$$\text{s.t.} \quad \sum_{i=1}^{n} \alpha_i y_i = 0, \quad 0 \leqslant \alpha_i \leqslant C, i = 1, 2, \cdots, n \tag{7.2}$$

其中，$k^{(m)} \left(X_i^{(m)}, X_j^{(m)} \right) = \phi^{(m)} \left(X_i^{(m)} \right)^{\mathrm{T}} \phi^{(m)} \left(X_j^{(m)} \right)$ 是关于第 m 个模态的两个训练样本的核函数；n 是训练样本的数量。

对于新的测试样本 $X = \left\{ X^{(1)}, X^{(2)}, \cdots, X^{(M)} \right\}$，首先将 $k^{(m)} \left(X_i^{(m)}, X^{(m)} \right) = \phi^{(m)} \left(X_i^{(m)} \right)^{\mathrm{T}} \phi^{(m)} \left(X^{(m)} \right)$ 表示为第 m 个模态上的新测试样本和每个训练样本之间的核。然后，可以得到预测标签的决策函数如下：

$$f \left(X^{(1)}, X^{(2)}, \cdots, X^{(M)} \right) = \mathrm{sgn} \left(\sum_{i=1}^{n} y_i \alpha_i \sum_{m=1}^{M} \beta_m k^{(m)} \left(X_i^{(m)}, X^{(m)} \right) + b \right) \tag{7.3}$$

显而易见，如果把 $k(X_i, X_j) = \sum_m \beta_m k^{(m)} \left(X_i^{(m)}, X_j^{(m)} \right)$ 解释为多模态训练样本 X_i 和 X_j 之间的混合核，把 $k(X_i, X) = \sum_m \beta_m k^{(m)} \left(X_i^{(m)}, X^{(m)} \right)$ 解释为多

模态训练样本 X_i 和测试样本 X 之间的混合核，基于多核的 SVM 可以自然地嵌入传统的单核 SVM 中。

如上所述，这种方法可以为融合来自不同模态的各种数据提供一种方便有效的方法。图 7.3 给出了多模态数据融合和分类的示意图。

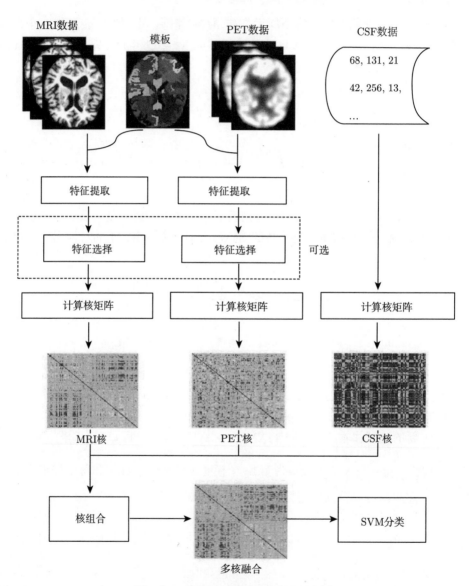

图 7.3　多模态数据融合和分类示意图

7.2.2 基于 MRI、PET 和 CSF 的多模态分类实验结果

首先根据 AD 神经成像数据集 ADNI 中 202 名基线被试的 MRI、PET 和 CSF 生物标志物,测试多模态分类方法在识别健康对照和 AD(或 MCI)方面的表现。表 7.1 比较了多模态分类方法与仅使用单独模态方法的分类精度,图 7.4 显示了不同分类方法对应的 ROC 曲线。从表 7.1 和图 7.4 中可以看出,MRI、PET 和 CSF 的联合测量始终能在 AD(或 MCI)患者和 NC 之间实现更准确的区分。

表 7.1 单模态和多模态分类方法的性能比较 (单位:%)

方法	AD vs. NC			MCI vs. NC		
	ACC	SEN	SPE	ACC	SEN	SPE
MRI	86.2 (82.9 ~ 89.0)	86 (82.7 ~ 88.7)	86.3 (83.1 ~ 89.1)	72.0 (68.4 ~ 74.7)	78.5 (68.4 ~ 74.7)	59.6 (55.1 ~ 63.7)
CSF	82.1 (80 ~ 84.9)	81.9 (80 ~ 84.7)	82.3 (80 ~ 85.1)	71.4 (68.2 ~ 73.3)	78 (75.6 ~ 79.4)	58.8 (54.3 ~ 61.7)
PET	86.5 (82.9 ~ 90.5)	86.3 (82.7 ~ 90.3)	86.6 (83.1 ~ 90.6)	71.6 (67.4 ~ 74.7)	78.2 (75 ~ 80.6)	59.3 (52.9 ~ 63.7)
本节方法	93.2 (89.0 ~ 96.5)	93 (88.7 ~ 96.3)	93.3 (89.1 ~ 96.6)	76.4 (73.5 ~ 79.7)	81.8 (79.4 ~ 84.4)	66.0 (62.6 ~ 70.3)
基线方法	91.5 (88.5 ~ 96.5)	91.4 (88.3 ~ 96.3)	91.6 (88.6 ~ 96.6)	74.5 (71.9 ~ 78.2)	80.4 (78.3 ~ 83.3)	63.3 (59.7 ~ 68.3)

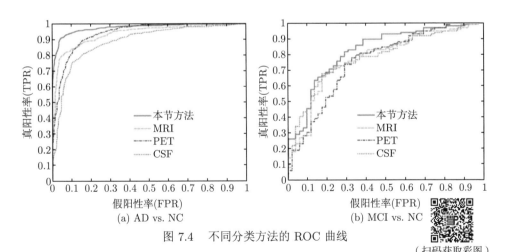

(a) AD vs. NC (b) MCI vs. NC

图 7.4 不同分类方法的 ROC 曲线

(扫码获取彩图)

表 7.1 还表明,对于 AD 分类,每种分类方法的准确性、敏感性和特异性差异不大(共检测了 5 种方法),而对于 MCI 分类,差异相对较大。这种具有高敏感性的特征可能更有利于诊断,因为将 MCI 患者误诊为健康对照(在本例中敏感性降低)和将健康对照误诊为 MCI 患者(在本例中特异性降低)的成本是不同的,前者的成本远高于后者。受此结果的启发,进一步将 MCI 队列划分为 18

个月内转化为 AD 的转化 MCI 和 18 个月内未转化为 AD 的非转化 MCI，然后计算有多少转化 MCI 和非转化 MCI 被正确归类为 MCI。本节方法的结果显示，91.5% 的转化 MCI 和 73.4% 的非转化 MCI 被正确分类。

为了与其他多模态分类方法进行比较，还使用特征连接作为多模态 AD（MCI）分类的基线方法，从而得到表 7.1 底部的分类结果。从表 7.1 中可以看出，本节方法的准确性、敏感性和特异性均优于基线方法。

7.3　基于参考信息的多模态融合方法

在神经心理学的研究中，越来越多的证据表明，精神疾病患者往往伴随有严重的大脑结构和功能上的异常。通过联合分析多种数据并利用不同模态数据之间的交互信息，多模态融合技术能够帮助人们更好地理解大脑潜在的结构–功能的共变模式，如大脑的结构如何影响大脑的功能、大脑的功能反映大脑结构的信息程度、是大脑的结构还是功能最终控制人的行为和认知等。越来越多的研究者开始关注如何识别出影响人类认知或行为等特定感兴趣指标的大脑功能和结构的共变模式，而现有的多模态融合方法大多是完全由数据驱动的。因此，本节提出一种有监督的多模态融合模型 MCCAR+jICA（multi-set CCA with reference + joint ICA，基于参考信息的多集典型相关分析 + 联合独立成分分析），该方法除了能够保持原有的（MCCA+jICA）源成分分离的性能，还能够进一步利用参考信息（reference）来检测出与该参考信息显著相关的多模态共变模式，且该共变模式是无监督融合方法无法检测到的。

7.3.1　有监督的多模态融合方法

MCCAR+jICA 的核心思想很直接，即在保持 MCCA+jICA 源成分分离性能的基础上，同时最大化各模态与参考信息之间的相关性，以此引入参考信息如认知评分来指导多模态的融合，如图 7.5 所示。

假设有 n 个多模态的数据集 X_k，每一个数据集 X_k 都是 M 个成分 C_k 的线性组合（非奇异的混合矩阵 A_k），即

$$X_k = A_k \cdot C_k, \quad k = 1, 2, \cdots, n \tag{7.4}$$

MCCAR 在传统的 MCCA 模型中加入了额外的约束，除了最大化各模态典型变量之间的相关性，同时最大化各模态典型变量 A_k 与参考信息之间的列向相关性，如图 7.5(c) 及式 (7.5) 所示。这里，参考信息 ref 为一个 $N \times 1$ 的向量，N

为被试个数。

$$k \sum_{k,j=1}^{n} \left\{ \|\mathrm{corr}\,(A_k, A_j)\|_2^2 + 2\lambda \|\mathrm{corr}\,(A_k, \mathrm{ref})\|_2^2 \right\} \tag{7.5}$$

其中，$\mathrm{corr}\,(A_k, A_j)$ 是 A_k 与 A_j 的列向相关性；$\mathrm{corr}\,(A_k, \mathrm{ref})$ 是 A_k 与参考信息之间的列向相关性，$k, j = \{1, 2, \cdots, n\}, k \neq j$。

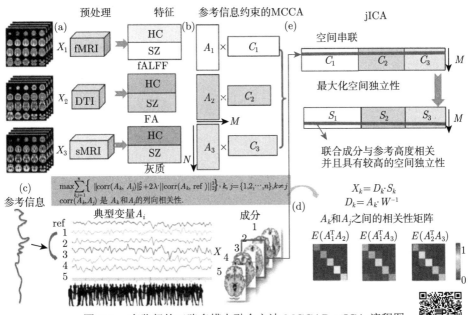

图 7.5 有监督的三路多模态融合方法 MCCAR+jICA 流程图

（扫码获取彩图）

本章提出的 MCCAR 的基本思想是：假定有 N 个被试，首先利用奇异值分解对数据 X_k 进行降维，去掉冗余和噪声，得到数据信号的子空间 $Y_k = X_k E_k$，其中 Y_k 是 $N \times M$ 矩阵，E_k 包含了前 M 个最大奇异值。接着将 Y_k 作为 MCCAR 的输入，通过最大化各模态典型变量之间的相关性平方和（the sum of squared correlations，SSQCOR），并同时最大化各模态典型变量与参考信息之间的相关性平方和。将 MCCAR 的优化过程归纳如下：典型变量 A_k（可由 $A_k = Y_k w_k$ 求得）被联合分解为 M 个成分，典型系数向量 w_k 可通过以下 2 个阶段更新。

阶段 1：

$$\left\{ w_1^{(1)}, w_2^{(1)}, \cdots, w_n^{(1)} \right\} = \arg \max_w \left\{ \sum_{k,j=1}^{n} \left| R_{k,j}^{(1)} \right|^2 + 2\lambda \sum_{k=1}^{n} \left| R_{k,\mathrm{ref}}^{(1)} \right|^2 \right\} \tag{7.6}$$

阶段 2:

当 $i = 2, \cdots, t$ 时，

$$\left\{ w_1^{(i)}, w_2^{(i)}, \cdots, w_n^{(i)} \right\} = \arg \max_w \left\{ \sum_{k,j=1}^{n} \left| R_{k,j}^{(i)} \right|^2 + 2\lambda \sum_{k,j=1}^{n} \left| R_{k,\mathrm{ref}}^{(i)} \right|^2 \right\} \tag{7.7}$$
$$\mathrm{s.t.} \quad w_k^{(i)} \perp \left\{ w_k^{(1)}, w_k^{(2)}, \cdots, w_k^{(i-1)} \right\}, \quad k = 1, 2, \cdots, n$$

其中，$w_k^{(i)}$ $(i = 1, 2, \cdots, t)$ 是典型系数矩阵 w 的第 i 列；$R_{k,j}^{(i)} = \mathrm{corr}\left(A_k^{(I)}, A_j^{(i)} \right)$ 是 A_k 的第 i 列与参考信号（长度为被试个数）之间的相关性；λ 是平衡目标函数 $\sum_{k,j=1}^{n} \left| R_{k,j}^{(i)} \right|^2$ 和 $\sum_{k=1}^{n} \left| R_{k,\mathrm{ref}}^{(i)} \right|^2$ 之间权重的正则化参数，并且控制优化过程的收敛性。SSQCOR 在阶段 i 是以 w_k 为自变量的函数 $f\left(w_1^{(i)}, w_2^{(i)}, \cdots, w_n^{(i)} \right)$ 约束条件 $\left(w_k^{(i)} \perp \left\{ w_k^{(1)}, w_k^{(2)}, \cdots, w_k^{(i-1)} \right\} \right)$ 等价于在目标函数 f 中加入拉格朗日乘子，进而得到 $g\left(w_1^{(i)}, w_2^{(i)}, \cdots, w_n^{(i)} \right)$。然后，令目标函数 g 对 $w_k^{(i)}$ 进行求偏微分 $\frac{\partial g}{\partial w_k^{(i)}}$ $(i = 1, 2, \cdots, t, k = 1, 2, \cdots, n)$ 实现迭代。详细的求解过程见文献 [19]。

图 7.5 中 $k \neq j, k, j = 1, 2, 3$，给出了一个简单的例子，假定 $M = 5$，如图 7.5(b) 和 (c) 所示。基于上述 MCCAR 的优化求解过程，可以同时得到 A_1，A_2，A_3，如图 7.5(d) 所示，且满足式 (7.8) 和式 (7.9) 条件：

$$E\left\{ A_k^{\mathrm{T}} A_k \right\} = I \tag{7.8}$$

$$E\left\{ A_k^{\mathrm{T}} A_k \right\} \approx \mathrm{diag}\left(R_{k,j}^{(1)}, R_{k,j}^{(2)}, \cdots, R_{k,j}^{(M)} \right) \tag{7.9}$$

如图 7.5 所示，A_k 与 A_j 之间的协方差矩阵是对角阵。最终能够得到一个或多个联合成分（图例中是每个模态的第 3 个成分为联合成分），该联合成分即与参考信息显著相关的目标成分。

虽然 MCCAR 在很多情况下能够提取得到目标成分，但是由 MCCAR 得到的每一模态的空间图谱 C_k 在某些情况下并非完全独立，各个空间成分可能会有重叠，出现脑图谱高度类似而对应的混合向量不一致的问题，难以进行生物学解释。因此，为了能够保留目标成分，并同时最大化空间成分，将联合独立成分分析（joint independent component analysis，jICA）应用于进一步分解沿像素方向串联的多模态图谱 $[C_1, C_2, \cdots, C_M]$；最终各个模态都被分解为独立的脑图谱（S_k，行向量空间独立性最大化）和对应的混合矩阵 D_k：

$$W [C_1, C_2, \cdots, C_M] = [S_1, S_2, \cdots, S_M] \tag{7.10}$$

结合式 (7.4) 可得

$$X_k = D_k S_k = \left(A_k W^{-1}\right) S_k, \quad k = 1, 2, \cdots, n \tag{7.11}$$

因此，相较于无监督的 N 路分解方法，MCCAR+jICA 同时保证了各模态成分的空间独立性和各模态混合系数与参考信息的相关性。这意味着在真实的脑影像融合应用问题中，将能够探索与感兴趣的特定临床指标相关的多模态共变成分。

7.3.2 与其他融合方法在检测目标成分上的性能比较

将提出的 MCCAR+jICA 与该方法的 4 种变形（MCCA1、MCCA2、MCCAR、MCCA+jICA）在模拟数据集中进行了详细的性能对比。这里 MCCA1 表示的是由最大方差优化求解 MCCA 的方法，MCCA2 表示的是由最大化相关性平方和求解 MCCA 的方法。图 7.6（a）展示了各方法在峰值信噪比 PSNR=7 的情况下提取出与参考信息显著相关的联合独立成分能力的对比结果。很明显，只有有监督的融合方法 MCCAR、MCCAR+jICA 能够挖掘出目标成分，并且各模态之间是正确的对应关系（相同的顺序 [1,1,1]，且全部都与参考信息相关），即各模态中与参考信息对应的成分是一个联合独立成分。图 7.6（b）和（c）为 16 种噪声水平下，各方法估计得到的目标成分的精确度对比箱线图。可以看出，MCCA+jICA 和 MCCAR+jICA 在对目标成分的源成分 S_k 和混合矩阵 $A_k W^{-1}$ 的估计方面要明显优于其他融合方法。图 7.6（d）为目标成分模态之间的相关性（黑色线表示的是真实值），图 7.6（e）为估计得到的目标成分各模态之间相关性的平均绝对误差。显然，MCCAR+jICA 的估计精度最接近真实各模态之间的相关性值。

	PSNR = 7		fMRI		dMRI		sMRI	
	与ref相关性	目标IC顺序 (fMRI, dMRI, sMRI)	r	p	r	p	r	p
	真实相关性	(7, 4, 1)	−0.253	0.011	−0.263	0.008	−0.250	0.012
盲源分离方法	MCCA1_maxvar	(5, 2, 5)	−0.199	0.047	−0.199	0.048	−0.256	0.010
	MCCA2_ssqcor	(7, 1, 7)	−0.247	0.013	−0.199	0.047	−0.250	0.012
	MCCA+jICA	(4, 2, 3)	0.233	0.020	−0.257	0.010	−0.249	0.013
有监督的方法	MCCAR	(1, 1, 1)	−0.252	0.011	−0.281	0.005	−0.287	0.006
	MCCAR+jICA	(1, 1, 1)	−0.264	0.008	−0.274	0.005	−0.265	0.008

(a) 获得联合成分的能力

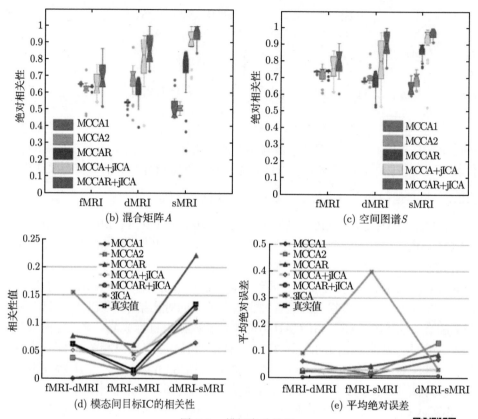

图 7.6   模拟实验结果

（扫码获取彩图）

7.3.3   SZ 中与工作记忆相关的多模态脑模式

在真实数据的应用中，首先将提出的有监督融合方法 MCCAR+jICA 应用在功能生物医学信息学研究网络（function biomedical informatics research network，FBIRN）的多模态数据集上，该数据集包含了 294 个被试（147 个精神分裂症患者，147 个与人口统计学信息相匹配的正常对照组），所有被试的工作记忆评分均已使用计算机多相交互神经认知双显示系统（computerized multiphasic interactive neurocognitive dual display system，CMINDS）评估。3 个模态的 MRI 特征，包括 fMRI 的 fALFF、dMRI 的 FA，以及 sMRI 的 GMV 作为 MCCAR+jICA 的输入，其中工作记忆评分为参考信息指导多模态融合。FBIRN 数据集中的参数 λ 是由交叉验证策略确定的，最终确定 $\lambda = 0.8$。根据改进后的最小描述长度（minimum description length，MDL）准则[20]，每个模态的成分个数估计为 20个。接着，对分离得到的每个模态的独立成分的混合系数进行了双样本 t 检验。

在融合得到的 20 个独立成分中，发现了一个 3 模态联合共变成分——IC6，

即该成分既与工作记忆评分相关（$r = 0.296^*$、0.241^*、0.301^*），又在 fMRI、dMRI、sMRI 中存在显著的组间差异（$p = 7.4 \times 10^{-6*}$、$1.0 \times 10^{-3*}$、$7.0 \times 10^{-9*}$，* 表示通过了 FDR 多重比较校正）。图 7.7（a）显示了各模态成分的空间图谱（先转化成 Z 值，再在 $|Z| > 2$ 阈值下进行可视化），图中正的 Z 值（红色脑区）表示 NC 高于 SZ，负的 Z 值（蓝色的脑区）表示 SZ 高于 NC。图 7.7（b）为联合独立成分 IC6 的混合系数与工作记忆评分的相关性散点图，可以看出各模态 IC6 的混合系数与工作记忆评分均呈正相关，即混合系数越大，对应被试的工作记忆认知功能越好。图 7.7（c）展示了联合成分 IC6 的混合系数的组间差异的箱线图，其中 3 个模态的均值统一显示为 NC 大于 SZ。此外，联合独立成分 IC6 与阳性和阴性症状量表（positive and negative syndrome scale，PANSS）的负症状评分呈负相关（$r = -0.229^*$、-0.276^*、-0.240^*），而与 PANSS 的正症状评分并没有显著的相关性。

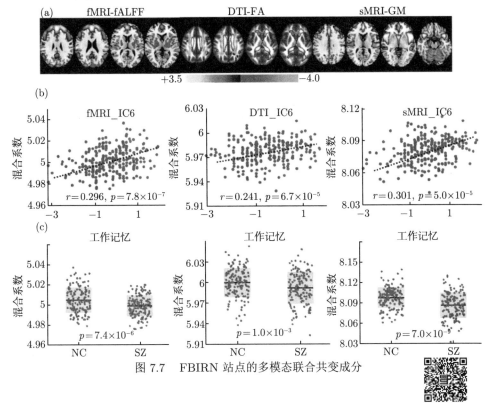

图 7.7　FBIRN 站点的多模态联合共变成分

（扫码获取彩图）

在联合独立成分 fMRI–IC6 和 sMRI–IC6 中，精神分裂症患者的背外侧前额叶（dorsolateral prefrontal cortex，DLPFC）的 fALFF 值和 GM 体积均小于正常对照组。已有的两个荟萃分析的结果显示，DLPFC 是目前公认的较一致的、精神分裂症中与工作记忆相关的异常脑区[21-23]。结构影像的研究结果表明，DLPFC是一个关键脑区，它的灰质体积在 SZ 中显示是降低的。本节结果表明，SZ 中DLPFC 脑区降低的 fALFF 和 GM 体积对应了较差的工作记忆功能[24]。

单独地，对于 fMRI，患者的额上回、额中回、颞上回和顶下小叶相较于正常人都显示较低的 fALFF 值，并且在 fALFF 这一模态中同时检测到了额–颞（fronto-temporal）和额–顶（fronto-parietal）环路的异常，其中额–颞的功能连接异常是导致 SZ 精神症状异常的机制，特别是幻听，而额–顶环路的异常则会导致 SZ 的执行功能和认知功能障碍，特别是工作记忆损伤[25]。

对于 sMRI，SZ 在前扣带回皮质（anterior cingulate cortex，ACC）、脑岛（ACC 和脑岛是突显网络（salience network，SAN）的核心节点），以及尾状核、丘脑、海马这些皮下核团的灰质体积相较于正常人有所减小[26]。有研究表明，背外侧前脑岛和 ACC 在介导情感工作记忆处理中涉及情绪感知与执行控制之间的相互作用中发挥关键作用[26]。虽然 DLPFC 异常是精神分裂症中报道的最一致的损伤，但异常的激活模式并不局限于这一个脑区。关于 SZ 工作记忆的荟萃分析报道指出，除了 DLPFC 这一个脑区的功能障碍，ACC 和双侧脑岛也参与了SZ 的工作记忆功能[21,22]。因此，本节方法成功复现了前人研究结果中发现的精神分裂症患者的前额叶灰质体积减小的情况。对于 dMRI，SZ 中共变的上纵束（superior longitudinal fasciculus，SLF）、小钳（minor forceps，MINF）和大钳（major forceps，MAJF），这些主要的白质纤维束中的 FA 值是降低的。

7.4　基于三元组注意力网络的多模态融合方法

癫痫是脑功能障碍最常见的神经系统疾病之一，它是由脑神经元突然异常放电引起的，导致短暂的脑功能障碍。颞叶癫痫（temporal lobe epilepsy，TLE）和额叶癫痫（frontal lobe epilepsy，FLE）是局灶性癫痫中最大的两个亚型。对于癫痫及其亚型的诊断，人工智能技术驱动的多模态数据融合具有实质性的理论和实践意义。但是近年来对多模态融合诊断方法的研究具有以下缺点：① 它们通常平等地对待来自不同模态的所有特征，而不考虑它们对分类的重要性；② 若仅考虑成对样本之间的相关性和差异，则可能会丢失高阶信息。因此，本节提出一种从多模态脑影像中学习高阶辨别特征的癫痫诊断新方法。与传统的多模态数据融合方法不同，该方法不仅自适应地融合模态之间的特征，还通过公共空间提供有效的特征表示。实验结果表明，和其他方法相比，所提出的方法可以提高诊断精度并有效地定位不同癫痫亚型患者的辨别性脑区。

7.4.1 基于自注意力的多模态融合方法

基于具有自注意力和交叉注意力机制的三元组注意力网络提出的诊断框架如图 7.8 所示。具体而言，首先将 fMRI 的单模态作为编码器的输入，并使用自注意力机制提取其自身的重要特征。其次，作为解码器的输入，利用 DTI 计算自注意力，并计算 DTI 和 fMRI 之间相互的注意力（即交叉注意力），从而实现两种模态之间的融合。为了学习样本的高阶特征表示，使用三个样本形成一个三元组，其中只有两个样本属于同一类。将三元组输入孪生网络，然后可以获得相应的表示向量，将这些向量通过损失函数进行优化。最后，采用 k 近邻（k-nearest neighbor，KNN）分类器来获得最终的分类结果。

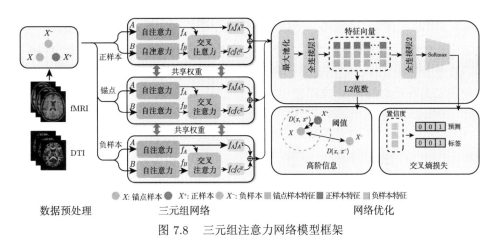

图 7.8　三元组注意力网络模型框架

在基于脑成像的疾病诊断中，单模态数据（如 fMRI 或 DTI）包含其独特的辨别信息，可用于通过自注意力机制来挖掘时间或空间结构的内部特异性。将 fMRI 的特征矩阵定义为 $A \in \mathbf{R}^{N \times T}$，其中 N 表示感兴趣区域的数量，T 是时间点的数量，矩阵 A 的行向量表示单个感兴趣区域的血氧水平依赖（blood oxygenation level dependent，BOLD）信号的记录。类似地，将 DTI 特征矩阵定义为 $B \in \mathbf{R}^{N \times N}$，矩阵中的值表示白质纤维束的数量，这可以反映大脑区域之间连接的强度。然后，通过线性映射对矩阵 A 和 B 执行不同的变换：

$$Q_A = AW_Q^A, \quad K_A = AW_K^A, \quad V_A = AW_V^A \tag{7.12}$$

$$Q_B = BW_Q^B, \quad K_B = BW_K^B, \quad V_B = BW_V^B \tag{7.13}$$

其中，W_Q、W_K、W_V 是分别用于生成查询向量 Query、键向量 Key 和值向量 Value 的参数矩阵，这些参数矩阵在模型训练期间通过网络的反向传播来更新。通过计算 Q 和 K 之间的点积相关性来获取大脑区域之间的注意力系数，然后将其输入 Softmax 函数。最后，通过注意力权重和 V 的乘积计算具有自注意力的特征矩阵：

$$f_A = \text{Softmax}\left(\frac{Q_A K_A^{\text{T}}}{\sqrt{d_1}}\right) V_A \tag{7.14}$$

$$f_B = \text{Softmax}\left(\frac{Q_B K_B^{\text{T}}}{\sqrt{d_2}}\right) V_B \tag{7.15}$$

其中，$f_A \in \mathbf{R}^{N \times T}$ 和 $f_B \in \mathbf{R}^{N \times N}$ 分别是 fMRI 和 DTI 的新特征图；d 是维度与 K 的维度相等的归一化参数，即 $d_1 = T$ 和 $d_2 = N$。

为了实现结构模态和功能模态之间的数据融合，将 f_A 和 f_B 作为交叉注意力计算模块的输入，然后 DTI 可以被视为辅助信息，并通过使用交叉注意力嵌入 fMRI 的功能特征中。具体来说，Key 和 Value 矩阵将被 f_A 替换，而 Query 矩阵将被 f_B 替换。为了保持两个矩阵维度的一致性，将 f_A 乘以其自身的转置矩阵。与自注意力机制不同，这里计算两种模态之间的相互注意力。最后，融合两种模态的注意力权重乘以 f_A，从而获得特征图 f_C：

$$f_C = \text{Softmax}\left(\frac{f_B f_A f_A^{\text{T}}}{\sqrt{d_2}}\right) f_A \tag{7.16}$$

其中，$f_C \in \mathbf{R}^{N \times T}$ 具有与 f_A 相同的维度。在这项工作中，使用注意力机制来提取大脑区域之间的交互融合特征。为了在施加自注意力权重后整合多个大脑区域的特征，可以通过计算特征矩阵及其自身转置的乘积来实现。该方法将多个脑区域的高维特征转换为脑区域之间的交互程度，这有助于后续提取关键大脑区域。具体地，将 F_A 和 F_C 相加得到主干网络的输出 F：

$$\begin{aligned} F &= F_A + F_C \\ &= \frac{f_A f_A^{\text{T}}}{\sqrt{d_2}} + \frac{f_C f_C^{\text{T}}}{\sqrt{d_2}} \end{aligned} \tag{7.17}$$

自注意力模块和交叉注意力模块中的所有参数都是共享的，包括参数矩阵 W 和前馈网络中的参数。

若三元组中的样本是可比较的，则应使用相同的网络参数生成它们的特征向量。这里使用多通道孪生网络来实现这一目标。假设在单个训练过程中接收到一个三元组嵌入向量 $\text{TE} = (E_a, E_p, E_n)$，它们分别由三个具有共享权重的子网络产生：

$$X_i = \text{FC}(F_i) \tag{7.18}$$

$$E_i = ||X_i||_2 \tag{7.19}$$

其中，$i \in \{a, p, n\}$ 表示锚点样本、正样本和负样本在三元组中的索引；F_i 为式 (7.17) 中的特征图；$FC(\cdot)$ 表示全连接层。在式 (7.19) 中，将特征 F_i 映射到具有 L2 范数约束的 d 维公共空间。因此，可以通过嵌入向量 E_1 和 E_2 之间的距离来测量样本的相似性。在这项工作中，选择欧几里得距离作为相似性度量：

$$D(E_1, E_2) = ||E_1 - E_2||_2^2 \tag{7.20}$$

我们期望锚点样本和正样本之间的距离会越来越近，同时负样本距离锚点样本更远。为此，三元组网络的损失函数为

$$\mathscr{L}_1(x, x^+, x^-) = \max(D(x, x^+) + \text{margin} - D(x, x^-), 0) \tag{7.21}$$

其中，x、x^+ 和 x^- 分别是锚点样本、正样本和负样本；margin 是分离正样本和负样本的间隔阈值。为了避免"推拉"样本之间的距离时出现对原始样本特征的"灾难性遗忘"现象[27]，使用交叉熵损失函数来辅助网络参数更新：

$$\mathscr{L}_2(x, Y) = -Y\log P(x) - (1 - Y)\log(1 - P(x)) \tag{7.22}$$

其中，$P(x)$ 为将嵌入向量划分为某一类的概率；Y 为样本 x 的标签。因此，最终损失函数定义如下：

$$\mathscr{L}(x, x^+, x^-, Y) = \alpha \times \mathscr{L}_1 + \beta \times \mathscr{L}_2 \tag{7.23}$$

其中，α 和 β 为超参数，它们调整了上述两项损失的权重。

7.4.2 实验结果与分析

本节方法和其他比较算法的癫痫分类性能如表 7.2 和表 7.3 所示。从表中可以看出，本节方法对癫痫亚型的四个二分类任务的准确率分别为 85.12%、87.63%、83.33% 和 76.68%。实验结果表明，本节方法是有效的，优于其他算法。

表 7.2 在 NC vs. FLE 和 NC vs. TLE 任务上不同方法的实验结果

（单位：%）

方法	NC vs. FLE				NC vs. TLE			
	ACC	AUC	SEN	SPE	ACC	AUC	SEN	SPE
Deep sr-DDL[28]	47.92	48.38	52.28	39.47	51.72	50.73	42.70	58.77
SCP-GCN[29]	59.93	57.38	43.48	71.29	63.62	63.14	61.29	65.00
Siamese-GCN[30]	73.56	71.89	74.28	68.60	76.52	75.60	79.34	72.91
DCNN[31]	76.58	76.32	74.67	78.02	80.49	79.94	78.76	83.14
MPCA[32]	72.46	73.24	75.60	68.64	78.66	79.12	83.30	73.58
BrainNetCNN[33]	71.95	69.75	66.77	77.73	74.09	70.82	63.88	85.76
本节方法（无自注意力）	81.99	80.79	75.92	85.67	84.26	83.15	80.14	89.15
本节方法	**85.12**	**84.37**	**80.92**	**88.55**	**87.63**	**87.36**	**84.33**	**90.39**

表 7.3　在 NC vs. (FLE & TLE) 和 FLE vs. TLE 任务上不同方法的实验结果

（单位：%）

方法	NC vs. (FLE & TLE)				FLE vs. TLE			
	ACC	AUC	SEN	SPE	ACC	AUC	SEN	SPE
Deep sr-DDL[28]	51.63	50.94	53.64	48.25	53.65	51.60	43.60	59.61
SCP-GCN[29]	67.95	64.71	72.39	61.26	57.81	52.15	40.66	63.64
Siamese-GCN[30]	70.92	69.35	72.18	66.42	69.36	68.74	70.88	65.94
DCNN[31]	77.66	77.23	78.82	75.99	74.94	74.66	75.43	73.28
MPCA[32]	73.25	75.48	78.22	70.49	75.40	74.98	**78.67**	71.36
BrainNetCNN[33]	69.04	66.88	71.61	61.33	71.84	69.67	68.52	74.45
本节方法（无自注意力）	81.61	79.47	82.19	78.15	72.98	71.80	69.44	73.15
本节方法	**83.33**	**81.30**	**84.05**	**78.55**	**76.68**	**75.67**	73.11	**77.23**

表 7.2 和表 7.3 也显示了无自注意力方法的结果。值得注意的是，即便本节方法中移除了自注意力机制模块，与其他算法相比，它仍然具有良好的分类性能。这表明，通过引入自注意力机制，基于感兴趣区域的不同重要性，被划分为多个感兴趣区域的模态特征具有不同的表征能力，并且可以充分提取模态的内部相关性信息。

与其他比较方法相比，本节方法的性能显著提高。原因在于其不仅对单一模态内的大脑区域赋予了不同的重要性，引入自注意力机制并通过交叉注意力机制融合多模态信息，还学习跨多个样本区分的高阶嵌入表示。SCP-GCN 和 Siamese GCN 方法只考虑样本的成对相似性，而不考虑多个样本之间的高阶嵌入信息；Deep sr-DDL、MPCA 和 BrainNetCNN 只关注单个样本中的有效特征，而忽略了样本之间的相关性。此外，BrainNetCNN 和 DCNN 等方法受限于卷积方法的感受野，它们只能在同一阶段关注局部大脑区域的相关性。相比之下，本节方法可以从全局角度考虑所有大脑区域的相关性，因此可以获得更好的分类结果。

7.5　本 章 小 结

本章首先提出了一种新的基于多核融合的多模态数据融合和分类方法。与传统的直接特征串联方法相比，本章方法提供了一个简单有效的方法融合多模态异质数据，特别是在不同类型的数据不能直接串联的情况下。对 202 名 ADNI 被试的研究结果表明，本章多模态分类方法在 AD 和 MCI 分类中取得了较高的准确性。其次，提出了一种新的基于有监督学习的数据融合方法，该技术能够将感兴趣的临床或行为指标作为优化学习的参考约束，并以此来指导多模态脑影像信息的数据挖掘，从而更加精确地挖掘出与脑疾病相关的临床指标，如认知行为能力、症状评分等密切相关的神经影像靶点。模拟数据分析证明，相较于常用的无监督数据融合方法，如 MCCA、jICA 等，有监督的学习模型更加具有目标导向性，因此能够从庞大复杂的数据中更精准地挖掘出感兴趣的目标成分。在真实磁共振脑影像数据分析中，本研究以精神分裂症患者和正常对照的工作记忆能力评分为参考信息，并以此引导脑功能、脑结构、脑解剖三模态的 MRI 特征融合，不仅发现了与工作记忆能力显著相关的多模态共变模式，如结构灰质体积中的突显网络、功能磁共振中的中央控制网络和默认网络、白质纤维束中的胼胝体等；与多篇关于工作记忆的单模态研究报道一致，本章方法将多个模态散乱的信息集成到了一起。上述结果充分验证了本章方法的有效性和鲁棒性，在脑疾病影像学靶点的检测中展示了广阔应用前景。最后，提出了一种用于脑部疾病诊断的多模态三元组注意力网络方法。本章方法首先融合两种模态，即 DTI 和 fMRI，以提取互补的特征信息。其次，从具有不同类别的多个样本中学习高阶嵌入表示，以提高特征的判别性能。最后，引入交叉注意力机制从多模态数据中充分提取固有的相关信息。在真实癫痫数据集上的实验结果表明，我们的方法优于其他诊断方法。

由于影像采集技术的进步，多模态神经影像已广泛应用于临床与科学研究。多模态神经影像，如 sMRI、fMRI、DTI 等可以对大脑结构、功能及其连接性做出全面具体的刻画，而多模态神经影像分析可加深对脑疾病和认知功能疾病的生理学核心特征的理解。然而，多模态影像数据的融合分析仍面临许多的挑战，主要问题如下：首先，目前多模态脑影像融合缺乏准确统一的评价指标，因为一些特定临床问题的性能指标与用于通用影像融合的性能指标不同，在现实案例研究和场景中测试新融合算法的效率时，这是一个严峻的挑战，因此我们需要开发具有更强描述能力的参考指标。其次，尽管利用多模态数据融合可更全面地揭示大脑的机制及其在脑疾病中的异常，但现有的大多数融合分析是在单一数据集上进行的，如要验证方法的可行性，还需要利用多中心数据进行分析，从而确定更为可靠的分析方法及一般性结论。再次，多模态脑影像融合领域需要促进跨领域的合作，包括神经科学、计算机科学、医学和心理学等领域的专家。跨领域合作有助于整合不同领域的专业知识和技术，推动多模态脑影像融合的研究和应用，更好地从不同层面揭示各种脑疾病的机制。最后，多模态脑影像融合领域需要促进数据共享和合作，该领域未来的工作之一将是呼吁建立大规模的标准数据集，这些数据集应覆盖不同人群、年龄、疾病状态和脑功能任务等方面。多样性的数据集有助于研究人员更好地评估在一些临床应用中被认为是可靠的融合方法。

参 考 文 献

[1] Rajalingam B, Priya R. A novel approach for multimodal medical image fusion using hybrid fusion algorithms for disease analysis[J]. International Journal of Pure and

　　　　 Applied Mathematics, 2017, 117(15): 599–619.

[2] Chandrashekar L, Sreedevi A. A hybrid multimodal medical image fusion technique for CT and MRI brain images[J]. International Journal of Computer Vision and Image Processing, 2018, 8(3): 1–15.

[3] Rajalingam B, Priya R. Multimodality medical image fusion based on hybrid fusion techniques[J]. International Journal of Engineering and Manufacturing Science, 2017, 7(1): 22–29.

[4] Gönen M, Alpaydın E. Multiple kernel learning algorithms[J]. Journal of Machine Learning Research, 2011, 12: 2211–2268.

[5] Nefian A V, Liang L H, Pi X B, et al. A coupled HMM for audio-visual speech recognition[C]//2002 IEEE International Conference on Acoustics, Speech, and Signal Processing, Orlando, FL, 2002: 2013–2016.

[6] Ghahramani Z, Jordan M I. Factorial hidden Markov models[J]. Machine Learning, 1997, 29: 245–273.

[7] Garg A, Pavlovic V, Rehg J M. Boosted learning in dynamic Bayesian networks for multimodal speaker detection[J]. Proceedings of the IEEE, 2003, 91(9): 1355–1369.

[8] Lafferty J D, McCallum A, Pereira F C N. Conditional random fields: Probabilistic models for segmenting and labeling sequence data[C]//ICML'01: Proceedings of the Eighteenth International Conference on Machine Learning, San Francisco, CA, 2001: 282–289.

[9] Bowman F D, Drake D F, Huddleston D E. Multimodal imaging signatures of Parkinson's disease[J]. Frontiers in Neuroscience, 2016, 10:131.

[10] Mueller S, Keeser D, Samson A C, et al. Convergent findings of altered functional and structural brain connectivity in individuals with high functioning autism: A multimodal MRI study[J]. PLoS One, 2013, 8(6): e67329.

[11] Schlösser R G M, Nenadic I, Wagner G, et al. White matter abnormalities and brain activation in schizophrenia: A combined DTI and fMRI study[J]. Schizophrenia Research, 2007, 89(1-3): 1–11.

[12] Koch K, Wagner G, Schachtzabel C, et al. Neural activation and radial diffusivity in schizophrenia: Combined fMRI and diffusion tensor imaging study[J]. The British Journal of Psychiatry, 2011, 198(3): 223–229.

[13] Zhou Y, Shu N, Liu Y, et al. Altered resting-state functional connectivity and anatomical connectivity of hippocampus in schizophrenia[J]. Schizophrenia Research, 2008, 100(1-3): 120–132.

[14] Sui J, Pearlson G, Caprihan A, et al. Discriminating schizophrenia and bipolar disorder by fusing fMRI and DTI in a multimodal CCA+ joint ICA model[J]. NeuroImage, 2011, 57(3): 839–855.

[15] Vasic N, Wolf N D, Grön G, et al. Baseline brain perfusion and brain structure in patients with major depression: A multimodal magnetic resonance imaging study[J]. Journal of Psychiatry & Neuroscience, 2015, 40(6): 412–421.

[16] Ruppert M C, Greuel A, Tahmasian M, et al. Network degeneration in Parkinson's disease: Multimodal imaging of nigro-striato-cortical dysfunction[J]. Brain, 2020, 143(3): 944–959.

[17] Soldner J, Meindl T, Koch W, et al. Structural and functional neuronal connectivity in Alzheimer's disease: A combined DTI and fMRI study[J]. Der Nervenarzt, 2012, 83: 878–887.

[18] Brookmeyer R, Johnson E, Ziegler-Graham K, et al. Forecasting the global burden of Alzheimer's disease[J]. Alzheimer's & Dementia, 2007, 3(3): 186–191.

[19] Qi S L, Calhoun V D, van Erp T G M, et al. Multimodal fusion with reference: Searching for joint neuromarkers of working memory deficits in schizophrenia[J]. IEEE Transactions on Medical Imaging, 2018, 37(1): 93–105.

[20] Li Y O, Adalı T, Calhoun V D. Estimating the number of independent components for functional magnetic resonance imaging data[J]. Human Brain Mapping, 2007, 28(11): 1251–1266.

[21] Minzenberg M J, Laird A R, Thelen S, et al. Meta-analysis of 41 functional neuroimaging studies of executive function in schizophrenia[J]. Archives of General Psychiatry, 2009, 66(8): 811–822.

[22] Glahn D C, Ragland J D, Abramoff A, et al. Beyond hypofrontality: A quantitative meta-analysis of functional neuroimaging studies of working memory in schizophrenia[J]. Human Brain Mapping, 2005, 25(1): 60–69.

[23] Lee J, Park S. Working memory impairments in schizophrenia: A meta-analysis[J]. Journal of Abnormal Psychology, 2005, 114(4): 599–611.

[24] Sui J, Pearlson G D, Du Y H, et al. In search of multimodal neuroimaging biomarkers of cognitive deficits in schizophrenia[J]. Biological Psychiatry, 2015, 78(11): 794–804.

[25] Zhou Y, Fan L Z, Qiu C X, et al. Prefrontal cortex and the dysconnectivity hypothesis of schizophrenia[J]. Neuroscience Bulletin, 2015, 31: 207–219.

[26] Seeley W W, Menon V, Schatzberg A F, et al. Dissociable intrinsic connectivity networks for salience processing and executive control[J]. The Journal of Neuroscience, 2007, 27(9): 2349–2356.

[27] Kirkpatrick J, Pascanu R, Rabinowitz N, et al. Overcoming catastrophic forgetting in neural networks[J]. Proceedings of the National Academy of Sciences, 2017, 114(13): 3521–3526.

[28] D'Souza N S, Nebel M B, Crocetti D, et al. Deep sr-DDL: Deep structurally regularized dynamic dictionary learning to integrate multimodal and dynamic functional connectomics data for multidimensional clinical characterizations[J]. NeuroImage, 2021, 241: 118388.

[29] Liu J H, Ma G X, Jiang F, et al. Community-preserving graph convolutions for structural and functional joint embedding of brain networks[C]//IEEE International Conference on Big Data, Los Angeles, CA, 2019: 1163–1168.

[30] Ktena S I, Parisot S, Ferrante E, et al. Distance metric learning using graph convolutional networks: Application to functional brain networks[C]//Proceedings of Medical Image Computing and Computer Assisted Intervention, Quebec City, 2017: 469–477.

[31] Atwood J, Towsley D. Diffusion-convolutional neural networks[C]//Proceedings of the 30th International Conference on Neural Information Processing Systems, Red Hook, NY, 2016: 2001–2009.

[32] Lu H P, Plataniotis K N, Venetsanopoulos A N. MPCA: Multilinear principal component analysis of tensor objects[J]. IEEE Transactions on Neural Networks, 2008, 19(1): 18–39.

[33] Kawahara J, Brown C J, Miller S P, et al. BrainNetCNN: Convolutional neural networks for brain networks; towards predicting neurodevelopment[J]. NeuroImage, 2017, 146: 1038–1049.

第 8 章　多中心脑影像分析

脑影像智能分析的大多数方法通常针对单中心数据。然而，随着影像技术的不断发展，多中心数据的获取越来越容易。而不同中心的扫描仪、采集参数和被试群体的差异，都会导致数据的异质性，使得寻找稳定、可重复的潜在致病生物标记变得具有挑战性。实际上，聚合多中心数据增加了样本数量，可以提供更丰富的数据统计特性，有助于揭示更准确的与疾病相关的生物标记。因此，基于多中心的研究已经成为脑影像分析领域的研究热点。本章将介绍基于低秩表示和基于联邦学习的多中心脑影像分析方法。

8.1　多中心脑影像分析综述

8.1.1　域自适应

基于分类器的域自适应是一种典型的半监督多中心学习方法，其首先根据源域学习分类器，然后根据目标域调整训练好的分类器参数。值得注意的是，这类方法通常需要标记源域数据和一小部分目标域数据。然而，在源域和目标域中获取样本完全准确和可靠的标签通常很困难，这限制了基于分类器的自适应方法在实际场景中的应用。因此，有学者提出使用无监督低秩表示（low-rank representation，LRR）[1] 来解决域自适应问题。在该类方法中，源域数据通过 LRR 变换到目标域，以便进行随后的任务（如分类或回归）。与基于分类器的方法相比，基于 LRR 的方法尝试同时自适应源域和目标域，且不需要使用目标域中的标签信息。但是，现有的基于 LRR 的域自适应方法多是为单源域设计的。

近年来，域自适应在疾病辅助诊断领域引起了广泛关注。当我们需要利用来自源域的大量标记数据训练分类器，对无标记的目标域数据进行分类时，就会出现模型预测能力下降的问题。通常而言，源域和目标域有相同的任务，但是具有不同的数据分布。为了减少分布差异并获得好的性能，许多学者进行了研究。例如，Moradi 等 [2] 提出基于偏最小二乘回归的域自适应方法，最大限度地提高不同中心 ASD（孤独症谱系障碍）影像数据的一致性。Heinsfeld 等 [3] 设计了一种用于多中心 ASD 识别的无监督去噪自编码网络（两层结构），通过学习新的表示减小不同域间的数据分布差异。然而，这些研究通常倾向于学习多个域之间的共享特征，忽略了不同中心数据固有的结构特征。

Liu 等 [4] 提出用 LRR 恢复原始数据的低秩子空间结构，该方法通过抑制异常值和噪声污染的负面影响更好地刻画数据的全局结构。目前，LRR 已成功应用于许多基于脑影像的疾病分析。例如，Schuler 等 [5] 提出通过广义低秩模型来诊断与 ASD 相关的表型，以减少不同数据集中的数据分布差异。Vounou 等 [6] 提出一种依次使用线性判别分析和稀疏降秩回归的两步方法识别与 AD 相关的潜在基因。这些研究表明，基于低秩表示的方法通过揭示数据固有的结构信息，有效地提高了基于脑影像数据的疾病诊断性能。

此外，Jhuo 等 [1] 通过低秩重构鲁棒的域自适应模型（robust domain adaptation with low-rank reconstruction，RDALR）进行隐空间学习。具体而言，RDALR 方法将多个源域投影到目标域，并使用目标域中所有样本表示源域中的样本。也就是说，RDALR 方法将目标域作为隐空间，不同于本节方法同时学习目标域和多个源域的公共隐空间以去除噪声信息。Ding 等 [7] 提出一种深度低秩编码（deep low-rank coding，DLRC）方法，将特征学习和知识迁移整合到一个统一的框架中。为了保证所学特征具有判别性，上述研究通常假定源域的标签信息是可获得的。

8.1.2 联邦学习

联邦学习是一种分布式机器学习技术，应用在医学研究领域可以避免数据隐私泄露问题。联邦学习不要求各医疗机构将数据直接共享到一个集中的数据存储平台中以构建机器学习模型，而是在各个孤立的数据站点上进行模型的训练，在保持数据本地化的同时通过模型参数的传递训练全局模型。

Sheller 等[8] 首次将联邦学习用于多机构图像语义分割研究中，无须共享患者数据即实现了深度学习建模。为了提高通信效率和模型性能，Zhang 等[9] 提出了一种基于动态融合的联邦学习方法，用于医学诊断以检测 COVID-19 病毒。这些算法成功将联邦学习应用到医学领域中，并取得了非常好的效果。

但由于存在非独立同分布（non identically and independently distributed，Non-IID）的问题，基于同分布数据的联邦学习并不能很好地解决问题。因此，研究者提出了很多解决方案，这些方法可大致分为基于数据、基于模型、基于算法和基于框架四种思想[10]。在基于框架的思想下，知识蒸馏技术在联邦学习中得到了较好的应用。

知识蒸馏是压缩模型的一种常用方法，其利用性能更好的大模型的监督信息来训练小模型，以期达到更好的性能和精度。该思想通常运用在将大规模数据训练的模型应用于本地模型的场景下，可以显著提升本地模型的训练效果。Jeong 等[11] 发现知识蒸馏也可以用于解决联邦学习中的 Non-IID 问题，于是提出了联邦蒸馏算法，该算法可以减少模型的通信开销，并降低 Non-IID 问题对模型造成的负面影响。Jiang 等[12] 提出了一种基于知识蒸馏的分布式联邦训练方法，每个客户端都引入一个个性化模型来适应本地数据以提高局部性能，通过知识蒸馏技术，即使在全局模型难以适应局部数据集的情况下，也能提高全局模型的性能和稳定性。Cha 等[13] 提出了一种分布式强化学习框架，即联邦强化蒸馏（federated reinforcement distillation，FRD），将强化学习和知识蒸馏的思想同时应用到联邦学习中。Itahara 等[14] 提出了一种基于蒸馏的半监督联邦学习算法（distillation-based semi-supervised federated learning，DS-FL），DS-FL 在各客户端之间交换本地模型输出而非模型参数。上述研究成果表明，基于知识蒸馏的联邦学习算法可以有效减小 Non-IID 问题的负面影响并提高客户端通信效率。

8.2 基于低秩表示的多中心脑影像分析

孤独症谱系障碍（ASD）是最常见、可遗传的神经发育障碍之一，常导致社交互动和社交交流的缺陷以及限制性重复的行为、兴趣和活动模式。根据美国疾病控制与预防中心的报告，每 68 名美国儿童中就有 1 名受到某种形式 ASD 的影响。近年来，孤独症的患病率不断上升，给社会和受影响家庭带来沉重负担。遗憾的是，孤独症的病因和发病机制尚未完全明晰，尚缺乏有效的治疗手段和药物。因此，实现孤独症的早期诊断和干预，具有十分重要的临床意义。静息态功能性磁共振成像（resting-state functional magnetic resonance imaging，rs-fMRI）能够揭示脑功能连接异常，有效增加了人们对脑疾病潜在病理机制的理解，被广泛应用于 ASD 诊断中。

因此，本节提出一种用于多中心 ASD 诊断的无监督域自适应框架，称为基于低秩表示的多中心自适应（multi-site adaptation based on low-rank representation，maLRR）模型，该模型旨在处理目标域中没有可用标记数据的情况。maLRR 方法的说明如图 8.1 所示。该方法中将一个需要被分析的中心作为目标域，将其余中心作为源域。其目的是学习一个线性变换将目标域和源域数据映射到一个公共空间，这样源域中的每个数据都可以由目标域中的数据线性表示。

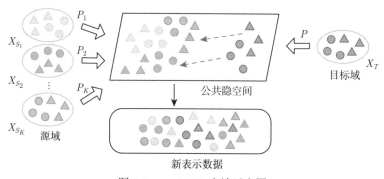

图 8.1 maLRR 方法示意图

如图 8.1 所示，本节采用两种策略自适应源域和目标域数据：① 将目标域和源域的数据变换到公共隐空间；② 在隐空间中，用目标域的所有数据，线性表示源中的每个数据。具体而言，首先使用一个特定的变换矩阵将每个源域样本转换到一个公共的隐空间（如 P_i）。此外，希望保留来自不同中心特定的数据结构。因此，通过低秩矩阵分解将每个源域的变换矩阵（即 P_i）分解为共享的变换矩阵 P 和特有的变换矩阵 E_{P_i}。为了减小源域和目标域之间的差异，进一步通过共享变换矩阵 P 将目标域内的数据变换到公共隐空间。此外，在公共隐空间中，使用目标域的数据，以无监督的方式对变换后的源域样本进行线性表示，进一步抑制目标域和源域之间的异质性。通过这种方式，可以在公共隐空间中为目标域和多个源域的样本生成新的表示。最后，使用源域中重新表示的样本及其相应的类别标签作为训练数据来构建疾病分类模型，并将该模型应用于具有新表示形式的目标域样本以进行 ASD 诊断。值得注意的是，maLRR 是一种无监督域自适应方法，在低秩表示过程中不需要使用标签信息。在真实的多中心 ASD 数据集上的实验结果表明，maLRR 方法可以有效地提高 ASD 的诊断性能。

8.2.1　低秩表示多中心算法

首先定义本节中的数学符号 $X_T \in \mathbf{R}^{d \times n_T}$ 和 $X_{S_i} \in \mathbf{R}^{d \times n_{S_i}}$ 分别表示目标域和第 i 个源域数据，其中 d 是特征维度；K 表示源域数量；n_T 和 n_{S_i} 分别表示目标域和第 i 个源域中的样本数量；$P \in \mathbf{R}^{d \times d}$ 和 $P_i \in \mathbf{R}^{d \times d}$ 作为目标域和每个源域的公共和特异性投影矩阵。低秩表示的稀疏误差矩阵和变换矩阵分别用 $E_{S_i} \in \mathbf{R}^{d \times n_{S_i}}$ 和 $E_{P_i} \in \mathbf{R}^{d \times d}$ 表示。$Z_i \in \mathbf{R}^{n_T \times n_{S_i}}$ 表示第 i 个低秩表示矩阵。$\sigma_i(Z)$ 表示 Z 的第 i 个奇异值。Z 矩阵的核范数和 L1 范数分别表示成 $\|Z\|_* = \sum_i \sigma_i(Z)$ 和 $\|Z\|_1 = \sum_i \sum_j |Z_{i,j}|$。假设所有域都包含 l 类，且目标域中的样本无标记，每个源域中的样本均已标记。为了使所提出的模型适用于更一般的场景，我们在低秩表示学习过程中不使用目标域和源域中样本的任何标签信息。

首先描述基于 LRR 的单个源域自适应，即只需要将单源域变换到目标域。然后，将其扩展到多个源域自适应，即同时将多个源域变换到目标域。在单源域 X_S 问题中，目标是找到一个投影变换矩阵 P 将源域变换到目标域 X_T，可以将其描述为

$$PX_S = X_T Z + E \tag{8.1}$$

其中，PX_S 表示基于目标域的变换矩阵；Z 是系数矩阵；E 是误差矩阵。通过这种方式，源域中的数据都可以由目标域中的数据线性表示，从而减少源域和目标域之间的数据分布差异。但是，式（8.1）对源域中样本噪声（如不同的影像对比度、分辨率和噪声水平）是敏感的。为了提高模型对噪声数据的鲁棒性，提出基

于 LRR 的单源域自适应模型的目标函数如下：

$$
\begin{aligned}
&\min_{P,Z,E} \quad \mathrm{rank}(Z) + \alpha\|E\|_1 \\
&\text{s.t.} \quad PX_S = X_T Z + E
\end{aligned}
\tag{8.2}
$$

其中，$\mathrm{rank}(\cdot)$ 是矩阵秩；$\|\cdot\|_1$ 是 L1 范数；α 是平衡参数。

对于多个源域的问题，我们希望同时自适应多个源域到目标域，以减少多个域之间的分布差异。尽管每个源域的数据分布可能与目标域不同，但多中心 ASD 患者的病理机制是相同的。直觉上，假设从多个中心提取的数据共享一个固有的隐数据结构是合理的，使用这种隐含在多中心数据中脑区间的空间维度信息，有利于发现鲁棒的、与疾病相关的生物标志物/脑区。因此，本节提出用基于 LRR 的自适应方法将源域和目标域映射到一个公共隐空间，定义如下：

$$
\begin{aligned}
&\min_{P_i,Z_i,E_{S_i}} \quad \sum_{i=1}^{K} \left(\mathrm{rank}(Z_i) + \alpha\|E_{S_i}\|_1\right) \\
&\text{s.t.} \quad P_i X_{S_i} = X_T Z_i + E_{S_i}, \quad i = 1, 2, \cdots, K
\end{aligned}
\tag{8.3}
$$

其中，S_i 为第 i 个源域。秩最小化是一个众所周知的 NP 难问题，而核范数能很好地替代秩最小化的松弛。通过最小化矩阵 Z 核范数（而不是秩），可以将式（8.3）重新定义为

$$
\begin{aligned}
&\min_{P_i,Z_i,E_{S_i}} \quad \sum_{i=1}^{K} \left(\|Z_i\|_* + \alpha\|E_{S_i}\|_1\right) \\
&\text{s.t.} \quad P_i X_{S_i} = X_T Z_i + E_{S_i}, \quad i = 1, 2, \cdots, K
\end{aligned}
\tag{8.4}
$$

其中，$\|\cdot\|_*$ 是矩阵的核范数，等于矩阵奇异值的和。

除了通过式（8.4）降低多中心数据分布差异，我们还希望能进一步发现不同中心数据本质的数据结构。因此，提出利用低秩矩阵分解将每个源域转换矩阵 P_i 分解为域特异性（E_{S_i}）和公共（P）矩阵。因此，所提出的基于低秩表示的多中心自适应框架目标函数可定义为

$$
\begin{aligned}
&\min_{P,P_i,Z_i,E_{S_i},E_{P_i}} \quad \|P\|_* + \sum_{i=1}^{K} \left(\|Z_i\|_* + \alpha\|E_{S_i}\|_1 + \beta\|E_{P_i}\|_1\right) \\
&\text{s.t.} \quad P_i X_{S_i} = P X_T Z_i + E_{S_i} \\
&\qquad\quad P_i = P + E_{P_i}, \quad i = 1, 2, \cdots, K \\
&\qquad\quad PP^{\mathrm{T}} = I
\end{aligned}
\tag{8.5}
$$

其中，β 是平衡参数，$I \in \mathbf{R}^{d \times d}$ 是单位矩阵。引入 $PP^{\mathrm{T}} = I$ 的正交约束是为了获得公共变换矩阵 P 的非平凡解。基于式（8.5），可以将多中心数据转换到公共域，其中源域的数据可以由转换后的目标域数据线性表示。当基于低秩表示的过程完成，源域和目标域可以重新表示为 PX_T 和 $PX_T Z_i$。

8.2.2　迭代优化算法

式（8.5）优化是一个凸问题，可以通过分别迭代更新每个变量进行求解。本节采用增广拉格朗日乘子（augmented Lagrange multiplier，ALM）算法来求解式（8.5）。具体而言，通过引入两个松弛变量 J 和 F_i，可以将式（8.5）重写为

$$\min_{J,P,P_i,Z_i,E_{S_i},E_{P_i},F_i} \|J\|_* + \sum_{i=1}^{K}(\|F_i\|_* + \alpha\|E_{S_i}\|_1 + \beta\|E_{P_i}\|_1)$$

$$\text{s.t.} \quad P_i X_{S_i} = PX_T Z_i + E_{S_i} \tag{8.6}$$

$$P_i = P + E_{P_i}, \quad i = 1,2,\cdots,K$$

$$P = J, \quad Z_i = F_i, \quad PP^{\mathrm{T}} = I$$

然后，求解式（8.6），可通过最小化如下增广拉格朗日乘子函数 $\mathscr{L}$：

$$\begin{aligned}
\mathscr{L} =& \|J\|_* + \sum_{i=1}^{K}(\|F_i\|_* + \alpha\|E_{S_i}\|_1 + \beta\|E_{P_i}\|_1 \\
& + \langle Y_{1,i}, Z_i - F_i \rangle + \langle Y_{2,i}, P_i X_{S_i} - PX_T Z_i - E_{S_i} \rangle \\
& + \langle Y_{3,i}, P_i - P - E_{P_i} \rangle + \langle Y_4, P - J \rangle \\
& + \frac{\mu}{2}(\|Z_i - F_i\|_{\mathrm{F}}^2 + \|P_i X_{S_i} - PX_T Z_i - E_{S_i}\|_{\mathrm{F}}^2 \\
& + \|P_i - P - E_{P_i}\|_{\mathrm{F}}^2 + \|P - J\|_{\mathrm{F}}^2))
\end{aligned} \tag{8.7}$$

其中，$Y_{1,i}$、$Y_{2,i}$、$Y_{3,i}$ 和 Y_4 是拉格朗日乘子；$\mu > 0$ 是惩罚参数；$\|\cdot\|_{\mathrm{F}}^2$ 表示矩阵 Frobenius 范数；$\langle \cdot, \cdot \rangle$ 是矩阵内积，如 $\langle A, B \rangle = \mathrm{tr}(A^{\mathrm{T}}B)$。因为式（8.7）有 5 个变量，即 P、P_i、Z_i、E_{S_i} 和 E_{P_i}，所以用 ALM 算法联合更新是不可能的，但可以通过固定其他变量以迭代方式优化每个变量。将第 t 次迭代中的待优化变量表示为 P^t、P_i^t、Z_i^t、$E_{S_i}^t$ 和 $E_{P_i}^t$。在第 $t+1$（$t \geqslant 0$）次迭代时，可以使用如下迭代优化策略获得子问题最优解。

更新 J：固定式（8.7）中其他变量，J 的最优解可通过求解如下目标函数得到：

$$J^{t+1} = \arg\min_J \frac{1}{\mu}\|J\|_* + \frac{1}{2}\|J - (P^t + Y_{4,i}/\mu)\|_{\mathrm{F}}^2 \tag{8.8}$$

更新 F_i：通过求解式（8.9），完成 F_i 的更新：

$$F_i^{t+1} = \arg\min_{F_i} \frac{1}{\mu}\|F_i\|_* + \frac{1}{2}\|F_i - (Z_i^t + Y_{1,i}/\mu)\|_F^2 \qquad (8.9)$$

更新 E_{S_i}：固定其余变量，E_{S_i} 的更新可通过求解如下公式完成：

$$E_{S_i}^{t+1} = \arg\min_{E_{S_i}} \frac{\alpha}{\mu}\|E_{S_i}\|_1 + \frac{1}{2}\|E_{S_i} - (P_i^t X_{S_i} - P^t X_T Z_i^t + Y_{2,i}/\mu)\|_F^2 \qquad (8.10)$$

更新 E_{P_i}：固定其余变量，E_{P_i} 的最优解可通过求解式（8.11）得到：

$$E_{P_i}^{t+1} = \arg\min_{E_{P_i}} \frac{\beta}{\mu}\|E_{P_i}\|_1 + \frac{1}{2}\|E_{P_i} - (P_i^t - P^t + Y_{3,i}/\mu)\|_F^2 \qquad (8.11)$$

更新 Z_i：Z_i 可以通过求解式（8.12）优化问题进行更新：

$$\begin{aligned} Z_i^{t+1} = \arg\min_{Z_i} &\frac{\mu}{2}\|Z_i - F_i^t\|_F^2 + \frac{\mu}{2}\|P_i^t X_{S_i} \\ &- P^t X_T Z_i - E_{S_i}^t\|_F^2 + \langle Y_{1,i}, Z_i - F_i^t\rangle \\ &+ \langle Y_{2,i}, P_i^t X_{S_i} - P^t X_T Z_i - E_{S_i}^t\rangle \end{aligned} \qquad (8.12)$$

式（8.12）的闭式解为

$$Z_i^{t+1} = [X_T^{\mathrm{T}}(P_i^t)^{\mathrm{T}} P_i^t X_T + I]^{-1}[X_T^{\mathrm{T}}(P_i^t)^{\mathrm{T}} G_1 + F_i^t - Y_{1,i}/\mu] \qquad (8.13)$$

其中，$G_1 = P_i^t X_{S_i} - E_{S_i}^t + Y_{2,i}/\mu$。

更新 P_i：固定其余变量，P_i 的更新可通过求解如下优化问题完成：

$$\begin{aligned} P_i^{t+1} = \arg\min_{P_i} &\frac{\mu}{2}\|P_i X_{S_i} - P^t X_T Z_i^t - E_{S_i}^t\|_F^2 \\ &+ \frac{\mu}{2}\|P_i - P^t - E_{P_i}^t\|_F^2 + \langle Y_{2,i}, P_i X_{S_i} - P^t X_T Z_i^t \\ &- E_{S_i}^t\rangle + \langle Y_{3,i}, P_i - P^t - E_{P_i}^t\rangle \end{aligned} \qquad (8.14)$$

式（8.14）的闭式解是

$$P_i^{t+1} = (G_2 X_{S_i}^{\mathrm{T}} + P^t + E_{P_i}^t - Y_{3,i}/\mu)(X_{S_i} X_{S_i}^{\mathrm{T}} + I)^{-1} \qquad (8.15)$$

其中，$G_2 = P^t X_T Z_i^t + E_{S_i}^t - Y_{2,i}/\mu$。

更新 P：可通过求解如下目标函数更新 P：

$$
\begin{aligned}
P^{t+1} = \arg\min_P \sum_{i=1}^{K} &\left(\frac{\mu}{2}\|P_i^t X_{S_i} - P X_T Z_i^t - E_{S_i}^t\|_{\mathrm{F}}^2 \right. \\
&+ \frac{\mu}{2}\|P_i^t - P - E_{P_i}^t\|_{\mathrm{F}}^2 + \langle Y_{2,i}, P_i^t X_{S_i} - P X_T Z_i^t \\
&\left. - E_{S_i}^t \rangle + \langle Y_{3,i}, P_i^t - P - E_{P_i}^t \rangle \right) \\
&+ \langle Y_4, P - J^t \rangle + \frac{\mu}{2}\|P - J^t\|_{\mathrm{F}}^2
\end{aligned}
\tag{8.16}
$$

式（8.16）的闭式解为

$$
P^{t+1} = [G_3/\mu + G_4] \left[\sum_{i=1}^{K} (X_T Z_i^t (Z_i^t)^{\mathrm{T}} (X_T)^{\mathrm{T}} + I) + I \right]^{-1}
\tag{8.17}
$$

其中，$G_3 = \sum_{i=1}^{M} [Y_{2,i}(Z_i^t)^{\mathrm{T}}(X_T)^{\mathrm{T}} + Y_{3,i}] + \mu J^t - Y_4$ 且 $G_4 = \sum_{i=1}^{M} \big[(P_i^t X_{S_i}^t - E_{S_i}^t)(Z_i^t)^{\mathrm{T}}$
$\cdot (X_T)^{\mathrm{T}} + P_i^t - E_{P_i}^t \big]$。

更新拉格朗日乘子：拉格朗日乘子（即 $Y_{1,i}$、$Y_{2,i}$、$Y_{3,i}$、Y_4）和参数 μ 可用如下公式更新：

$$
\begin{cases}
Y_{1,i} = Y_{1,i} + \mu(Z_i - F_i) \\
Y_{2,i} = Y_{2,i} + \mu(P_i X_{S_i} - P X_T Z_i - E_{S_i}) \\
Y_{3,i} = Y_{3,i} + \mu(P_i - P - E_{P_i}) \\
Y_4 = Y_4 + \mu(P - J) \\
\mu = \min(\mu\rho, \mu_{\max})
\end{cases}
\tag{8.18}
$$

特别地，式（8.8）和式（8.9）可以通过奇异值阈值（singular value thresholding, SVT）求解，而式（8.10）和式（8.11）可以用压缩算子（shrinkage operator）有效地求解，详细的求解过程见算法 8.1。

算法 8.1　优化算法

输入: X_T, X_S, α 和 β;
输出: $P, P_i, Z_i, E_{S_i}, E_{P_i}$
初始化: $Z_i = 0$, $J = P = I$, $E_{S_i} = 0$, $E_{P_i} = 0$, $Y_{1,i} = 0$, $Y_{2,i} = 0$, $Y_{3,i} = 0$, $Y_4 = 0$, $P_i = 0$, $\mu = 10^{-5}$, $\rho = 1.2$, $\mu_{\max} = 10^7$, $\varepsilon = 10^{-7}$;

若不满足终止条件，执行循环：

根据式（8.8）更新 J；

根据式（8.9）更新 F_i；

根据式（8.10）更新 E_{S_i}；

根据式（8.11）更新 E_{P_i}；

根据式（8.13）更新 Z_i；

根据式（8.14）更新 P_i；

根据式（8.16）更新 P；

更新 $P \leftarrow \text{orthogonal}(P)$

根据式（8.18）更新 $Y_{1,i}$, $Y_{2,i}$, $Y_{3,i}$, Y_4 和参数 μ；

检查收敛条件：

$\|P_i X_{S_i} - P X_T Z_i - E_{S_i}\|_\infty < \varepsilon$；

$\|P_i - P - E_{P_i}\|_\infty < \varepsilon$；

$\|Z_i - F_i\|_\infty < \varepsilon$；

$\|P - J\|_\infty < \varepsilon$

8.2.3 实验

为了验证 maLRR 方法的有效性，在多中心 ABIDE（autism brain imaging data exchange）数据集 [15] 上进行实验。ABIDE 数据集共有 1112 个被试，其中包括 539 个 ASD 患者和 573 个正常对照（NC）。ABIDE 收集了 17 个不同研究机构所采集的数据，所有参与者均具有相应的 fMRI 数据和表型信息。详细的扫描程序和协议见 ABIDE 网页 ①。考虑到有些中心包含有限的被试，仅使用被试数量超过 50 的 5 个不同中心数据，包括 NYU、Leuven、UCLA、UM 和 USM。具体而言，总共使用了 468 个被试，包括 218 个 ASD 患者和 250 个正常对照。

这些 rs-fMRI 数据由 Preprocessed Connectome Project initiative ② 所提供，且由 C-PAC（Configurable Pipeline for the Analysis of Connectomes）[16] 进行预处理。影像预处理步骤包括切片时间和头动校正、噪声信号回归和时间滤波。然后，通过非线性配准算法（即 ANTs [17]）将生成的 rs-fMRI 归一化到 MNI 空间。随后，基于 AAL（Anatomical Automatic Labeling）模板提取一组大脑区域的平均时间序列，该模板包括 116 个预定义的感兴趣区域（ROI）。最后，对于每个被试，可以生成一个对称的 116×116 连接矩阵，矩阵中的每个元素表示一对 ROI 之间的皮尔逊相关系数。简单起见，移除对阵矩阵的上三角元素及对角线元素（即 ROI 与自身的关系），并将剩余的三角元素转换为 6670 维特征向量以表示每个被试。

在实验中将 maLRR 方法与以下七种方法进行了比较，包括 Baseline-1（SVM）、

---

① http://fcon_1000.projects.nitrc.org/indi/abide/。

② http://preprocessed-connectomes-project.org/abide。

Baseline-2（KNN）、低秩表示（low-rank representation, LRR）[18]、鲁棒的域自适应模型（RDALR）[1]、测地线流内核（geodesic flow kernel, GFK）[19]、迁移成分分析（transfer component analysis, TCA）[20] 以及 maLRR 变体方法 maLRR-1。不同于 maLRR 方法，在 maLRR-1 中，仅将源域数据投影到目标域，不学习多中心数据的公共隐空间表示。对于 Baseline-1 和 Baseline-2 方法，首先将多个源域中心数据整合成一个数据集，在整合的大数据集上训练对应的模型，再在目标域数据上测试模型的分类精度。其他方法都可以用无监督的方式直接在多个中心数据上学习新的数据表示，最后通过 KNN 或 SVM 分类器实现疾病的诊断。Baseline-1 方法的惩罚参数从 $[2^{-5}, \cdots, 2^5]$ 范围内进行选择，Baseline-2 方法的近邻参数则从 $[3, 5, 7, 9, 11, 13, 15]$ 范围内选择。对于 LRR、maLRR 以及 maLRR-1 方法，其参数都是从 $[10^{-3}, \cdots, 10^3]$ 范围内进行选择。而 GFK 和 TCA 方法的参数在 $[5, 10, \cdots, 100]$ 范围内进行选择。分类器 SVM 采用默认参数设置，而 KNN 分类器的近邻参数设为 5。本章采用五折交叉验证策略评价所有方法的性能。具体地，首先随机把每个中心数据分割成 5 个子样本集，1 个单独的子样本集被保留作为验证模型的数据，其他 4 个样本集用来训练。交叉验证重复 5 次，每个子样本集验证一次，将 5 次的结果进行平均得到一个评价结果。在训练数据上，进一步采用内部的五折交叉验证策略获得最优的模型参数。

为了评价分类性能，实验中采用七个评价指标，即分类精度（ACC）、敏感度（SEN）、特异性（SPE）、平衡精度（balanced accuracy，BAC）、阳性预测值（positive predictive value，PPV）、阴性预测值（negative predictive value，NPV）和曲线下面积（AUC）[21]。用 TP（true positive）、TN（true negative）、FP（false positive）和 FN（false negative）分别表示真阳性、真阴性、假阳性和假阴性。BAC=(SEN+SPE)/2，PPV=TP/(TP+FP)，NPV=TN/(TN+FN)。对于这些指标，较高的值表示更好的分类性能。

在多中心 ABIDE 数据集五个不同中心数据（即 NYU、Leuven、UCLA、UM 和 USM）上进行实验。依次选择不同域作为目标域，其余域作为源域。对于四种基于表示的学习方法（即 LRR、RDALR、GFK 和 TCA）和所提出的方法（包括 maLRR-1 和 maLRR），采用无监督的实验设置，即在学习新的表示过程中不需要标签信息。对于 Baseline-1 和 Baseline-2 两种方法，采用原始的数据表示进行模型的学习。表 8.1 和图 8.2 中展示了 SVM 和 KNN 作为分类器时各方法的性能。采用 t 检验评价分类性能组间差异的统计学意义，表 8.1 中展示了其结果，星号（*）表示有统计学意义（即 $p < 0.05$）。

表 8.1 所提方法与对比方法分类精度

（单位：%）

目标域	方法	ACC	SEN	SPE	AUC	BAC	PPV	NPV
NYU	Baseline-1	57.16±5.48	51.34±6.94	64.79±13.60	64.39±2.58	58.07±2.71	66.97±4.68	54.55±12.56
	LRR	66.49±7.61	67.46±4.59	65.48±1.68	75.12±0.17	66.47±6.45	72.14±2.19	60.93±11.74
	TCA	68.92±4.66	66.67±1.00	72.14±11.11	75.12±6.90	69.40±5.56	76.47±8.32	61.58±2.23
	maLRR-1	55.73±3.68	59.13±2.81	51.43±12.12	49.80±5.33	55.28±4.66	62.28±6.20	48.08±2.72
	maLRR	71.88±4.42*	66.67±3.57	78.57±10.20	80.75±7.58	72.62±1.68	82.50±5.61	67.05±1.25
Leuven	Baseline-1	60.96±2.63	76.56±7.40	41.00±7.98	64.91±4.80	58.78±5.35	63.79±5.88	62.81±11.48
	LRR	58.74±6.92	52.08±6.20	70.00±4.14	69.58±4.12	61.04±3.24	70.83±5.89	52.22±11.00
	TCA	59.09±6.43	66.67±3.57	50.00±4.14	63.33±1.00	58.33±4.71	61.25±1.77	58.33±11.79
	maLRR-1	59.09±6.43	41.67±5.36	50.00±8.28	65.00±1.79	60.83±3.54	63.33±3.57	55.00±7.07
	maLRR	63.64±2.86*	75.00±1.79	50.00±4.14	71.67±1.79	62.50±2.96	64.29±1.01	67.50±7.68
UCLA	Baseline-1	65.20±6.18	73.03±5.10	56.94±5.13	67.85±4.70	64.99±6.17	64.58±5.53	68.07±8.48
	LRR	69.84±12.35	82.86±4.04	54.46±3.99	68.78±2.41	68.66±4.02	68.27±9.52	71.67±6.50
	TCA	63.49±11.22	60.71±5.15	66.96±6.31	56.96±10.46	63.84±10.73	66.96±6.31	60.71±5.15
	maLRR-1	63.49±11.22	46.43±5.05	81.25±6.52	55.55±6.69	63.84±10.73	81.25±6.52	56.82±9.64
	maLRR	75.00±5.05*	64.29±1.01	85.71±2.00	77.55±5.77	75.00±5.05	85.71±2.02	70.71±1.01
UM	Baseline-1	55.09±3.26	50.77±6.02	68.02±3.13	69.24±2.50	59.40±2.88	77.56±4.24	48.48±2.04
	LRR	61.27±9.51	53.85±2.50	69.44±10.64	65.06±1.36	61.65±9.82	70.71±10.00	53.98±12.05
	TCA	65.91±9.64	65.38±5.44	66.67±10.71	78.21±6.65	66.03±10.58	74.24±10.71	56.82±9.64
	maLRR-1	56.82±3.21	46.15±10.88	72.22±7.86	56.84±5.44	59.19±1.51	70.71±1.01	48.33±2.36
	maLRR	72.73±6.43*	76.92±1.76	66.67±7.14	80.77±5.44	71.79±2.69	83.33±3.57	69.64±7.58
USM	Baseline-1	66.67±3.04	61.36±5.53	69.74±2.25	69.77±1.56	65.55±2.84	54.83±4.42	76.54±5.17
	LRR	70.74±2.81	82.00±2.00	53.57±5.05	80.60±3.20	76.79±2.53	55.84±1.84	83.00±5.80
	TCA	71.86±1.61	81.67±1.79	63.57±9.09	83.10±3.81	77.62±1.35	59.82±3.79	83.75±8.84
	maLRR-1	63.64±1.00	50.00±5.36	71.43±2.00	51.79±2.53	60.71±7.58	50.00±2.00	73.33±9.43
	maLRR	74.62±5.32*	86.11±2.73	68.10±4.30	83.10±5.93	77.10±2.14	66.94±5.55	85.56±5.11

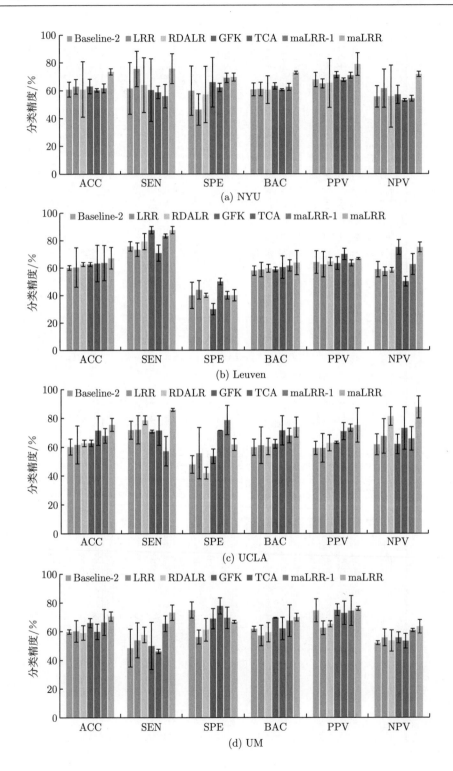

(a) NYU

(b) Leuven

(c) UCLA

(d) UM

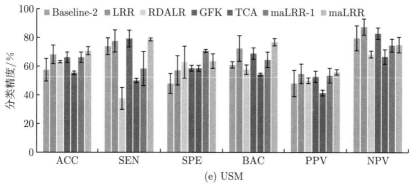

图 8.2 基于 KNN 分类器的不同方法实验结果

从表 8.1 和图 8.2 可以看出,就多个中心 ACC 值,两种基准方法(即 Baseline-1 和 Baseline-2)的结果比表示学习方法的结果差。结果表明,基于表示学习的方法可以减少多中心 ASD 数据之间的分布差异,且可以有效提高基于 fMRI 数据的多中心 ASD 诊断性能。同时,本章提出的 maLRR 方法使用 SVM 和 KNN 作为分类器在 ACC、BAC、PPV 和 NPV 度量指标下的性能始终优于其他方法。例如,SVM 和 KNN 作为分类器时 maLRR 获得的平均 ACC 值分别为 71.57% 和 71.43%,高于次优的 ACC 值 65.85%(使用 SVM 分类器的 TCA 方法获得)和 64.08%(使用 KNN 分类器的 GFK 方法获得)。另外,在使用 KNN 分类器进行多中心 ASD 诊断的六个度量指标上,maLRR 方法优于 RDALR 方法。特别地,maLRR 的平均 SEN 值为 80.13%,比 RDALR 产生的 SEN 值(即 63.36%)要好得多,这表明本节方法在从整个人群中识别 ASD 患者时更加可靠。值得注意的是,与将多个源域转换到目标域的 RDALR 方法不同,maLRR 方法将目标域和源域映射到一个隐域以去除噪声信息。这些结果验证了本节方法中使用的基于隐空间策略的有效性。最后,使用 SVM 和 KNN 分类器,maLRR 的性能要明显优于 maLRR-1。结果表明低秩矩阵分解有利于发现内在结构并进一步降低多中心数据之间的异质性。

8.2.4 不平衡数据集实验结果

本节进一步评估所提出方法和比较方法在不平衡数据集上实验结果的一致性。在实验中,首先从不同影像中心随机选择 20%、40%、60% 和 80% 的 ASD 被试,然后将这些选择的 ASD 被试和所有来自对应中心的正常对照组结合起来,构建一个不平衡数据集。将 NYU 中心看成要分析的目标域,将其余中心视为源域,构建对应的不平衡数据集。图 8.3 展示了本节提出的 maLRR 方法和 4 个比较方法(即 Baseline-1、LRR、TCA 和 maLRR-1)在不平衡数据集上的结果。

由图 8.3 可以看出,随着每个中心 ASD 被试比例的降低,所有方法的识别性能都略有下降，而 maLRR 方法在大多数情况下都取得了比较好的性能。例如，在每个中心使用 20% ASD 样本时，maLRR 获得 58.51% 的最佳分类精度，高于由 Baseline-1 获得的 57.93%。这些结果表明，即使使用不平衡的数据，maLRR 在 ASD 诊断中也能取得良好的效果。

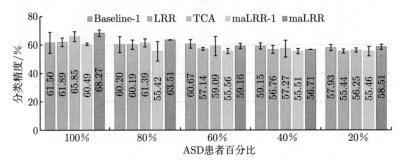

图 8.3　不同方法在不平衡数据集上的实验结果

8.2.5　前 10 个重要的连接模式

本节研究了 maLRR 方法在 NYU 中心上发现的前 10 个重要的大脑连接模式。值得注意的是，因为所选择的大脑连接模式在每折交叉验证中是不同的，所以选择累积绝对值 [22] 表征分类任务中大脑连接模式的贡献。具体来说，首先将 NYU 中心作为要分析的目标域，其余 4 个站点（即 Leuven、UCLA、UM 和 USM）作为源域，使用所提出的 maLRR 方法来学习源数据和目标数据新的表示。然后，计算 NYU 中心所有被试（使用新表示）上每个连接模式的累积绝对值，并将此值作为随后分类任务中每个连接模式的贡献指标。表 8.2 展示了通过 maLRR 方法得到的前 10 个重要大脑连接模式及其相应脑区的名称。

表 8.2　前 10 个重要大脑连接模式对应脑区名称

成对脑区编号	ROI 名称
84 & 1	右侧颞极：颞中回和左侧中央前回（TPOsup.R & PreCG.L）
23 & 7	左侧内侧额上回和左侧额中回（SFGmed.L & MFG.L）
72 & 7	右侧尾状核和左侧额中回（CAU.R & MFG.L）
80 & 14	右侧颞横回和右侧三角部额下回（HES.R & IFGtriang.R）
42 & 15	右侧杏仁核和左侧眶部额下回（AMYG.R & ORBinf.L）
59 & 16	左侧顶上回和右侧眶部额下回（SPG.L & ORBinf.R）
43 & 26	左侧距状裂周围皮层和右侧眶内额上回（CAL.L & ORBsupmed.R）
95 & 35	左侧小脑_3和左侧后扣带回（CRBL3.L & PCG.L）
86 & 58	右侧颞中回和右侧中央后回（MTG.R & PoCG.R）
95 & 70	左侧小脑_3和右侧中央旁小叶（CRBL3.L & PCL.R）

由表 8.2 可以看出,有几个脑区被本节方法频繁地识别出,包括 MFG、ORBinf 和 CRBL3。在先前的研究中,这些脑区被报道与 ASD 高度相关。此外,还有一些选出的脑区,如 MTG.R、 PCG.L、 SFGmed.L 和 CAL.L 也已被研究证实是 ASD 诊断的敏感生物标志物。这些结果表明,本节方法识别出的与 ASD 相关的生物标志物是有效的。

8.3　基于联邦学习的多中心脑影像分析

多中心疾病诊断已被成功应用于医学影像的病理检测和诊断中,它整合了多个医疗机构的样本信息,能得到鲁棒性更好的模型。尽管这类方法取得了很好的效果,但这需要不同站点的医疗机构把自己的数据集公开给模型训练方,大大增加了数据泄露的风险。此外,如果这些不同的医疗机构所拥有的数据分布差异很大,仅仅集合这些数据训练出的模型是无法拥有很好的泛化能力的。因此,基于联邦学习的多中心脑影像分析的主要目的是解决隐私保护和数据异构的问题。

随着大数据技术和移动互联网的蓬勃发展,数据安全问题成为困扰全世界的棘手难题,其不仅关系个人生活及企业商业隐私安全,更可能威胁到国家信息安全。近些年来,世界各国与组织相继出台保护数据安全的相关法律法规,如欧盟于 2018 年 5 月出台了《通用数据保护条例》(General Data Protection Regulation,GDPR),我国于 2021 年 9 月起施行《中华人民共和国数据安全法》。种种法律法规导致各客户端上的数据不再能够像往常一样自由“流通”,即出现数据孤岛的现象。在医疗领域,由于相关数据的隐私性较强,数据孤岛的问题尤为突出。然而,现代医学研究工作需要以多样本且多维度的大数据作为支撑,医学研究者若不能有效解决数据孤岛问题,部分研究工作将很难开展。

在此背景下,谷歌的 McMahan 等[23] 在 2017 年提出的联邦学习是解决上述问题的一种有效方法,其核心思想是多个拥有数据集的客户端在只交换模型参数而不交换数据的前提下共同训练得到所需要的模型。联邦学习一经提出,就引发了广泛的关注,众多研究机构和企业都在不断地提出新方法以提高联邦学习的安全性和准确性。联邦学习在医疗领域也有良好的应用前景,不同医疗机构之间通过联邦学习可以在不泄露患者隐私、保障数据安全的前提下充分实现数据共享,扩大样本数量和特征维度,更好地完成医学研究工作。

尽管联邦学习保护了分布在各个医疗机构的数据安全,但不同医疗机构之间通常存在着数据的非独立同分布(Non-IID)问题,严重制约了联邦学习模型精度的提高。知识蒸馏(knowledge distillation)由 Hinton 等[24] 提出,是模型压缩的常用方法。其核心思想是利用性能较好的大模型的监督信息来训练小模型,以达到模型压缩和知识迁移的目的。而这恰好可以被用来解决联邦学习所面临的 Non-IID 问题。在具体的应用中，Vielzeuf 等[25] 通过知识蒸馏将多模态网络特征迁移到单个模型中；Wang 等[26] 设计了一个私有模型压缩框架 RONA，在数据不外泄的条件下完成了大模型到小模型的特征迁移；Vongkulbhisal 等[27] 将一组无法共享数据且具有不同体系结构和目标的分类器通过知识蒸馏训练为单个分类器。

　　基于此，本节设计一种针对医学影像分类领域的联邦知识蒸馏算法（federated knowledge distillation algorithm, FKDA）。具体来说，首先于服务器端在联邦平均（federated average, FedAvg[23]）算法的基础上构建基于 BN 层（batch normalization layer）的加权平均算法，通过提取本地模型的 BN 层数据，解决不同站点之间数据分布不均的问题；然后在客户端使用教师–学生模型，将联邦模型作为教师模型，本地模型作为学生模型，通过蒸馏联邦模型知识保证本地参与方性能的稳定。此外，还在真实的孤独症数据集和精神分裂症数据集上进行实验验证，结果充分证明了该模型在医学影像分类中的可行性和有效性。

8.3.1　联邦知识蒸馏算法

　　假设有 N 个中心 $\{C_1, C_2, \cdots, C_N\}$ 参加联邦学习，每一个中心作为联邦中的一个客户端，都有其自己的数据集 $\{D_1, D_2, \cdots, D_N\}$。用 D_i 表示每一个中心的数据集，令 $D_i = \{x_i, y_i\}_{i=1}^{n_i}$，其中 x_i 表示数据集中第 i 个样本，y_i 表示第 i 个样本的标签，n_i 表示 D_i 中的样本数量。同时，每一个中心的数据集都分成训练集和测试集。本章为每一个中心都训练一个模型 $\{f_i\}_{i=1}^{N}$，因此总体的损失函数可以表示为

$$F_{\text{Server}} = \sum_{i=1}^{N} \alpha_i f_i \tag{8.19}$$

其中，F_{Server} 表示经过加权平均后得到的联邦模型；α_i 表示每一个本地模型参与联邦平均的权重。

　　联邦知识蒸馏算法结构如图 8.4 所示，算法的核心思想是将客户端的任务分解成特征提取和分类两个模块，利用联邦学习，将本地客户端的特征提取模块在服务器端进行加权平均，得到一个能够提取中心无关特征以及鲁棒性更强的特征提取器；同时，在客户端使用基于特征的知识蒸馏损失以及针对具体任务的分类损失，保证应用在客户端模型的稳定性和准确性。

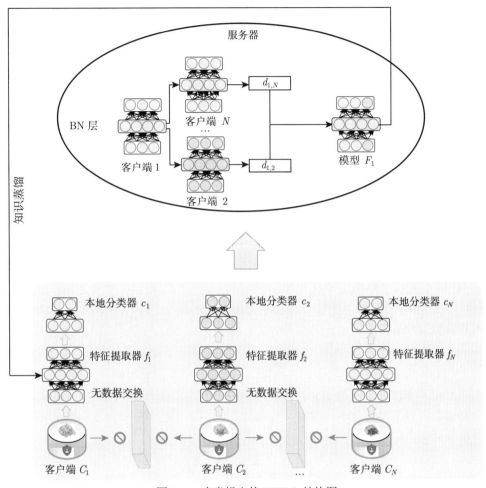

图 8.4 本章提出的 FKDA 结构图

联邦学习的核心问题就是如何得到式 (8.19) 中的权重 α_i。早期的联邦平均算法已经证明，把所有的本地客户端模型 f_i 的参数求和取平均值，即 $\alpha_i = 1/N$，能在很多领域中取得很好的结果。但医院影像数据大多数都是 Non-IID 的，使用 FedAvg 算法效果不佳。为了解决这个问题，本章在联邦模型中添加了 BN 层，BN 层首先计算上一层特征的均值和方差：

$$\mu = \frac{1}{m} \sum_{i=1}^{m} x_i \tag{8.20}$$

$$\sigma^2 = \frac{1}{m} \sum_{i=1}^{m} (x_i - \mu) \tag{8.21}$$

其中，m 为神经网络训练的批大小；μ 为均值；σ^2 为方差。通过均值和方差，对特征 x_i 进行归一化：

$$\widehat{x_i} = \frac{x_i - \mu}{\sigma} \tag{8.22}$$

得到归一化参数后，引入可学习重构参数 γ 和 β 对归一化特征 $\widehat{x_i}$ 进行重构：

$$\text{BN}_{\gamma,\beta}(x_i) = \gamma \widehat{x_i} + \beta \tag{8.23}$$

批归一化在神经网络中的应用已经非常广泛，它不仅可以让神经网络训练更快、更稳定，还可以使学到的特征泛化性更强。在本章中，来自不同客户端模型中的 BN 层是通过不同分布的中心特征训练得到的，更具有中心代表性。因此，本章计算各个客户端中不同 BN 层参数之间的欧几里得距离：

$$d_{i,j} = |\gamma_i, \gamma_j| + |\beta_i, \beta_j| \tag{8.24}$$

其中，$d_{i,j}$ 表示客户端 i 和客户端 j 之间的距离；$|\cdot, \cdot|$ 指欧几里得距离。距离越近，可以认为两个客户端的分布一致性越高。针对每一个客户端 i，都可以得到一组和其他客户端的距离：

$$d_i = \{d_{i,1}, d_{i,2}, \cdots, d_{i,N}\} \tag{8.25}$$

因此，本章基于模型之间的距离，得到每个客户端的定制化模型。同时，考虑到当客户端 i 和其余客户端差异较大的情况，给予客户端 i 一个 0~1 的可调节权重 α_i：

$$\alpha_i = \frac{d_{i,j}}{\text{sum}(d_i)}(1 - \lambda) \tag{8.26}$$

最终，考虑到模型的 BN 层中带有各个客户端的本地信息，因此不参与模型的加权平均过程：

$$F_i = \alpha_i f_i + \sum_{j=1, j \neq i}^{N} \alpha_i f_j \tag{8.27}$$

尽管经过服务器聚合后的联邦模型能够更好地提取中心无关特征，但事实上本地模型和联邦模型之间存在着一定的偏移。为了消除这个偏移，本章考虑使用基于特征的知识蒸馏来优化本地客户端模型。具体来说，本章将来自服务器的定制化联邦模型视为教师模型，通过其提取特征 f^{T}；将驻留本地客户端的本地模型视为学生模型，通过其提取特征 f^{S}。

得到这两种特征后，本章通过优化 f^{T} 和 f^{S} 之间的最大均值差异 (maximum mean discrepancy, MMD) 损失使本地模型学习到不失本地特性并更具有一般性

的特征。最大均值差异是迁移学习中使用最广泛的一种损失函数，主要作用是度量两个不同但相关的随机变量的分布距离，表达式为

$$\text{MMD} = \left\| \frac{1}{n_i} \sum_{j=1}^{n_i} \phi(f_j^{\text{T}}) - \phi(f_j^{\text{S}}) \right\|_{\mathscr{H}} \tag{8.28}$$

其中，$\phi(\cdot)$ 为映射函数。因此，本章的蒸馏损失为

$$\text{KD} = \text{MMD}(f^{\text{T}} \| f^{\text{S}}) \tag{8.29}$$

同时，为了保证模型的稳定性，本章使用交叉熵损失来约束分类器，最终的损失函数为

$$L_i = \text{KD}_i + l_c(c(f(D_i^{\text{train}}))) \tag{8.30}$$

其中，l_c 表示交叉熵损失；$c(\cdot)$ 为客户端 i 的分类器；D_i^{train} 为客户端 i 的训练集。

本章具体算法流程如算法 8.2 所示。首先，将服务器进行初始化，设定模型参数、学习率、迭代次数等，并将其分发给各个客户端。接着在第一次训练时，客户端先本地训练模型，并将模型发送给服务器，此处暂不进行知识蒸馏。服务器得到每一个客户端的模型后，通过基于批归一化的加权平均算法，为每一个客户端计算得到一个联邦模型，并将模型下发给客户端，客户端收到联邦模型后通过知识蒸馏算法更新本地模型参数。之后，重复上一过程迭代训练模型，直到模型收敛，保存模型并结束本次训练。

算法 8.2　基于联邦知识蒸馏的多中心脑疾病诊断方法 FKDA

输入： 全局权重、本地数据 $\{D_1, D_2, \cdots, D_N\}$、学习率、迭代次数

1. 初始化原模型参数 F_0，将原始模型参数分发给所有客户端
   在客户端执行 (仅在开始训练时执行)
2. **for** 所有客户端 C 并行 **do**
3. 　本地更新模型参数：$f_i, c_i \leftarrow D_i$
4. 　更新后的模型参数 f_i 发送给服务器，分类器 c_i 驻留在本地
5. **end for**
   在服务器端执行
6. **for** 每一个客户端 C **do**
7. 　根据式（8.25）得到 d_i
8. 　根据式（8.26）：$\alpha_j \leftarrow d_i$
9. 　将式（8.27）聚合得到的 F_i 分发给各个客户端
10. **end for**
    在客户端执行
11. **for** 所有客户端 C 并行 **do**
12. 　蒸馏损失：$\text{KD} \leftarrow f_i, F_i, D_i$

13.　　　分类损失：$l_c \leftarrow f_i, D_i$
14.　　　更新模型参数：$f_i, c_i \leftarrow KD, l_c$
15.　　　更新后的模型参数 f_i 发送给服务器，分类器 c_i 驻留在本地
16. **end for**

8.3.2　实验

为了验证提出方法的效果，在真实的孤独症大脑影像（ABIDE）[28] 数据集以及来自五家医院的精神分裂症数据集上进行了实验。其中，ABIDE 数据集是一个合格的多站点异构数据集，它包括来自 17 个不同地点的 1112 名被试的静息态功能磁共振成像（rs-fMRI）和临床数据。考虑到一些站点的样本量较小，选择了其中的 5 个样本量超过 50 名被试的站点参与实验：Leuven、USM、UCLA、UM 和 NYU。这些站点一共包含 468 名被试，包括 218 名 ASD 患者和 250 名年龄相匹配的对照。5 个精神分裂症数据集分别使用的是南京脑科医院 (NBH) 数据集、生物医学卓越研究中心 (COBRE) 数据集、诺丁汉 (Nottingham) 数据集、复旦 (Fudan) 数据集和湘雅 (Xiangya) 数据集。

本章的实验使用随机梯度下降法（SGD）进行迭代优化，初始学习率为 0.0005。在实验中，将提出的方法与以下三种联邦学习方法进行了比较。

FedAvg [23]：联邦平均算法是联邦学习中使用较广泛的模型聚合方法之一。该方法将各个客户端的模型参数在服务器端中求和并取均值，将平均后的模型下发给客户端迭代训练。

FedBN [29]：该方法是一个处理 Non-IID 的联邦学习框架，模型保证客户端的 BN 层在本地更新，不进行通信，其余模型参数在服务器中完成聚合。在本章中，使用 FedAvg 更新非 BN 层，并保持客户端 BN 层在本地更新，以解决数据 Non-IID 问题。

FedProx [30]：主要目的是解决联邦模型在理论和经验上的差异性问题，通过在客户端添加一个损失的修正项，来提高模型稳定性，使得模型效果更好、收敛更快。

首先将提出的联邦知识蒸馏算法在孤独症数据集上进行消融实验，以验证每一个模块的具体作用。之后，将得出的实验结果在两种疾病的数据集上分别与最新的方法进行对比实验，以验证所提出算法的性能。所有实验均采用十折交叉验证的方法进行验证，即将每个站点的数据集分成十折，取九折的数据进行训练，剩下一折进行测试，每一折数据均在实验中做一次测试集。表 8.3 中所列所有实验结果均为十折交叉验证得到的准确率的均值 ± 标准差。

使用所列的三种对比方法进行对比实验。其中，FedAvg 算法是最经典的联邦学习算法，但不针对 Non-IID 数据进行特殊处理。FedBN 算法以及 FedProx 算法分别从服务器端聚合策略以及客户端训练两个角度，来解决 Non-IID 问题。四种

不同的疾病诊断方法在 ABIDE 数据集上的实验结果如表 8.3 所示。首先，FedAvg 算法在数据 Non-IID 的场景中表现不佳，所有结果均低于其余针对解决数据 Non-IID 问题的联邦学习算法。其次，FedBN 算法是在 FedAvg 算法的基础上，通过保留神经网络中的批归一化层在本地更新的策略来处理数据 Non-IID 问题。因此，从实验结果也可以看出，该算法在准确率上相较于联邦平均算法有了较为明显的提升，但在模型稳定性上所起到的作用不大。例如，在站点 Leuven 和 NYU 上，FedBN 算法的模型稳定性较 FedAvg 均有所下降。尽管 FedProx 算法在模型准确性方面仅在站点 Leuven 上略高于 FedBN，但其模型的稳定性均较为突出。表 8.4 展示了三种不同的疾病诊断方法在精神分裂症数据集上的结果，从实验结果可以看出，本节方法在保证最高准确率的同时，标准差也是最小的。其中，在 COBRE 站点以及 Nottingham 站点中，模型的稳定性相对于其他方法拥有更为明显的提升，该结果也证明了上述结论的正确性。最后，本节算法通过批归一化联邦加权算法解决多站点数据之间的 Non-IID 问题，在客户端构建教师-学生框架加强模型稳定性。从实验结果也可以看出，本节算法在与其余方法比较中无论在模型准确性还是稳定性上，都可以胜出。

表 8.3　四种不同的疾病诊断方法在 ABIDE 孤独症数据集上的性能

方法	站点				
	Leuven	NYU	UCLA	UM	USM
FedAvg	57.67±15.57	66.99±8.95	61.07±21.23	57.52±13.22	66.67±23.33
FedBN	59.33±15.76	68.24±9.82	72.86±16.71	64.77±12.81	73.33±19.44
FedProx	61.00±13.91	67.61±6.42	70.18±10.13	62.95±11.78	70.00±17.95
本节方法	62.67±13.23	71.84±6.11	75.54±10.72	65.38±8.93	78.33±15.00

表 8.4　三种不同的疾病诊断方法在精神分裂症数据集上的性能

方法	目标中心				
	NBH	COBRE	Nottingham	Fudan	Xiangya
FedAvg	76.50±22.47	73.33±14.43	63.21±19.50	79.45±9.56	66.52±10.91
FedBN	77.78±20.30	70.83±12.05	65.09±20.52	77.86±9.81	67.33±9.65
本节方法	80.50±20.01	75.83±10.17	67.86±14.45	80.16±8.03	71.43±9.12

进一步通过在 ABIDE 数据集上进行消融实验展示了本节方法中每个模块的效果。通过单独提出批归一化联邦加权算法模块以及基于特征的知识蒸馏模块，分别对各个模块的作用进行验证。在不添加任何模块时，使用 FedAvg 算法进行比较，表 8.5 展示了消融实验的结果。从结果的准确率来看，无论将哪个模块添加进联邦平均算法中，都提升了模型的准确性。其中，在站点 Leuven、NYU 以及 UM 中，两个模块对准确率的影响较为接近；而在站点 UCLA 和 USM 中，基于特征的知识蒸馏模块相较于批归一化联邦加权算法模块在提升模型准确率上起

着更大的作用。同时，由于采用的是十折交叉验证的算法，实验结果中的标准差可以反映出数据集每一折准确率的波动大小。因此，通过标准差的大小来评估模型的稳定性，即拥有较小标准差的模型稳定性更高。从标准差的比较中可以看出，基于特征的知识蒸馏对模型的稳定性帮助更大，这也验证了前文的猜想。综合两个模块，本节方法可以达到最大的性能提升。

表 8.5　在 ABIDE 数据集上的消融实验结果

批归一化联邦加权算法	基于特征的知识蒸馏	目标中心				
		Leuven	NYU	UCLA	UM	USM
×	×	57.67±15.57	66.99±8.95	61.07±21.23	57.52±13.22	66.67±23.33
√	×	61.67±13.67	71.21±8.93	66.07±13.97	63.71±12.93	73.33±20.00
×	√	61.00±11.86	71.21±7.56	76.50±10.72	63.56±12.43	76.67±17.00
√	√	62.67±13.23	71.84±6.11	75.54±10.72	65.38±8.93	78.33±15.00

8.4　本 章 小 结

本章提出基于低秩表示的多中心自适应框架 maLRR 对 rs-fMRI 数据集进行 ASD 识别。具体而言，使用低秩矩阵分解将多个中心的数据转换到一个公共隐空间，通过所提出的方法，每个源域中的样本可以由目标域中样本线性表示。为了有效地求解所提出的目标函数，利用经典的增广拉格朗日乘子算法开发了一种交替优化算法。在真实的多中心数据上进行了充分的实验，结果表明该方法有效。此外，针对不同医疗机构的数据分布不同以及无法保护患者隐私的这一问题，本章设计了一种联邦知识蒸馏算法，通过将其应用到医学影像分类任务上，解决了传统数据中心化问题带来的隐私泄露问题。同时，通过重新设计联邦学习在服务器端的聚合策略，解决了不同医疗机构数据分布不同所带来的问题，帮助模型学习更鲁棒的特征。本章还在客户端部署了教师–学生模型，通过结合基于特征的知识蒸馏损失和分类损失，保证模型的稳定性和准确性。实验结果表明，本章提出的框架在医学影像分类任务上比其他联邦模型的准确率更高，同时性能也表现得更稳定。

参 考 文 献

[1] Jhuo I H, Liu D, Lee D T, et al. Robust visual domain adaptation with low-rank reconstruction[C]// Proceedings of IEEE Conference on Computer Vision and Pattern Recognition, Providence, RI, 2012: 2168–2175.

[2] Moradi E, Khundrakpam B, Lewis J D, et al. Predicting symptom severity in autism spectrum disorder based on cortical thickness measures in agglomerative data[J]. NeuroImage, 2017, 144:128–141.

[3] Heinsfeld A S, Franco A R, Craddock R C, et al. Identification of autism spectrum disorder using deep learning and the ABIDE dataset[J]. NeuroImage Clinical, 2018, 17:16–23.

[4] Liu G C, Lin Z C, Yu Y. Robust subspace segmentation by low-rank representation[C]// Proceedings of the 27th International Conference on Machine Learning, Madison, WI, 2010: 663–670.

[5] Schuler A, Liu V, Wan J, et al. Discovering patient phenotypes using generalized low rank models[C]// Pacific Symposium on Biocomputing, 2016, 21: 144–155.

[6] Vounou M, Janousova E, Wolz R, et al. Sparse reduced-rank regression detects genetic associations with voxel-wise longitudinal phenotypes in Alzheimer's disease[J]. NeuroImage, 2012, 60(1):700–716.

[7] Ding Z M, Shao M, Fu Y. Deep low-rank coding for transfer learning[C]// Proceedings of the 24th International Joint Conference on Artificial Intelligence, Buenos Aires, 2015: 3453–3459.

[8] Sheller M J, Reina G A, Edwards B, et al. Multi-institutional deep learning modeling without sharing patient data: A feasibility study on brain tumor segmentation[M]// Crimi A, BakasS, Kuijf H, et al. Brainlesion: Glioma, Multiple Sclerosis, Stroke and Traumatic Brain Injuries. Berlin: Springer, 2019.

[9] Zhang W S, Zhou T, Lu Q H, et al. Dynamic-fusion-based federated learning for COVID-19 detection[J]. IEEE Internet of Things Journal, 2021, 8(21):15884–15891.

[10] Ma X D, Zhu J, Lin Z H, et al. A state-of-the-art survey on solving non-IID data in federated learning[J]. Future Generation Computer Systems, 2022, 135:244–258.

[11] Jeong E, Oh S, Kim H, et al. Communication-efficient on-device machine learning: Federated distillation and augmentation under non-IID private data[EB]. arXiv:1811.11479, 2018.

[12] Jiang D L, Shan C, Zhang Z H. Federated learning algorithm based on knowledge distillation[C]// Proceedings of 2020 International Conference on Artificial Intelligence and Computer Engineering, Beijing, 2020: 163–167.

[13] Cha H, Park J, Kim H, et al. Proxy experience replay: Federated distillation for distributed reinforcement learning[J]. IEEE Intelligent Systems, 2020, 35(4):94–101.

[14] Itahara S, Nishio T, Koda Y, et al. Distillation-based semi-supervised federated learning for communication-efficient collaborative training with non-IID private data[J]. IEEE Transactions on Mobile Computing, 2023, 22(1):191–205.

[15] Craddock C, Benhajali Y, Chu C, et al. The Neuro Bureau Preprocessing Initiative: Open sharing of preprocessed neuroimaging data and derivatives[J]. Frontiers in Neuroinformatics, 2013, 7:41.

[16] Craddock C, Sikka S, Cheung B, et al. Towards automated analysis of connectomes: The configurable pipeline for the analysis of connectomes (C-PAC)[J]. Frontiers in Neuroinformatics, 2013, 7:42.

[17] Avants B, Tustison N, Song G. Advanced normalization tools:V1.0 [J]. The Insight Journal, 2009.

[18] Liu G C, Lin Z C, Yan S C, et al. Robust recovery of subspace structures by low-rank representation[J]. IEEE Transactions on Pattern Analysis and Machine Intelligence, 2013, 35(1):171–184.

[19] Gong B Q, Shi Y, Sha F, et al. Geodesic flow kernel for unsupervised domain adaptation[C]// Proceedings of IEEE Conference on Computer Vision and Pattern Recognition, Providence, RI, 2012: 2066–2073.

[20] Pan S J, Tsang I W, Kwok J T, et al. Domain adaptation via transfer component analysis[J]. IEEE Transactions on Neural Networks, 2011, 22(2):199–210.

[21] Fletcher R H, Fletcher S W, Fletcher G S. Clinical Epidemiology: The Essentials[M]. Lippincott Williams and Wilkins, 2012.

[22] Yahata N, Morimoto J, Hashimoto R, et al. A small number of abnormal brain connections predicts adult autism spectrum disorder[J]. Nature Communications, 2016, 7:1–12.

[23] McMahan H B, Moore E, Ramage D, et al. Communication-efficient learning of deep networks from decentralized data[C]//Proceedings of Artificial Intelligence and Statistics, Fort Lauderdate, FL, 2017: 1273–1282.

[24] Hinton G, Vinyals O, Dean J. Distilling the knowledge in a neural network[EB]. arxiv:1503.02531, 2015.

[25] Vielzeuf V, Lechervy A, Pateux S, et al. Towards a general model of knowledge for facial analysis by multi-source transfer learning[EB]. arXiv:1911.03222, 2019.

[26] Wang J, Bao W D, Sun L C, et al. Private model compression via knowledge distillation[C]//Proceedings of the AAAI Conference on Artificial Intelligence, 2019 33: 1190–1197.

[27] Vongkulbhisal J, Vinayavekhin P, Visentini-Scarzanella M. Unifying heterogeneous classifiers with distillation[C]// Proceedings of the IEEE/CVF Conference on Computer Vision and Pattern Recognition, Long Beach, CA, 2019: 3175–3184.

[28] Di Martino A, Yan C G, Li Q, et al. The autism brain imaging data exchange: Towards a large-scale evaluation of the intrinsic brain architecture in autism[J]. Molecular Psychiatry, 2014, 19(6):659–667.

[29] Li X X, Jiang M R, Zhang X F, et al. FedBN: Federated learning on non-IID features via local batch normalization[EB]. arXiv:2102.07623, 2021.

[30] Li T, Sahu A K, Zaheer M, et al. Federated optimization in heterogeneous networks[C]// Proceedings of Machine Learning and Systems, Austin, TX, 2020, 2:429–450.

第 9 章　脑网络分析

人类社会和自然界中互相关联的元素之间存在复杂的关系，如科学合作网中各个作者的合作关系、蛋白质交互网络中蛋白质分子之间的物理接触等，通常可以通过网络结构表示。这些天然存在的网络并不是规则的，同时也不是随机的，而是具备一定特殊的拓扑结构。分析这些网络的拓扑信息，可以帮助人们理解网络的整体功能、性能以及网络元素的行为。人的大脑也具有网络结构。从微观尺度看，大脑由 10^{14} 个神经元组成，这些神经元之间的信息传播形成了人脑的生物运作系统；从宏观尺度看，人脑由视觉、运动等多个功能区组成，功能区之间的相互作用，构成了人类大脑的认知、情感、记忆等复杂活动。然而，无论从微观还是宏观角度来看，脑网络的结构都具备社团化、高聚集性等复杂网络的典型特征。研究已经表明脑网络与社交网络等复杂网络类似，存在一些高度连接的节点，这些节点在保证大脑连接模式具有有效性的同时，也使得网络具备了"小世界属性"[1]。本章将介绍脑网络分析方法，包括基于节点结构对齐嵌入表示的结构脑网络分析方法、基于静态-动态卷积网络的功能脑网络分析方法，以及基于注意力扩散双线性神经网络的多模态脑网络分析方法。

9.1　脑网络分析综述

脑网络的结构与人类的认知功能和脑疾病存在密切联系，这种联系通常多样且复杂。例如，已有研究表明脑网络中的传输效率与人的智力水平存在一定的联系，在智商测试中得分越高的被试，其网络往往具有越高的局部聚类系数，以及越短的最短路径。研究也发现脑网络中的默认网络的全局连接效率与人格特征有关，具有开放性人格的被试往往具备较高的全局连接效率。同时，研究者发现一些脑疾病与脑网络结构的改变有关。例如，Yao 等[2]通过联合分析功能网络和结构网络的连接强度，发现在精神分裂症（SZ）患者的功能连接网络中，符合结构网络三阶连接限制的部分连接边，其连接强度要显著低于正常被试，并且随着患病时间的延长，其连接强度持续减小。Guo 等[3]也发现相较于正常被试，SZ 患者两个脑区之间的功能连接存在相隔较远的现象。这些研究表明分析脑网络结构可以为人类探索大脑工作方式、研究神经性退化疾病的病理机制、改善心理疾病及大脑损伤的诊断治疗提供有力的工具。

本章的重点在于如何表示和分析脑网络的复杂信息，包括多尺度结构信息、动态变化信息、多模态脑网络关联信息，以及多模态脑网络融合信息四方面。具体来说：第一，多尺度结构信息。脑网络作为一种图结构数据，与传统的图结构数据一样可以从多个尺度进行分析，其从最小的连接边尺度到最大的全图尺度，中间可以细分为如节点、子图、社区等若干不同尺度。如何选择合适的脑网络尺度进行分析，以及如何抽取多尺度脑网络特征仍然是目前研究的热点问题。第二，动态变化信息。脑功能网络作为最常用的脑网络之一，具有动态变化的特性，即其连接会随着时间变化，这种动态的连接变化信息目前被证明与多种脑疾病引起的脑部结构异常密切相关。因此，研究一种可以捕获脑网络动态连接信息的模型对提高脑疾病的诊断精度具有重大意义。第三，多模态脑网络关联信息。根据构造时所用信息的不同，脑网络可以分为功能脑网络与结构脑网络两种。这两种网络之间并不是独立的，而是存在着复杂的关联信息。目前抽取这种关联信息，以及如何利用这种关联信息辅助诊断脑疾病仍然是亟待解决的问题。第四，结构网络和功能网络分别反映了大脑脑区之间的物理连接信息和脑区活动一致性信息，如何有效融合这两类互补的信息去更加全面地表征大脑结构和功能信息仍是一个需要解决的问题。

9.2　基于节点结构对齐嵌入表示的结构脑网络分析

近年来，网络嵌入技术已经被应用在社交网络和语言网络等传统的网络分析领域。这类嵌入技术大致可以分为如下两类：基于矩阵分解和基于随机游走。简单来说，基于矩阵分解的方法针对连接信息矩阵（如连接矩阵或者 Laplace 矩阵），利用传统的矩阵分解方法获取节点的向量化表示；基于随机游走的方法针对的是由图上随机游走生成的一组节点序列，通过最大化前后连续出现节点对的概率获取节点的向量表示。这两类方法都可以在向量表示中保持节点结构的高阶信息，并且在传统的网络分析任务，如链路预测和节点分类任务中已获得良好的性能。但值得注意的是，这些方法均是为单个网络设计的，因此不同网络的节点表示并不在同一个空间中，所以这些方法目前无法直接应用于脑网络分析所需的成组分析中。

为了解决这个问题，本节介绍一种新的节点结构对齐嵌入表示（node-level structure embedding and alignment，nSEA）。该方法主要动机在于获取所有网络在同一个空间中的节点向量表示。具体来说，首先利用传统的网络嵌入方法获取节点的向量表示，随后通过最优化一个正交对齐问题将获取的不同网络的节点表示对齐到同一个空间。此外，本节也将介绍基于 nSEA 的脑网络分析（node-level structure embedding and alignment based learning，nSEAL）框架，在这个框架中包含统计分析及分类。统计分析的对象是由节点表示生成的节点距离，其可以帮助定位病变脑区。在分类实验中，首先基于学到的节点表示计算各个脑网络之间的距离，随后使用最近邻分类器获取脑网络的类别标号。本节在 SZ 数据集上验证方法的有效性，结果证明该方法不仅可以在分类任务上获得很好的精度，而且可以帮助定位病变区域，促进对 SZ 机制的理解。图 9.1 给出了基于节点结构对齐嵌入表示的脑网络分析框架，其包括四个部分：影像数据处理及脑网络构建（①）、节点结构对齐嵌入表示学习（②）、基于节点距离的统计分析（③）、基于网络距离的脑疾病分类（④）。

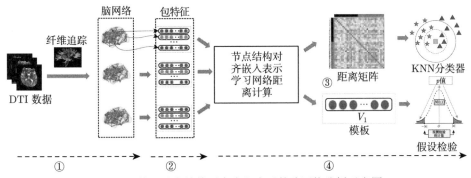

图 9.1   基于节点结构对齐嵌入表示的脑网络分析示意图

9.2.1   节点结构对齐嵌入表示

基于文献 [4] 的工作，本节选用负样本 Skip-Gram(Skip-Gram with negative sample，SGNS）模型[5] 获取节点的结构嵌入信息。SGNS 模型最早被应用于自然语言处理领域，这种方法可以自动学习单词的向量表示，并可以保证上下文相似的单词在这个向量空间中的相似性。一般来说，使用 SGNS 模型的关键步骤在于找到一个反映成对关系的矩阵。在词向量嵌入的应用中，这个矩阵是一个反映单词和上下文关系的点间互信息（pointwise mutual information，PMI）矩阵，而在节点嵌入的应用中，这个矩阵需要反映节点与其他节点之间的关系。

在本节的研究中,使用脑网络的连接矩阵获取 SGNS 模型所需要的矩阵。具体来说，使用 $G = \langle V, E \rangle$ 表示由 DTI 数据构建的脑网络，其中 $V = \{v_1, v_2, \cdots, v_n\}$ 是节点集合，$E = \{e_{i,j}\}(i,j = 1, 2, \cdots, n)$ 是连接边集合，$e_{i,j}$ 表示连接边的权重，也就是节点 v_i 和 v_j 之间的白质纤维的个数。使用 S 表示脑网络 G 的连接矩阵，其中 $\{S_{i,j} = e_{i,j}\}(i,j = 1, 2, \cdots, n)$。脑网络的连接矩阵与神经系统的信息传递相关，两个脑区之间连接权重越大，说明两个脑区之间的连接越紧密。为了使脑网络连接矩阵更方便在各个节点之间比较，对连接矩阵 S 做了行归一化处理：

$$A = D^{-1}S \tag{9.1}$$

其中，D 为连接矩阵 S 的度矩阵：

$$
D_{i,j} = \begin{cases} \sum\limits_p S_{i,p}, & i = j \\ 0, & i \neq j \end{cases} \tag{9.2}
$$

根据式（9.1），可以认为元素 $A_{i,j}$ 是节点 v_i 和 v_j 之间的一步转移概率。值得注意的是，这个矩阵只是衡量了两个直接相连脑区之间的转移概率，由于脑网络的稀疏性，一步转移概率矩阵通常无法充分描述节点之间的复杂关系。为了解决这个问题，可以使用 k 步概率转移矩阵（也就是 $A^k = \underbrace{A \cdots A}_{k}$）在更广的尺度上描绘节点的信息。根据 k 步概率转移矩阵，可以构建节点 v_i 和 v_j 之间在第 k 步的 PMI 值：

$$
\mathrm{PMI}^k(v_i, v_j) = \log\left(\frac{A_{i,j}^k}{\sum\limits_t A_{t,j}^k} \right) \tag{9.3}
$$

其中，$A_{i,j}^k$ 可以理解为节点 i 在 k 步到达节点 j 的概率，而 $\sum\limits_t A_{t,j}^k$ 可以理解为任意节点在 k 步到达节点 j 的概率。这个 PMI 矩阵定义了两个节点之间的联系紧密程度。为了去除噪声，对原始的 PMI 矩阵做了如下变换：

$$
Y_{i,j}^k = \max\left\{ \log\left(\frac{A_{i,j}^k}{\sum\limits_t A_{t,j}^k} \right) - \log(\beta), 0 \right\} \tag{9.4}
$$

其中，β 为 log 位移因子，通常是一个根据样本数设定的常数。

使用奇异值分解去分解矩阵 Y(也就是 $Y^k = U^k \Sigma^k (V^k)^{\mathrm{T}}$，其中 U^k 和 V^k 是正交矩阵，Σ 是对角矩阵)。使用前 d 个特征就可以近似原矩阵，因此可以获取矩阵 $W^k = U_d^k (\Sigma_d^k)^{\frac{1}{2}}$。这个矩阵的行向量就是节点的结构嵌入表示。

前文使用 SGNS 获取了节点的向量表示。但是，由于奇异值分解的非唯一性和 SGNS 的随机性，不同网络的向量表示并不是对齐的。具体来说，SGNS 模型可以导致随机的正交变换，这不会影响单个网络之间节点的比较，但是却给网络与网络之间的比较带来困难。之前的工作试图通过忽视节点标号以及使用主成分分析去解决这个问题，但是这些方法会让节点表示失去反映较小结构变化的能力，导致无法捕获疾病引起的异常结构变化。

受文献 [6] 的启发，可以通过求解一个优化问题，实现节点向量的对齐。如图 9.2 所示，为节点向量表示矩阵 $W^k \in \mathbf{R}^{d \times n}$ 定义了一个正交变换矩阵 $R \in$

$\mathbf{R}^{n \times n}$，并且可以通过求解优化问题直接对齐不同网络的向量表示：

$$
\begin{aligned}
\min_{R} \quad & \sum_{a<b} \left\| W_a^k R_a - W_b^k R_b \right\|_{\mathrm{F}}^2 \\
\text{s.t.} \quad & R_s^{\mathrm{T}} R_s = I, \quad R_a, R_b \in R_s, \quad s = 1, 2, \cdots, m
\end{aligned}
\tag{9.5}
$$

这个问题等价于

$$
\begin{aligned}
\min_{R} \quad & \sum_{a=1}^{m} \left\| W_a^k R_a - P \right\|_{\mathrm{F}}^2 \\
\text{s.t.} \quad & P = \frac{1}{m} \sum_{a=1}^{m} W_a^k R_a
\end{aligned}
\tag{9.6}
$$

其中，m 为被试人数；矩阵 P 为嵌入质心。这是一个常见的正交问题，可以利用奇异值分解来解决。具体来说，固定 P，然后使用 $R_a \leftarrow \bar{U}_a \bar{V}_a^{\mathrm{T}}$ 计算正交变换，其中 $\bar{U}_a$ 和 $\bar{V}_a$ 从 $\mathrm{SVD}(W_a^{k^{\mathrm{T}}} P)$ 中获得。一旦获取了 R_a，就可以重新计算 P，即 $P = \frac{1}{m} \sum_{a=1}^{m} W_a^k R_a$。这是一种典型的迭代优化方法，迭代过程直到结果收敛为止。最后，每个网络的对齐节点向量可以表示为以下集合：$\{w_1^a, w_2^a, \cdots, w_n^a\}$，其中 $w_i^a \in \mathbf{R}^d$ 是 $W_a^k R_a$ 的列向量。

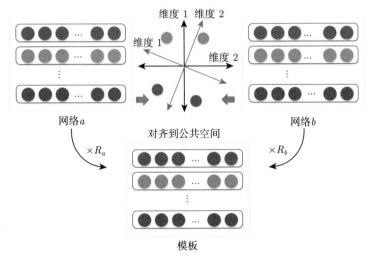

图 9.2 节点结构对齐示意图

9.2.2 距离计算和统计分类

对节点向量进行对齐后，可以利用对齐后的节点向量计算节点距离，这个距离可以反映脑网络中节点之间的结构差异。给定两个网络 $G_1 = (V_1, E_1)$ 和 $G_2 = $

(V_2, E_2)，脑网络 G_1 的节点 i 与脑网络 G_2 的节点 j 之间的距离可用以下方法测量：

$$d(v_i, u_j) = \cos \mathrm{dist}(w_i^1, w_j^2) \tag{9.7}$$

其中，$v_i \in V_1$，$u_j \in V_2$，w_i^1 为对齐后的节点 v_i 的向量表示，w_j^2 为对齐后的节点 u_j 的向量表示，$\cos \mathrm{dist}$ 表示余弦距离。如果节点 i 具有与节点 j 类似的结构，则此节点距离将很小。然而，由于缺少公共参考坐标，这个成对距离并不能直接用于成组分析。

　　为此，可以构造一个健康人的模板 $\{c_1^+, c_2^+, \cdots, c_n^+\}$ 以及一个患者的模板 $\{c_1^-, c_2^-, \cdots, c_n^-\}$，其中 $c_i^+ \in \mathbf{R}^d$ 和 $c_i^- \in \mathbf{R}^d$ 是节点的中心表示（也就是 $c_i^+ = \frac{1}{m^+} \sum\limits_{a=1}^{m^+} w_i^a$ 和 $c_i^- = \frac{1}{m^-} \sum\limits_{a=m^++1}^{m^++m^-} w_i^a$，其中 m^+ 和 m^- 分别是健康人和患者的数量）。在此基础上，可以进一步提出节点距离矩阵 $L \in \mathbf{R}^{m \times n}$ 来反映目标脑网络与模板之间的节点距离。例如，网络 a 与模板之间的节点 i 的距离可以定义为 $L_{a,i} = \cos \mathrm{dist}(w_i^a, c_i)$。其中，$c_i$ 可以设置为健康人模板（即 c_i^+）或患者模板（即 c_i^-）。而且，L 的每一行（即 $L[i] \in \mathbf{R}^m$）都可以根据标签（即健康人和患者）分为两部分：$L^+[i] = [l_i^1, l_i^2, \cdots, l_i^{m^+}]$ 和 $L^-[i] = [l_i^{m^++1}, l_i^{m^++2}, \cdots, l_i^{m^++m^-}]$。根据这些节点距离向量，可以通过统计检验（如 t 检验）来识别大脑中存在结构差异的区域。

　　此外，基于节点结构对齐嵌入表示，可以计算脑网络之间的距离。具体来说，简单地结合节点的向量表示来计算网络距离并不能很好地度量网络之间的拓扑相似性，因为每个节点对网络结构都有特定的影响。因此，可以将比较两个网络的问题转化为一个将节点的影响从一个网络转移到另一个网络的运输问题，这个运输的最短距离可以被看成两个网络之间的距离。给定两个网络 $G_1 = (V_1, E_1)$ 和 $G_2 = (V_2, E_2)$，这两个网络之间的距离可以通过求解如下最小"成本"来计算：

$$D^{\mathrm{network}}(G_1, G_2) = \min \sum_{i=1}^{n} \sum_{j=1}^{n} T_{ij} d(v_i, u_j)$$

$$\mathrm{s.t.}$$
$$\sum_{i=1}^{n} T_{ij} = f_i^1, \quad \forall j \in \{1, 2, \cdots, n\}$$
$$\sum_{j=1}^{n} T_{ij} = f_j^2, \quad \forall i \in \{1, 2, \cdots, n\} \tag{9.8}$$
$$T_{ij} \geqslant 0, \quad \forall j \in \{1, 2, \cdots, n\}, \quad \forall i \in \{1, 2, \cdots, n\}$$

其中，$d(v_i, u_j)$ 是节点 $v_i \in V_1$ 和 $u_j \in V_2$ 之间的距离（由式（9.7）定义），$T \in \mathbf{R}^{n \times n}$ 为转移矩阵，元素 T_{ij} 表示顶点 v_i 转移到顶点 u_j 的节点影响力；f^1 和 f^2 是节

点对网络 G_1 和 G_2 的影响，在这里为简化模型，两者都设为度向量 (f_i^1 表示节点 i 在网络 G_1 处的度值)。这是一个被广泛研究的最优运输问题，有多种快速的专门算法来解决 [7]。因此，如果计算网络 G_a、G_b $(a, b \in [1, 2, \cdots, m])$ 之间的所有成对距离，就可以得到距离矩阵 $D^{\text{network}} \in \mathbf{R}^{m \times m}$。

9.2.3 统计分析和分类

基于 nSEA，可以进行两类组分析：统计分析和分类。具体来说，在统计分析中，对每个节点距离向量 $L^+[i]$ 和 $L^-[i]$ 进行 t 检验查找组间差异显著的节点。在分类中，将距离矩阵 D^{network} 输入 KNN 分类器中，得到网络的标签。

9.2.4 实验结果

本节首先在脑图上展示单个网络与模板（健康被试和患者）之间的节点距离。这些节点距离从节点距离矩阵 L 的列中提取。图 9.3 显示了 SZ 患者与正常对照组和两个模板之间的节点距离。大的节点距离意味着在这个大脑区域有很强的个体差异。由此图可以看出，个体差异较大的节点集中在默认模式网络中。这个结果与文献 [8] 的发现相吻合。

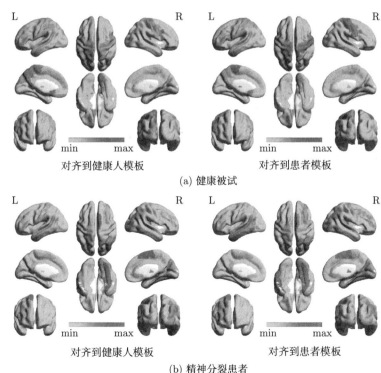

图 9.3 SZ 患者与正常对照组和两个模板之间的节点距离（后附彩图）

　　此外，可以通过对节点距离向量（也就是 $L^+[i]$ 和 $L^-[i]$）进行 t 检验，定位正常对照组与 SZ 患者之间存在显著差异的节点。这些节点如图 9.4 所示，从图中可以看出，这些差异显著的区域主要集中在杏仁核、颞中回、内侧额回丘脑和运动区（如中央前回和辅助运动区），且使用 SZ 模板比健康模板有更多的判别性区域，如舌回区域、下缘角、颞横回区域仅在使用 SZ 模板时存在差异。这可能是由 SZ 病因的多样性及被试数目较少带来的统计误差造成的，未来可以通过增加样本数解决该问题。

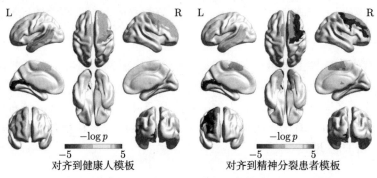

图 9.4　SZ 患者组与正常对照组节点距离的差异（后附彩图）

　　本节使用 t 分布随机邻域嵌入（t-stochastic neighbor embedding, t-SNE）[9]对网络距离矩阵 D^{network} 进行可视化。距离矩阵的质量可以通过同类点的聚集程度来描述。为了便于比较，可以同时可视化另外两个使用 L_2 距离生成的距离矩阵（使用连接强度和聚类系数提取节点特征）。图 9.5 显示了这些距离矩阵的 t-SNE图。由图中可以发现，本章方法生成的距离矩阵明显优于其他方法。此外，基于该距离矩阵，使用 KNN 和 SVM 等分类模型可以很容易地从正常对照组中识别出患者。

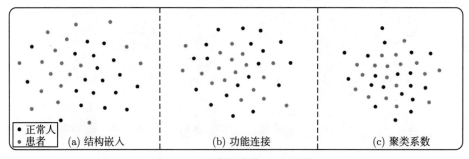

图 9.5　距离矩阵的 t-SNE 图

通过分类实验也可验证基于节点结构对齐嵌入表示方法的性能。具体来说，由于数据集大小的限制，可以使用留一交叉验证策略，并通过计算 ACC、SEN 和 SPE 来评估分类性能。

首先将基于 nSEAL 的方法和三种传统的脑网络分类方法进行比较，这些传统的方法包括：①基于连接层的方法，使用连接强度作为特性（记为 Connection）；②基于节点级的方法，使用局部聚类系数作为特性（记作 CC）；③基于网络级的方法，使用 Weisfeiler-Lehman 图核作为特性[10]（记作 WL）。具体来说，在基于连接层的方法和节点级的方法中，分别从脑网络中提取连接强度和局部聚类系数作为特征，并使用默认参数（$C = 1$）的线性 SVM 进行分类；在图核方法中，利用 WL 子树图核测量全脑网络的拓扑相似度，并同样使用默认参数支持向量机进行分类。WL 子树图核的迭代参数选择范围为 $\{1, 2, \cdots, 10\}$。

此外，还将基于 nSEAL 的方法与三种最先进的方法进行了比较。这些最新的方法包括：① 张量脑网络嵌入（tensor-based brain network embedding，t-BNE）方法[11]；② 判别子图（discriminative subgraph，DS）方法[12]；③ 有序模式（ordinal pattern，OP）[13] 方法。三种方法的简介如下：① t-BNE 方法，该方法借鉴了网络嵌入技术的思想，可以将整个网络结构信息嵌入一个特征向量中。因此，使用 t-BNE 特征来捕获整个网络的结构信息，随后使用线性 SVM 分类。超参数 k 和正则化参数 γ 通过对训练数据的交叉验证从 $\{1, 2, \cdots, 20\}$ 和 $\{2^{-6}, 2^{-5}, \cdots, 2^6\}$ 中选取。② DS 方法，在该方法中，首先利用判别信息选择子图，根据这些子图生成脑网络的特征矩阵。基于特征矩阵，使用线性 SVM 分类器进行分类。DS 方法中的参数设置均为 1。③ OP 方法，该方法挖掘了带权脑网络中的 DS。与 DS 方法相比，该方法不需要进行阈值化就可以准确地描述脑网络的结构信息。基于这些 DS，首先构造一个特征矩阵，然后使用线性 SVM 分类器来识别患者。频率设置为 0.7，判别有序数模式的数量通过对训练数据的交叉验证从 $\{10, 20, \cdots, 120\}$ 中选择。

此外，还测试了基于 nSEAL 方法使用 SVM 分类器识别患者的性能，并将其作为一个变体与原始方法进行比较。具体来说，使用网络距离矩阵 D^{network} 定义核矩阵 $K = -\frac{1}{2}(JDJ)$，其中 $J = I - \frac{1}{M}(II^{\text{T}}) \in \mathbf{R}^{m \times m}$，$I$ 是单位矩阵。值得注意的是，这个 K 可能不是正半定的，因为 D^{network} 并不符合欧氏距离定义。因此，使用 Chen 等提出的方法[14] 去训练非正定 SVM。此外，在该方法中，参数 k 和 d 是对训练数据的交叉验证，从 $\{1, 2, \cdots, 7\}$ 和 $\{5, 10, 15, 20, 25\}$ 中选择。

表 9.1 报告了不同方法在结构脑网络数据上的分类性能。可以看出，与其他方法相比，nSEAL 方法在准确度和敏感性上取得最优的结果。例如，nSEAL 方法的准确率达到了 86.4%，而性能最好的对比方法，其准确率仅为 75.6%，这个结果充分说明了 nSEAL 方法是有效的。该方法之所以优于传统方法可能有如下

几点因素：第一，传统的方法依赖于稀疏连接信息或节点结构度量（这些值通常只有一个标量），这些信息往往无法捕获较小的结构更改；而 nSEAL 方法可以将所有的连接信息合并到一个可学习的嵌入空间中，从而比传统方法包含更丰富的信息。第二，nSEAL 方法使用了 k 步连接矩阵（即 A^k）来反映结构信息，而其他方法并没有考虑这种高阶连接信息。

表 9.1　不同方法在结构脑网络数据上的分类性能　　（单位：%）

方法	准确度	敏感性	特异性
Connection	64.8	66.6	63.1
CC	64.8	61.1	68.4
WL	54.0	55.5	52.6
DS	67.5	61.1	73.6
OP	75.6	66.6	84.2
t-BNE	75.6	72.2	78.9
nSEA+SVM	81.0	72.2	77.7
nSEAL	86.4	83.3	72.2

9.3　基于静态–动态卷积网络的功能脑网络分析

功能连接（functional connection，FC）是一种根据 rs-fMRI 时间序列推断得到的可以反映大脑不同区域之间活动相关性的统计量。根据所使用 rs-fMRI 扫描时间的长度，FC 可分为静态功能连接（static functional connection，sFC）和动态功能连接（dynamic functional connections，dFC）。sFC 使用了整个扫描序列构建一个连接矩阵，而 dFC 通过有重叠的"短滑动窗口"构建多个具有时序联系的连接矩阵。通常一整个扫描序列约为 5 min，而"短滑动窗口"通常仅涵盖 30 s 到 1 min 不等时长的信息。因所用构造方法的不同，这两种类型的大脑网络提供的信息各有其侧重点。一般来说，sFC 反映了在整个 rs-fMRI 扫描期间 FC 的固定空间模式，而 dFC 则反映了 FC 在秒到分钟时间尺度上的动态变化。

目前 sFC 和 dFC 都已被成功地用于脑部疾病的诊断，二者各有优缺点。具体来说，sFC 具有构建简单、反映空间结构信息准确的优势，目前研究者已经针对静态脑网络提出了一系列的分析方法，如基于复杂网络指标的分析方法、基于图核的方法，以及基于 DS 的方法。但遗憾的是，由于静态网络自身的限制，这些方法均无法捕捉和使用 FC 随时间变化的动态信息。相反，因为 dFC 侧重于计算连续窗口短时间段上的局部相关性，因而基于 dFC 设计的方法可以很容易地探索这些 FC 的动态变化模式。例如，Damaraju 等[15] 发现 SZ 患者的异常连接在动态连接中更为显著，Robinson 等 [16] 也通过对动态网络的社区分析发现了影响药物镇痛的因素。此外，目前的研究证明这些 dFC 相比 sFC 对疾病导致的结构异常更加敏感[17]。然而，因为使用了滑动窗构建动态脑网络，单个动态网络仅能使用较短的时间片段构建脑区与脑区之间的连接。短时段可能会在观测到的扫描中引入假的波动，从而增加动态连接中的假连接。这些假连接将会影响动态网络的拓扑结构，从而导致错误的分析结果。到目前为止，研究者只能通过增加窗口长度来解决这个问题，但代价是降低动态变化捕获的敏感性。

为了解决这些问题，可以联合 sFC 和 dFC 各自的优势分析脑功能网络。其主要想法在于充分利用 sFC 提供的准确的空间结构信息以及由 dFC 提供的丰富的动态信息。为此本章介绍一种静态–动态卷积神经网络（static-dynamic convolutional neural network, SD-CNN），具体网络结构如图 9.6 所示。在这个方法中，首先基于完整的 rs-fMRI 扫描序列构造 sFC，随后基于滑动窗口相关构建 dFC。sFC 被送入一个静态通道，该通道使用高分辨率的卷积核（即卷积核具有大量的通道）来捕获 FC 的空间结构信息。dFC 被输入动态通道以获取 FC 随时间变化的动态信息。与静态路径相比，动态路径的卷积通道数有所减少，这虽然降低了动态通道捕获空间结构信息的能力，但也带来了三个潜在的好处：① 模型轻量化，更易于训练；② 无须对时间维度进行降采样，可以使用较高的分辨率对时间变化信息进行描述；③ 低分辨率的卷积核可以一定程度上减少虚假连接对结构的影响。网络中还包含了两个侧连接，以融合两个通道网络的信息。具体来说，第一个侧向连接将信息从静态通道传递到动态通道，为每个 dFC 提供额外的空间信息；第二个侧向连接将动态信息反馈给静态通道，克服了静态通道缺乏动态信息的限制。这样，通过不同通道获得的特征就不是独立的，而是相互作用的。最后，通过使用全连接层来结合两个通道的特征，从而更好地识别脑部疾病。

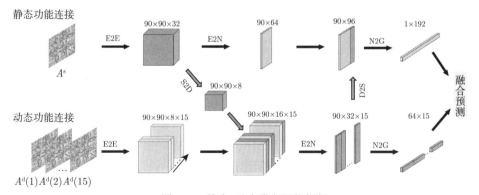

图 9.6 静态–动态卷积网络框架

9.3.1　静态–动态卷积网络

静态路径用于提取 sFC 的空间拓扑特征。可以将静态通道设置为一个常用的卷积模型（即 BrainNetCNN [18]），其由边到边（edge-to-edge，E2E）、边到节点（edge-to-node，E2N）和节点到图（node-to-graph，N2G）三个卷积滤波器组成，下面详细介绍这三个卷积滤波器。

1. 边到边卷积

边到边卷积滤波器用于从原始邻接矩阵中提取连接边特征。与影像数据中使用的标准卷积滤波器相似，这种加权滤波器结合了本地信息 (即连接强度) 来学习局部特征。数学上可以定义为

$$H_{i,j}^n = f^n \left[\sum_{k=1}^{|\Omega|} (r_k^n A_{i,k}^{\mathrm{s}} + c_k^n A_{k,j}^{\mathrm{s}}) + b^n \right] \tag{9.9}$$

其中，$r^n \in \mathbf{R}^{|\Omega|}$ 和 $c^n \in \mathbf{R}^{|\Omega|}$ 为可学习权重；b^n 为可学习偏差；f^n 为第 n 个滤波器的非线性激活函数。

2. 边到节点卷积

边到节点卷积滤波器用于将连接边特征聚合为节点特征。该滤波器等价于在传统卷积操作中针对影像数据的行卷积，其可定义为

$$a_i^n = f^n \left(\sum_{m=1}^{M} \sum_{k=1}^{|\Omega|} r_k^{m,n} H_{i,k}^m + b^n \right) \tag{9.10}$$

其中，$r_k^{m,n} \in \mathbf{R}^{|\Omega|}$ 是可学习的权重。(m, n) 表示每一层对应的输入和输出特征图的通道。

3. 节点到图卷积

节点到图卷积滤波器用于将节点特征转化为图特征。这个卷积器同样是一个行卷积，其接在边到节点卷积器后使用，用来将图中所有节点特征卷积为一个相应值。该过滤器可以显著降低特征图的空间维度，其可定义为

$$a^n = f^n \left(\sum_{m=1}^{M} \sum_{i=1}^{|\Omega|} w_i^{m,n} a_i^m + b^n \right) \tag{9.11}$$

其中，$w_i^{m,n}$ 为可学习的权重。

动态通道用于提取 dFC 的特征。具体来说，对于每个单独的邻接矩阵（即 $A^d(t)$），可以使用静态通道中相同的卷积模型来提取它们的特征，即对每个矩阵依次使用边到边卷积、边到节点卷积，以及节点到图卷积。可以将动态通道每一步的输出记为 $\tilde{H}_{i,j}^n(t), \tilde{a}_i^n(t), \tilde{a}^n(t), t \in [1,2,\cdots,T]$。值得注意的是，通过减少每一步卷积的通道数使动态通道非常轻量级，与此同时针对整个时序数据，并没有像传统针对视频图像数据一样，设计时间下采样层。低信道数的卷积核意味着较弱的空间结构表达能力。因此，由于通道数量较少，动态通道获取空间结构信息的能力要低于静态通道。然而，它也带来了两个潜在的好处：① 一个轻量级的模型，便于训练；② 低信道数的卷积核，也同时减少了虚假连接带来的影响。同时，轻量级的模型也允许我们不使用时间下采样层，这样可以尽可能保留时间动态信息。因此，动态通道的输出在时间维度上总是有 T 帧。通过这种方式，动态路径可以更好地捕获时间动态信息，并以较好的时间分辨率描述随时间变化的功能连接模式。

使用侧向连接融合两个通道（即静态通道和动态通道）的特征。侧向连接是一种融合不同层次空间分辨率和语义的技术，被广泛用于融合基于光流的双流网络[19]。在本节方法中使用了两个侧向连接，包括静态到动态连接（static-to-dynamic，S2D）和动态到静态连接（dynamic-to-static，D2S），下面将详细介绍这两个侧向连接。

4. 静态到动态连接

这个连接可以在动态连接边特征（即 $\tilde{H}_{i,j}^m(t)$）转化为动态节点特征（即 $\tilde{a}_i^n(t)$）的过程中融入静态连接边特征（即 $H_{i,j}^m$）。与传统的级联融合技术[20] 相似，静态到动态连接的目标是将静态信息作为额外的特征通道传递给每一个 dFC。具体来说，首先将 $H_{i,j}^m$ 进行如下卷积：$f \in \mathbf{R}^{1 \times 1 \times M}$，其中 M 为动态连接边特征图的通道数量。这是一个平衡操作，可以保证动态连接边特征和静态连接边特征的通道数一致。接下来，在相同的空间位置 (i,j) 上堆叠两个特征图：

$$\left(\tilde{H}_{i,j}^{2m}(t)\right)' = H_{i,j}^m, \quad \left(\tilde{H}_{i,j}^{2m-1}(t)\right)' = \tilde{H}_{i,j}^m(t) \tag{9.12}$$

其中，$\left(\tilde{H}(t)\right)' \in \mathbf{R}^{\Omega \times \Omega \times 2M}$，动态节点特征则基于上述重构的动态连接边特征，并使用边到节点卷积生成。

5. 动态到静态连接

该连接是使用动态节点特征（即 $\tilde{a}_i^m(t)$）增强静态节点特征（即 a_i^m）。在这里，仍旧使用级联融合技术，即将静态节点特征和动态节点特征级联融合。具体来说，首先使用全局平均池化（globar average pooling, GAP）将所有时间窗下的动态节点特性聚合，用来生成一个新的动态节点特征：$\tilde{a}_i^m \in \mathbf{R}^{1 \times M^d}$，其中 M^d 为动态通道输出特征图的通道数。然后将 $\tilde{a}_i^m$ 和 a_i^m 按如下方式融合：

$$a_i^{m'} = f^{\mathrm{cat}}(\tilde{a}_i^m, a_i^m) \tag{9.13}$$

其中，$a_i^{m'} \in \mathbf{R}^{1 \times (M^s + M^d)}$，$M^s$ 是静态通道输出特征图的通道数；f^{cat} 表示连接函数。

该模型通过最小化交叉熵损失训练：

$$l = -\sum_m y_m \log(y'_m) \tag{9.14}$$

其中，y_m 是真实的标签；y'_m 是预测的标签，$y'_m = \mathrm{Softmax}(f(W^d \odot L))$，其中 W^d 是一个在最后全连接层上的可学习的权重矩阵，L 是由两条通道生成特征拼接而成的特征矩阵。详细的训练过程如下：使用训练数据的静态功能连接（即 A^s）和动态功能连接（即 A^d）作为输入，并将其对应的标签作为输出。这些连接被输入不同的通道来提取特征。在静态通道中，三类卷积（即 E2E、E2N、N2G）的输出通道数分别设置为 32、64、192。在动态通道中，这些参数分别设置为 8、32 和 64。在所有层中使用了 Dropout 方法（随机失活率为 0.3）去抑制数据过拟合。

9.3.2　分类实验结果

表 9.2 中展示了本书方法和对比方法的分类性能。从表中可以看出，所提方法在所有指标上都优于其他方法，如所提方法的准确率可以达到 80.45%，而在对比方法中，最优的结果仅为 73.63%。此外从表中可以发现：① 基于动态网络的脑网络分析方法要优于基于静态脑网络的方法，具体来说，基于动态信息的方法（即 STD）的分类精度要比基于静态信息的方法（即 N2EN）高出 0.1。这个结果也符合之前研究得出的结论，即动态信息相较静态信息对脑疾病引起的结构改变更加敏感。② 传统的联合静态和动态信息的方法并不能显著提高分类精度，如 SDRS 和 MKL 的分类精度仅仅比单独使用静态信息高 0.01，甚至低于仅基于动态信息的 STD 方法。③ 侧向连接可以显著提升分类的精度，从表中可以看出，去除侧向连接后，所提方法的整体精度下降了 0.09。这说明侧向连接带来的静态和动态信息的融合对诊断脑疾病至关重要。

表 9.2　各方法分类精度　(单位：%)

方法	准确率	特异性	灵敏性
N2EN [21]	57.72	59.13	56.19
GK [22]	55.00	53.91	56.19
BrainNetCNN [18]	65.45	71.81	58.09
TV [23]	56.81	58.18	55.45
STD [24]	67.27	70.00	65.54
wck-CNN [25]	73.63	78.18	69.09
MKL [26]	59.65	58.26	60.95
SDRS [27]	60.90	59.13	62.85
SD-CNN (无侧向连接)	71.30	70.43	72.38
SD-CNN	80.45	83.63	77.27

9.3.3　判别性连接分析

SD-CNN 模型发掘的判别连接可以做进一步分析，即使用 Simonyan 等[28]的方法，通过计算神经元的输出对输入特征的偏导数，来反映连接边的判别性。图 9.7 给出了动态网络每个时间窗下的判别连接。从图中可以发现：① 动态连接在各个窗口下的判别连接呈现多样化，几乎没有一致的判别连接模型，这个结果证明，动态网络的连接可以发掘更多的判别信息，从而可以为诊断脑疾病提供更有用的信息。②判别模式虽然多样，但其涉及的脑区却存在一致性，例如，背外侧额上回（SFGmed.R）、眶内额上回（ORBsupmed.R）以及颞极：颞中回（TPO.R）等脑区就频繁在各个窗口的动态连接中被选出。值得注意的是，额叶癫痫其病灶区就集中在额叶区域，同时脑区颞极、颞中回也被认为与癫痫紧密相关。这些结果都证明 SD-CNN 方法可以有效地挖掘出与疾病相关的生物标志物。

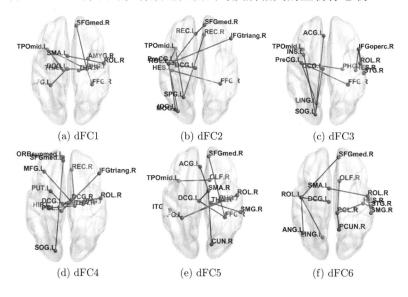

(a) dFC1　　(b) dFC2　　(c) dFC3

(d) dFC4　　(e) dFC5　　(f) dFC6

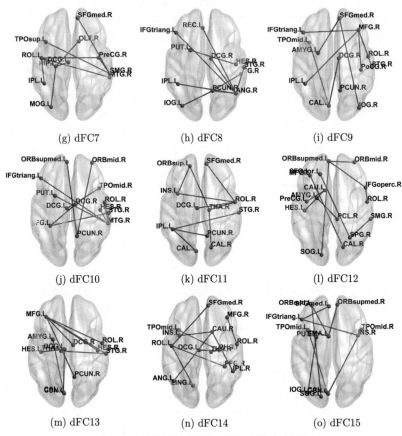

(g) dFC7   (h) dFC8   (i) dFC9

(j) dFC10   (k) dFC11   (l) dFC12

(m) dFC13   (n) dFC14   (o) dFC15

图 9.7　动态网络判别性连接（后附彩图）

9.3.4　静态和动态通道影响分析

　　SD-CNN 方法中包括两条相互影响的通道，即静态通道和动态通道，为分析二者对最终分类精度的影响，可以测试单独使用静态通道和动态通道时的性能。其实验设计与本节所用一致，记仅使用静态通道的模型为 SD-CNN（静态），记仅使用动态通道的模型为 SD-CNN（动态）。表 9.3 给出了静态通道和动态通道的分类精度。从表中可以看出，仅使用动态通道时，其分类性能要优于仅使用静态通道时。这和我们之前的实验结果一致，即动态特征对疾病诊断更加敏感。此外在没有添加侧向连接时，在全连接层合并静态信息和动态信息并不能显著地提升模型的分类精度，此结果与表 9.2 中使用传统的特征融合方法结果一致，这些结果更进一步说明了 SD-CNN 中添加侧向连接的有效性。此外，为进一步分析静态和动态通道的影响，可以构建判别节点图，该图在判别连接边的基础上通过统计判别连接边涉及的脑区数量。具体来说，计算神经元的输出对输入特征的偏导数，来反映连接边的判别性，随后对每个窗口的动态连接边选择前 100 个判别力最强的连接边，最后统计每个脑区出现在这些判别性连接中的个数，数目越大，说明该节点的判别力越强。为研究静态通道对模型的影响力，分别生成了联合使用静态和动态信息的判别节点图，以及仅使用动态信息的判别节点图，其结果如图 9.8 所示。从图中可以得到两个有意义的发现：① 由静态和动态联合生成的判别节点在各个窗口的 dFC 上比仅由动态信息生成的判别节点更加一致，这可能是因为添加的静态信息额外提供了空间结构信息，其可以使模型更加关注一些重点区域。② 由静态和动态联合生成的判别节点更加集中在额叶癫痫的病灶区（即额叶区域），这也说明，增加静态信息可以使模型更加准确地定位病灶区域。

表 9.3　静态通道、动态通道分类精度　　　　　（单位：%）

方法	准确度	特异度	敏感度
SD-CNN (静态)	64.09	70.00	58.18
SD-CNN (动态)	70.45	72.72	68.18
SD-CNN (无侧向连接)	71.30	70.43	72.38
SD-CNN	80.45	83.63	77.27

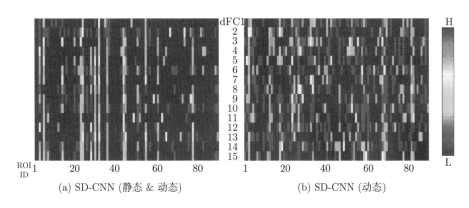

(a) SD-CNN (静态 & 动态)　　　　　(b) SD-CNN (动态)

图 9.8　判别节点图（后附彩图）

9.3.5　时间窗口大小及步长影响分析

窗口大小和步长是构建动态网络的重要参数，步长决定了窗口动态信息的更新速度，而窗口大小决定了动态信息所用扫描序列的长短。较大的窗口可以有效避免扫描序列的虚假波动，但却会丢失部分动态信息；而较小的窗口对动态信息敏感，却不可避免地给动态连接中引入不稳定的结构信息。为分析这两个参数对本节模型的影响，可以在不同参数下测试模型的分类精度，具体来说，将窗口大小设定为 $\{10, 15, 20, \cdots, 40\}$，步长设定为 $\{5, 10, 15, 20\}$。图 9.9 给出了上述参数下模型的分类精度。从图中可以看出，步长对模型的性能影响不大，而窗口大小在取 20~30 时具有最好的分类效果，该窗口大小对应的扫描时间为 40~90 s，该时间长度也符合目前对大脑活动的研究结果。

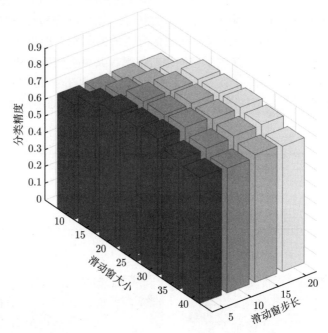

图 9.9　不同窗口大小及步长下模型的分类精度

9.4　基于注意力扩散双线性神经网络的多模态脑网络分析

针对神经影像数据使用网络分析方法，可以帮助揭示大脑的基本结构或功能。特别是，得益于可以表征大脑区域间复杂相互作用模式的能力，脑网络在脑疾病病理机制的研究中得到了广泛的应用。

脑网络模型可以用节点和连接边的集合来描述。这些节点代表由生理模板定义的大脑区域，而连接边则反映了区域之间的相互作用，通常根据非侵入性成像技术计算。这些连接边可以简单地分为两类：FC 和 SC。FC 是一种统计测量值，其用于评估不同大脑区域之间大脑活动的一致性，通常根据从 fMRI 或 EEG 信号中提取的时间序列进行推断。SC 描述了大脑区域之间的神经纤维物理连接，其可以从 DTI 中计算得到的纤维连接束推断出来。FC 和 SC 在脑网络分析中被经常使用。例如，一些类如基于稀疏学习的模型、图论指标等的计算模型，目前已经成功地应用于从 FC 或 SC 中寻找潜在的生物标志物来诊断大脑疾病。然而，大多数传统的脑网络分析方法侧重于单一连接信息（即只使用 FC 或 SC），只考虑成对网络节点之间的简单相互作用。这可能会导致节点之间的高阶关系（即两个以上脑区之间更广泛的节点相互作用）中存在着有用信息。这些信息对于理解脑疾病的病理机制可能是至关重要的。因为神经学的研究已经表明，在神经活动过程中，主要由两个以上的大脑区域直接相互作用。研究还表明，更广泛的节点相互作用对注意缺陷多动障碍、轻度认知障碍等脑部疾病很敏感。

近年来，人们提出了许多联合 FC 和 SC 进行脑网络分析的方法。最简单、最常用的方法是将 FC 和 SC 作为多模态数据，然后利用现有的机器学习技术将 FC 和 SC 进行集成。例如，Dyrba 等[29] 使用多核支持向量机将 FC 和 SC 结合起来识别 AD。Liu 等[30] 将 FC 和 SC 表示为多视图数据，提出了一种多视图嵌入的脑网络聚类分析方法。然而，这些方法在特征提取过程中都将 FC 和 SC 作为两种独立的模态使用，忽略了大脑活动与大脑区域物理连接之间的关系。另一种策略称为指导方法，它侧重于使用一种连接来指导另一种连接的构建（即 DTI 协助 fMRI，或 fMRI 协助 DTI）。例如，Chu 等[31] 首先利用 fMRI 数据对目标区域进行解剖学定义，然后基于高角分辨率扩散成像构建 SC。Pinotsis 等[32] 基于图模型模拟了功能与结构之间的动力学关系，从而更好地构建 SC。然而，这些方法的主要缺点在于只考虑直接连接，而没有考虑更大尺度上的间接连接。

另外，扩散过程已经被用于图数据的分析，其为考虑更广泛的节点交互提供了一种分析方法。最常见的扩散过程是图的随机游走。用户预先定义了随机游走的转移矩阵，以指示图模型中的方向和节点连接强度。通过扩散过程中节点特征在图上的传播，节点之间的信息可以相互传播，从而每个节点的特征表示可以通过结合节点自身的特征和其他连接节点的特征得到细化。由于传播过程是从目标节点向其所有连接节点扩散，因此在特征学习过程中考虑了更广泛的节点交互。有研究者提出了基于扩散过程的通用学习框架。例如，Atwood 等[33] 定义了扩散–卷积神经网络（diffusion-convolutional neural network，DCNN），该网络通过扩散过程汇总图中局部节点信息来学习节点表示；Zhang 等[34] 提出了将图的全局结构信息整合在一起的扩散图，并将其用于文本网络信息嵌入学习。由于考虑了更广泛的节点间交互作用，这些方法在节点分类任务中表现出了有效性。

本章使用扩散过程来进行脑网络分析。其中，节点特征和节点交互作用可以通过联合使用 FC 和 SC 的扩散过程来定义。具体来说，FC 提供了大脑的活动信息，而 SC 提供了信息流的方向，因此使用 SC 来定义扩散图（转移矩阵）中的边，使用 FC 来作为图节点的特征。用这种方法在图上进行扩散，可以有效地将 SC 和 FC 结合起来分析。然而，针对脑网络直接使用扩散过程可能有一些缺点。

首先，如果直接使用 SC 作为扩散的转移矩阵，那么转移矩阵中的权值是预先确定的，并且不能通过具体的任务来优化。其次，虽然 SC 可能有助于确定节点间相互作用的联系，但是节点间相互作用的权重（强度）是广泛相关和复杂的。它们可能不会与 SC 的连接权值呈现简单的一一对应关系，而是同时与 SC 和 FC 相关。同时，为了更好地预测，这些权值应该与分类器一起学习。最后，即使每个节点现在都受到相邻节点的影响，但扩散得到的联合特征表示仍然是节点级的。这与大脑网络的全局连接不同，这些节点级的特征往往关注局部信息，其并不能完全捕获疾病引起的全局变化。

因此，本节提出注意力扩散双线性神经网络（attention-diffusion-bilinear neural network，ADB-NN）来联合 FC 和 SC 进行脑网络分析。与现有研究[33,34]相比，ADB-NN 可以通过集成 FC 和 SC 自动学习节点间的交互，并通过考虑直接连接和间接连接来细化节点表示。ADB-NN 模型也利用这些节点表示，进一步使用双线性池化产生基于连接的疾病预测特征。图 9.10 展示了提出的 ADB-NN 框架的结构图。具体来说，首先使用从 fMRI 中提取的时间序列构造节点特征矩阵，然后使用从 DTI 中提取的白质纤维追踪图构造邻接矩阵。接着，对邻接矩阵进行二值化并用于确定节点之间是否存在连接。在此基础上定义节点直接连接矩阵和节点间接连接矩阵，分别作为 ADB-NN 两个模块的输入和节点特征矩阵。每个 ADB-NN 模块由一个注意力扩散图和一个双线性池化层组成。注意力扩散图

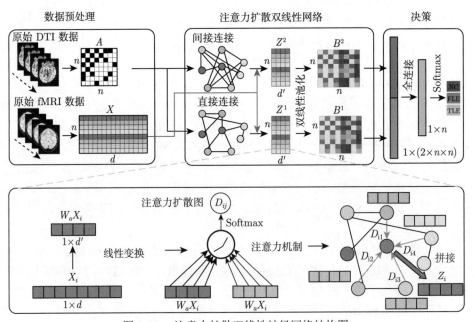

图 9.10　注意力扩散双线性神经网络结构图

描述了基于输入节点连接图的节点交互作用,其中节点连接的权值/强度是通过端到端方式训练自动获得的。学习了注意力扩散图后,利用注意力扩散图指导融合 DTI 和 fMRI 数据的扩散过程,生成节点表示。最后,通过双线性池提取不同尺度(即直接连接和间接连接)下节点表示的二阶统计量,生成基于连接的特征进行预测。

本节的主要贡献可以总结如下:首先,提供一种集成 DTI 和 fMRI 的新方法。利用扩散过程,将 fMRI 的脑活动信息与 DTI 的物理连接结合起来。其次,通过与分类器联合训练的注意力扩散图,自动学习转移矩阵中的权值,其扩展了传统的扩散过程。这样,在考虑节点交互时,所提模型可以更好地捕捉判别特征。再次,在端到端的学习框架中利用双线性池化来学习基于连接的特性。所提出的方法在真实的癫痫数据集上得到了验证,与其他脑网络分析方法相比,显示了更好的性能。

9.4.1 基于注意力扩散过程学习节点表示

扩散过程可以通过考虑节点自身特征以及邻居节点的特征为该节点生成新的特征表示。一般来说,该过程可以由图上随机游走过程的转移矩阵表征[35]。在脑网络分析的场景中,这个转移矩阵 $P \in \mathbf{R}^{n \times n}$ 可以通过将 A 的每一行归一化得到,其中 $p_{i,j}$ 表示节点 i 向节点 j 一步扩散的转移概率。因此,可以将 t 步扩散过程后的节点表示为

$$X^t = P^t X \tag{9.15}$$

其中 $X^t = \{X_1^t, X_2^t, \cdots, X_n^t\}$, $X_i^t \in \mathbf{R}^n$, P^t 是 P 的幂级数。使用 P 的优点在于它可以捕获节点的间接连接,相比于直接连接,这些间接连接对脑疾病更加敏感。扩散过程考虑节点特征和结构连通性,生成节点表示,并自然地将 SC 和 FC 结合在一起。然而,该方法将 SC 的权值作为节点交互的强度来指导节点特征的融合,忽略了节点交互也可能受到 FC 定义的节点特征的影响。

为了解决上述问题,本节提出了注意力扩散过程。在本节中,关联矩阵(即边的权值)不再是预先确定的,而是利用自注意力机制从节点特征中自动学习,边的存在则是用 SC 定义的。称这个转移概率矩阵为注意力扩散图 D,并使用该矩阵替换式 (9.15) 中的原始转换矩阵 P。此外,引入可学习的线性转化矩阵 W_a 来提高原始特性的表达能力。于是,节点表示 $Z^t = \{Z_1^t, Z_2^t, \cdots, Z_n^t\}$, $Z_i^t \in \mathbf{R}^d$ 在经过 t 步注意力扩散过程后,可表示为

$$Z_i^t = \sum_{k \in \mathscr{N}_i} D_{ik}^t W_a^t X_i \tag{9.16}$$

其中,$D^t \in \mathbf{R}^{n \times n}$ 为注意力扩散图,其表示 t 步扩散后的节点交互;$\mathscr{N}_i$ 表示节点 i 的邻居节点集;$W_a^t \in \mathbf{R}^{d \times n}$ 是一个可学习的线性投影矩阵,它将原始特征嵌入

一个低维空间中。这个矩阵是与整个模型一起学习的。由于训练过程是在类标签信息的引导下进行的，因此该可学习矩阵可以提高原始特征的识别能力。值得注意的是，所提方法仅仅是一种有效的融合技术，以实现深度融合 FC 和 SC 矩阵，而不是试图模拟大脑中复杂的生物扩散过程，虽然它们都是基于信息传播这一类似的机制。

9.4.2　构建注意力扩散图

在本节方法中，节点交互是通过使用节点特征矩阵 X 和 SC 矩阵 A 来联合计算的。其中，节点间的联系由 SC 决定，节点间交互的权值/强度受节点特征（即大脑的活动信息）的影响。这是基于一个生理学认识，即大脑的 SC 是固定的，但大脑功能取决于负责不同功能的大脑系统之间的交互作用。换句话说，在大脑系统中，大脑活动信息定义了需要传输的信息的类型，SC（即神经通道）决定了信息流动的方向。这样，节点 i 和节点 j 之间的交互强度的权值可以使用自注意力机制来计算：

$$c_{ij} = f(W_c \cdot (W_a X_i \parallel W_a X_j) + b_c) \tag{9.17}$$

其中，$\parallel$ 表示将两个向量拼接成长向量的操作；$W_c \in \mathbf{R}^{1 \times 2d}$ 是一个可训练的权重矩阵；b_c 是偏差项，是一个常数，其与整个模型一起学习；f 表示激活函数。与常用的激活函数一样，在注意力函数中加入偏差项可以提高模型的学习能力。这里权值度量值反映了节点 i 对节点 j 的影响程度。同时，由于 C 不是对称的（即权重 c_{ij} 不等于 c_{ji}），这种影响是有方向性的。

为了在不同节点之间进行一致的比较，可以将权重矩阵 C 规范化，以构建注意力扩散映射矩阵 D。D 中的每个元素被定义为

$$D_{ij} = \text{Softmax}(c_{ij}) = \frac{\exp(c_{ij})}{\displaystyle\sum_{k \in \mathscr{N}_i} \exp(c_{ik})} \tag{9.18}$$

其中，$\mathscr{N}_i$ 为根据 SC 矩阵 A 定义的节点 i 的邻居节点集合，为了反映大脑区域之间的 SC，此处只考虑了 $\mathscr{N}_i$ 来进行归一化处理。即一步扩散或两步扩散，对应直接连接或间接连接，此外，如果执行多步扩散，使用注意力扩散图 D 的幂级数不再是合理的，因为注意力机制不是静态的，而是随扩散而变化的。因此，采用独立的注意力机制来计算扩散每一步的相互作用权重，并根据多步连接进行归一化：

$$D_{ij}^t = \frac{\exp(f(W_c^t \cdot (W_a^t X_i \parallel W_a^t X_j) + b_c^t))}{\displaystyle\sum_{k \in \mathscr{N}_i^t} \exp(f(W_c^t \cdot (W_a^t X_i \parallel W_a^t X_k) + b_c^t))} \tag{9.19}$$

其中，$\mathscr{N}_i^t$ 为根据 t 步结构连接矩阵定义的节点 i 的邻居节点集合。

9.4.3 基于双线性池化生成连接特征

在扩散过程之后，所提模型通过整合 FC 和 SC 信息并考虑其他节点的影响，学习了新的节点表示。但是，这些特征仍然属于节点级别，只反映局部信息。因此，使用双线性池化操作来从这些学习到的节点表示生成全局基于连接的特征。在传统 CNN 中，研究者通常采用双线性池化来捕获特征通道之间的成对关系以对特征交互进行建模，这可以显著提升细粒度的视觉识别的性能。本节使用双线性池化来生成整个网络中节点表示的二阶统计信息，以生成基于连接的特征进行分类。这些二阶统计量是通过节点表示矩阵的内积计算得到的：

$$B_{ij}^t = Z_i^{t\mathrm{T}} \cdot Z_j^t \tag{9.20}$$

其中，$B^t \in \mathbf{R}^{n \times n}$ 表示双线性特征。使用这些特征至少会带来两个好处：首先，这些特征可以被认为是基于连接的特征，产生了脑网络的整体表示；其次，二阶统计信息可能对分类更敏感，正如在许多细粒度识别任务中所显示的那样。

9.4.4 模型训练和实现

本书提出的注意力扩散双线性神经网络模型通过最小化交叉熵损失训练：

$$l = -\sum_m y_m \log(y'_m) \tag{9.21}$$

其中，y_m 是真实的标签；y'_m 是预测的标签（$y'_m = \mathrm{Softmax}(f(W^d \odot B))$，其中 W^d 为全连通层中一个可学习的权值矩阵）。具体学习过程如下：在训练阶段，使用训练对象的 SC（即 A）和节点特征矩阵（即 X）作为输入，并将其对应的标签作为输出。其中，直接连接和间接连接分别使用邻接矩阵的一次方和二次方进行构造。由于模型中没有考虑结构连接性的权重信息，所以这些连接是二值化的（即"存在连接"或"未连接"）。利用线性变换将原始节点特征转移到低维空间，并根据式（9.17）将注意力模型应用到成对节点学习交互权重。这里选择 ReLU 作为激活函数。根据式（9.18）对这些交互权重进行归一化，构建指导扩散过程生成节点表示的注意力扩散图。基于直接连接和间接连接的节点表示，我们使用双线性池化提取基于连接的特征进行分类。这些基于连接的特征被转换成一个长向量，并被输入一个 $1 \times n$ 带 Softmax 的全连接层。在全连接层中使用 Dropout 去抑制过拟合。

9.4.5 癫痫分类结果

表 9.4 中报告了所提方法与对比方法的分类精度。如表中所示，本节方法在 5 个分类任务中获得的精度值分别为 62.3%、79.3%、87.1%、89.0% 和 81.5%，在

所有比较中均是最高的。此外，成对 t 检验的结果证明本节方法与比较方法中表现最好的扩散卷积方法存在显著差异（$p < 0.05$）。此外，根据表中内容，有三个发现：

表 9.4　所提方法与对比方法分类精度　　　　　　　　（单位：%）

方法		NC vs. FLE vs. TLE	NC vs. FLE & TLE	NC vs. FLE	NC vs. TLE	FLE vs. TLE
基于 fMRI 的方法	N2EN [21]	50.3	65.3	54.7	70.5	62.3
	Graph-CNN [36]	46.6	67.0	55.8	67.5	61.4
	Siamese-GCN [37]	—	69.3	67.3	74.5	70.5
基于 DTI 的方法	Graph Kernel [38]	36.6	61.3	56.3	53.0	54.1
	Graph-CNN [36]	33.6	62.6	51.6	54.5	56.4
基于联合 fMRI 和 DTI 的方法	Multi-kernel [29]	52.0	69.0	57.8	72.5	63.6
	MPCA [39]	43.3	67.6	60.9	67.5	54.7
	KSTM [40]	50.3	69.3	63.3	70.0	58.5
	JSFC [31]	36.6	63.3	56.3	53.5	53.6
	MVGCN [41]	—	70.3	70.5	81.0	74.7
	DCNN [33] *	52.6	70.3	69.1	79.0	73.6
	本节方法（没有注意力）	53.9	71.3	70.5	81.5	75.0
	本节方法（没有双线性池）	57.3	72.6	72.1	82.0	78.4
	本节方法 *	62.3	79.3	87.1	89.0	81.5

注：* 表示差异有统计学意义。

首先，在所有的任务中，大多数联合使用 fMRI 和 DTI 的方法比仅使用 fMRI 或仅使用 DTI 的方法表现更好。例如，采用简单组合策略的多核方法（Multi-kernel）的精度就优于基于非负弹性网络的方法（N2EN），其至少在精度上提高了 0.017。这验证了之前的设想，即将两种类型的大脑连接结合起来可以提供互补信息，从而提高分类性能。值得注意的是，在比较中，Siamese-GCN 的准确性要高于其他基于 fMRI 的方法。一个可能的原因是，该方法使用了脑区的空间坐标，为分类提供了额外的信息。此外，基于联合 fMRI 与 DTI 的方法所获得的准确性低于基于 fMRI 的方法。这一结果可能是大多数的 fMRI 信息并没有涉及 SC 重建的过程造成的。

其次，注意力机制可以显著提高分类的性能。特别地，如果没有注意力机制，本节方法在多类和二进制分类中的准确性将至少降低 0.08。此外，即使没有双线性池化，本节方法仍然优于其他方法。例如，在分类中性能次优的 DCNN 模型至少比本节的方法（没有双线性池）差 0.023。

最后，在本节模型中加入双线性池可以进一步提高分类的性能。具体地说，在多分类中添加双线性池可以使准确性提高 0.05，在二分类任务中至少使准确性提高 0.03。

9.4.6 多步扩散影响分析

本节也评估了多步扩散对所提模型性能的影响。具体来说，将所提方法与三种变体进行了比较，其中包括单独使用直接和间接注意力扩散图以及将一步和两步双线性特征相加的特征融合方法。表 9.5 报告了这些实验的结果。从表中不难看出，单独使用一步或两步特征虽然可以获得相似的分类性能，但是将这两类特征结合使用可以显著提高多类和二分类的分类精度。这表明有必要同时考虑一步扩散和两步扩散，因为其产生的特征可能包含有利于分类的互补信息。

表 9.5 所提方法与三种变体分类精度

方法	NC vs. FLE vs. TLE	NC vs. FLE &TLE	NC vs. FLE	NC vs. TLE	FLE vs. TLE
ADBN-1 (直接)	53.6	70.3	70.0	79.0	73.6
ADBN-1(间接)	54.3	70.6	69.0	78.5	74.7
ADBN-2 (相加)	61.3	77.0	85.7	87.0	80.0
ADBN-2 (本节方法)	62.3	79.3	87.1	89.0	81.5

9.5 本章小结

目前，通过脑网络分析异常结构与脑疾病之间关联的应用研究主要使用的是图结构中的基本特征，如连接边、聚集系数等，虽然这些特征计算简单且具有一定的判别力，但是由于大脑自身活动的复杂性，其无法刻画脑网络中更为复杂的信息，如多个连接边之间的关系、多脑区交互关系、连接边动态信息等。而这类复杂的结构信息不仅能反映脑疾病引起的细微变化，而且相较基本特征具有更好的鲁棒性，对提高脑疾病的诊断精确度至关重要。因此，如何从原始的脑网络数据中挖掘出具有生物学意义且可靠性高的复杂图结构特征，成为一个非常具有挑战性的问题。本章介绍的四种脑网络复杂特征表示方法，就是结合机器学习领域的最新研究成果，充分挖掘和利用脑网络数据自身内在复杂信息，展开智能脑网络分析研究。首先，分析了结构脑网络中的结构多尺度信息，其通过学习节点的向量表示而不是使用单一值的方法，从多尺度刻画了节点的结构信息。其次，研究了功能脑网络的动态变化信息，其通过联合静态脑网络和动态脑网络，使得学出的动态脑网络的表示可以更加精确地反映脑疾病引起的大脑结构异常。最后，将结构脑网络和功能脑网络组合，尝试分析多模态脑网络的模态间关联信息和学习多模态网络的联合表示。

针对脑网络分析问题，未来可以从以下几个方面进一步完善：① 引入对抗学习的思想。目前无论是结构脑网络还是功能脑网络，都存在着虚假连接，或者连接值不准确的问题，即数据中存在噪声。在一般的分析框架中，加入对抗学习模块，可以在一定程度上消除噪声的影响。② 分析结构脑网络和功能脑网络之间的耦合关系。结构脑网络和功能脑网络存在非常复杂的非线性耦合关系，分析这类关系可以更好地发掘疾病相关的生物标志物，更有助于理解大脑的工作机制。③分析细粒度的脑网络。目前大多数的研究都是在脑区层面构建和分析脑网络，而未将复杂的分析方法应用于体素层脑网络的分析。在未来的工作中，分析细粒度的脑网络，将会发现更为精准的病灶区域。

参 考 文 献

[1] Tomasi D, Shokri-Kojori E, Volkow N D. High-resolution functional connectivity density: Hub locations, sensitivity, specificity, reproducibility, and reliability[J]. Cerebral Cortex, 2016, 26(7):3249–3259.

[2] Yao Y, Palaniyappan L, Liddle P, et al. Variability of structurally constrained and unconstrained functional connectivity in schizophrenia[J]. Human Brain Mapping, 2015, 36(11):4529–4538.

[3] Guo H, Cao X H, Liu Z F, et al. Machine learning classifier using abnormal brain network topological metrics in major depressive disorder[J]. Neuroreport, 2012, 23(17):1006–1011.

[4] Yang C, Liu Z Y, Zhao D L, et al. Network representation learning with rich text information[C]// Proceedings of IJCAI, Buenos Aires, 2015: 2111–2117.

[5] Mikolov T, Sutskever I, Chen K, et al. Distributed representations of words and phrases and their compositionality[C]// Proceedings of the 26th International Conference on Neural Information Processing Systems, Red Hook, NY, 2013: 3111–3119.

[6] Hamilton W L, Leskovec J, Jurafsky D. Diachronic word embeddings reveal statistical laws of semantic change[EB]. arXiv:1605.09096, 2016.

[7] Pele O, Werman M. Fast and robust Earth Mover's Distances[C]// Proceedings of the 12th International Conference on Computer Vision, Kyoto, 2009: 460–467.

[8] Guo S X, Kendrick K M, Yu R J, et al. Key functional circuitry altered in schizophrenia involves parietal regions associated with sense of self[J]. Human Brain Mapping, 2014, 35(1):123–139.

[9] van Maaten L, Hinton G. Visualizing data using t-SNE[J]. Journal of Machine Learning Research, 2008, 9:2579–2605.

[10] Shervashidze N, Schweitzer P, van Leeuwen E J, et al. Weisfeiler-Lehman graph kernels[J]. Journal of Machine Learning Research, 2011, 12:2539–2561.

[11] Cao B K, He L F, Wei X K, et al. t-BNE: Tensor-based brain network embedding[C]// Proceedings of the 2017 SIAM International Conference on Data Mining, Houston, TX, 2017: 189–197.

[12] Cao B K, Kong X N, Zhang J Y, et al. Mining brain networks using multiple side views for neurological disorder identification[C]// Proceedings of 2015 IEEE International Conference on Data Mining, Atlantic City, NJ, 2015: 709–714.

[13] Zhang D Q, Huang J S, Jie B, et al. Ordinal pattern: A new descriptor for brain connectivity networks[J]. IEEE Transactions on Medical Imaging, 2018, 37(7):1711–1722.

[14] Chen J H, Ye J P. Training SVM with indefinite kernels[C]// Proceedings of the 25th International Conference on Machine Learning, Helsinki, 2008: 136–143.

[15] Damaraju E, Allen E A, Belger A, et al. Dynamic functional connectivity analysis reveals transient states of dysconnectivity in schizophrenia[J]. NeuroImage: Clinical, 2014, 5:298–308.

[16] Robinson L F, Atlas L Y, Wager T D. Dynamic functional connectivity using state-based dynamic community structure: Method and application to opioid analgesia[J]. NeuroImage, 2015, 108:274–291.

[17] Jin C F, Jia H, Lanka P, et al. Dynamic brain connectivity is a better predictor of PTSD than static connectivity[J]. Human Brain Mapping, 2017, 38(9):4479–4496.

[18] Kawahara J, Brown C J, Miller S P, et al. BrainNetCNN: Convolutional neural networks for brain networks; towards predicting neurodevelopment[J]. NeuroImage, 2017, 146:1038–1049.

[19] Feichtenhofer C, Pinz A, Wildes R P. Spatiotemporal multiplier networks for video action recognition[C]// Proceedings of the IEEE Conference on Computer Vision and Pattern Recognition, Honolulu, HI, 2017: 4768–4777.

[20] Feichtenhofer C, Pinz A, Zisserman A. Convolutional two-stream network fusion for video action recognition[C]// Proceedings of the IEEE Conference on Computer Vision and Pattern Recognition, Las Vegas, NV, 2016: 1933–1941.

[21] Zhu Q, Huang J S, Xu X J. Non-negative discriminative brain functional connectivity for identifying schizophrenia on resting-state fMRI[J]. Biomedical Engineering Online, 2018, 17(1):32.

[22] Jie B, Zhang D Q, Wee C Y, et al. Topological graph kernel on multiple thresholded functional connectivity networks for mild cognitive impairment classification[J]. Human Brain Mapping, 2014, 35(7):2876–2897.

[23] Zhang J, Cheng W, Liu Z W, et al. Neural, electrophysiological and anatomical basis of brain-network variability and its characteristic changes in mental disorders[J]. Brain, 2016, 139(8):2307–2321.

[24] Wee C Y, Yang S, Yap P T, et al. Sparse temporally dynamic resting-state functional connectivity networks for early MCI identification[J]. Brain Imaging and Behavior, 2016, 10(2):342–356.

[25] Jie B, Liu M X, Lian C F, et al. Developing novel weighted correlation kernels for convolutional neural networks to extract hierarchical functional connectivities from fMRI for disease diagnosis[C]// Proceedings of International Workshop on Machine Learning in Medical Imaging, Granada, 2018: 1–9.

[26] Zhang D Q, Wang Y P, Zhou L P, et al. Multimodal classification of Alzheimer's disease and mild cognitive impairment[J]. NeuroImage, 2011, 55(3):856–867.

[27] Rashid B, Arbabshirani M R, Damaraju E, et al. Classification of schizophrenia and bipolar patients using static and dynamic resting-state fMRI brain connectivity[J]. NeuroImage, 2016, 134:645–657.

[28] Simonyan K, Vedaldi A, Zisserman A. Deep inside convolutional networks: Visualising image classification models and saliency maps[EB]. arXiv:1312.6034, 2013.

[29] Dyrba M, Grothe M, Kirste T, et al. Multimodal analysis of functional and structural disconnection in Alzheimer's disease using multiple kernel SVM[J]. Human Brain Mapping, 2015, 36(6):2118–2131.

[30] Liu Y, He L F, Cao B K, et al. Multi-view multi-graph embedding for brain network clustering analysis[EB]. arXiv:1806.07703, 2018.

[31] Chu S H, Parhi K K, Lenglet C. Function-specific and enhanced brain structural connectivity mapping via joint modeling of diffusion and functional MRI[J]. Scientific Reports, 2018, 8:4741.

[32] Pinotsis D A, Hansen E, Friston K J, et al. Anatomical connectivity and the resting state activity of large cortical networks[J]. NeuroImage, 2013, 65:127–138.

[33] Atwood J, Towsley D. Diffusion-convolutional neural networks[C]// Proceedings of the 30th International Conference on Neural Information Processing Systems, Red Hook, NY, 2016: 2001–2009.

[34] Zhang X Y, Li Y T, Shen D H, et al. Diffusion maps for textual network embedding[C]// Proceedings of the 32nd International Conference on Neural Information Processing Systems, Red Hook, NY, 2018: 7598–7608.

[35] Noh J D, Rieger H. Random walks on complex networks[J]. Physical Review Letters, 2004, 92(11):118701.

[36] Mao B C, Huang J S, Zhang D Q. Node based row-filter convolutional neural network for brain network classification[C]// Proceedings of Pacific RIM International Conference on Artificial Intelligence, Nanjing, 2018: 1069–1080.

[37] Ktena S I, Parisot S, Ferrante E, et al. Distance metric learning using graph convolutional networks: Application to functional brain networks[C]// Proceedings of International Conference on Medical Image Computing and Computer-Assisted Intervention, Quebec City, 2017: 469–477.

[38] Kang U, Tong H H, Sun J M. Fast random walk graph kernel[C]// Proceedings of the 2012 SIAM International Conference on Data Mining, Anaheim, 2012: 828–838.

[39] Lu H P, Plataniotis K N, Venetsanopoulos A N. MPCA: Multilinear principal component analysis of tensor objects[J]. IEEE Transactions on Neural Networks, 2008, 19(1):18–39.

[40] He L F, Lu C T, Ma G X, et al. Kernelized support tensor machines[C]// Proceedings of the 34th International Conference on Machine Learning, Sydney, 2017, 70: 1442–1451.

[41] Zhang X, He L F, Chen K, et al. Multi-view graph convolutional network and its applications on neuroimage analysis for Parkinson's disease[C]// Proceedings of AMIA Annual Symposium, San Francisco, 2018: 1147–1156.

第 10 章　脑影像-基因关联分析

近年来，神经影像学伴随着认知神经科学的发展为人脑工作机制的研究带来了新的活力。同时随着无创式脑成像技术的发展，研究者希望能够从脑结构和脑功能的层次来研究与情绪加工相关的脑活动影响，从而探索神经系统疾病易感性个体差异的神经基础。与此同时，随着遗传学技术的发展，研究者可以从更精细的分子水平（如单核苷酸多态性，single nucleotide polymorphism，SNP）来寻找神经系统疾病和精神疾病相关的遗传标记。在神经影像学和分子遗传学的基础之上提出了影像遗传学（imaging genetics 或 imaging genomics）这一概念，即结合多模态神经影像学和遗传学方法，检测脑结构及与神经疾病、认知和情绪调节等行为相关脑功能的遗传变异。其运用脑影像技术将脑的结构与功能作为表型数量性状（quantitative trait，QT）来评价基因对个体的影响，探讨基因是如何影响大脑的神经结构和功能，以及由此导致的神经系统病理。研究遗传与大脑结构和功能的相关性，在"基因与脑"和"脑与行为"之间架起一座看得见的桥梁。同时，随着机器学习在学术界和工业界迅速发展，研究者开始尝试利用这些数据分析工具来解决本领域的一些问题，并且已经能够识别与疾病相关的影像和基因生物标记。本章将介绍基于机器学习的脑影像-基因关联分析方法，包括基于树形结构诱导的多基因 SNP 位点与候选脑区影像 QT 关联分析方法、基于诊断信息诱导的多模态多脑区影像 QT 与风险基因 SNP 位点关联分析方法，以及基于时间约束诱导的多脑区纵向影像 QT 与多基因 SNP 位点的关联分析方法。

10.1　脑影像-基因关联分析综述

10.1.1　多基因位点与单表型关联分析

通常情况下，回归模型被用来实现多变量基因与单变量影像的关联。这些模型通常包含稀疏正则项，其主要流程是：首先，合理假设只有少数生物标志物与由此产生的影像-基因相关。稀疏项可以帮助识别这些相关标志物。其次，稀疏性约束可以降低模型复杂度，从而降低过度拟合的风险。随后，在文献 [1] 中，基于 L1 范数惩罚约束的回归模型已经被成功地应用到多变量基因数据分析中，即识别出与特定脑区高度关联的稀疏 SNP 位点，从而为处理检测和识别高维基因 SNP 特征选择的小样本回归问题提供了一种普适的技术框架。然而，基于 L1 范数的约束并没有充分考虑特征变量之间的结构关系，因此，在理论上并不能获得最佳的回归结果。通过对 SNP 特征之间的空间结构关系建模可以解决这类问题。

10.1.2 单基因位点与多表型关联分析

在基于机器学习的脑影像-基因关联研究中，10.1.1 节主要探索单表型测量变量变化时 SNP 值的变化情况，但实际上，大部分的工作集中在发现和检测与影像相关联的多变量基因位点，即利用多表型 QT 特征回归基因型 SNP 的值。例如，文献 [2] 基于预测变量之间的组结构信息，提出了一种任务相关的时间序列多变量稀疏回归模型，通过在多个回归任务以及多个时间点上特征权重的联合约束，能够选择出与任务相关的纵向影像表型特征标志物。

10.1.3 多基因位点与多表型关联分析

上述多变量回归方法已经能够很好地解决基因或者影像预测因子特征选择的问题，但是高维的回归输出会产生较高的计算时间代价，而且多变量输出结构复杂，仅简单地考虑对多个回归任务成组约束进行关联分析的模型往往过于严格和理想化。为了充分考虑两个多变量之间的隐变量，相关模型被用于脑影像基因组学研究，例如稀疏典型相关分析（sparse canonical correlation analysis, SCCA）[3]。与前面讨论的回归模型相似，值得注意的是，当只考虑少数标志物与成像遗传学关联，稀疏约束可以降低模型的复杂度，避免过度拟合的风险，以及帮助识别这些相关标志物。通常情况下，使用正则化项将组/网络结构（group/network structure）或其他先验知识（prior knowledge）结合到脑影像基因组学数据中。

10.2 基于树形结构诱导的多基因位点与单表型关联分析

影像遗传学是一个新兴的研究领域，旨在识别影响从解剖或功能脑图像中得出的测量值的遗传变异体。与基于认知或临床评估的诊断方法相比，从不同脑成像模式中提取的任何定量测量值都可以被视为更接近疾病潜在生物学机制的中介表型或终表型。

由于基因 SNP 位点数量众多，位点之间存在交互性，且其生物过程又非常复杂，因此探索多变量基因对大脑结构和功能的影响始终是一个研究热点。现在大部分基于多变量 SNP 回归单脑区 QT 的方法均采用平坦空间结构的稀疏约束，这些方法的缺点是并没有充分考虑到 SNP 的层次结构关系。目前在机器学习与图像分割领域，层次聚类（hierarchical clustering）的方法已经被用来解决基于多变量输入或多任务输出的问题。受这些思想的启发，本节试图基于基因位点在生物过程中的一些层次结构先验知识建立模型来解决影像遗传学中多基因位点对重要脑区影响的问题。

根据 SNP 自然形成的层次聚类关系构建树形结构来挖掘其与候选脑区的关联，将 SNP 作为树的叶子节点，然后利用 SNP 之间的连锁不平衡（linkage disequilibrium，LD）关系建立分组作为树的中间节点，再将基因的分组作为 LD 分组的上一层中间节点，最后将所有的候选基因组作为树的根节点。

受已有工作[2,4]的启发，考虑引入 SNP 的空间聚类关系并提出一种基于树形结构诱导的稀疏学习（tree-guided sparse learning, TGSL）方法来检测与神经影像某候选脑区 QT 相关联的基因 SNP 位点。首先，通过先验知识建立树形结构，即将每个 SNP 位点作为树的叶子节点，将若干 SNP 位点连锁不平衡形成的 LD 组块以及基因组作为中间节点，进而引入特征的层次关系。其次，对多基因 SNP 位点回归候选脑区 QT 这一问题采用基于树形结构诱导的稀疏学习方法进行特征选择。最后，采用特征选择中具有辨识度的 SNP 进行脑区 QT 的预测。在 ADNI 数据集上的实验结果表明，这种方法不仅能显著提高学习算法的回归性能，而且可以检测出具有空间聚类特性和功能解释意义的风险基因 SNP 位点。

10.2.1   基于稀疏学习的多基因位点与候选脑区关联分析

本实验建立由基因型到表型的回归模型来进行关联分析，即通过训练该回归模型完成对脑影像表型数量性状（QT）的预测。假设给定 X 为基因 SNP 位点的数据矩阵，其中 $x^m = (x_1^m, \cdots, x_d^m, \cdots, x_D^m) \in \mathbf{R}^{D \times 1}$ 表示第 m 个样本的特征向量；D 为 SNP 的特征维数；y 为 M 个样本的输出响应值，如 MRI 候选脑区灰度体积。因此，关联模型的目标函数为

$$\min_{\alpha} \frac{1}{2}||y - X\alpha||_2^2 + \lambda||\alpha||_2 \tag{10.1}$$

其中，λ 为正则化参数，用来调节解的稀疏性；$||\alpha||_2$ 中的非零元素即表示与回归输出相关的输入特征。这种稀疏化特征选择模型可以提供一种有效的多变量基因 SNP 位点回归 MRI 表型的方法，并且自动筛选与回归任务相关的输入变量特征。

若考虑组相关联合特征选择，可以使用 L1/L2 范数正则化约束的回归形式，其中 L2 范数联合约束同组中的特征平滑，L1 范数约束分组使得组之间具有稀疏特性，其目标函数如下：

$$\min_{\alpha} \frac{1}{2}||y - X\alpha||_2^2 + \lambda \sum_{j=1}^{N} w_j \left\|\alpha_{G_j}\right\|_2 \tag{10.2}$$

其中，$G_j(j = 1, 2, \cdots, N)$ 为预先定义的聚类特征组；w_j 为 G_j 的权重；$\sum\limits_{j=1}^{N} w_j \left\|\alpha_{G_j}\right\|_2$ 为正则化项，是 L1/L2 范数的加权形式。

在实际问题中，可以通过先验知识嵌入相应的结构信息来提高模型的泛化性能。基因与影像关联分析中采用了组稀疏方法对 SNP 进行分组约束，使得所选择到的 SNP 具有分组的聚类特性，即全组位点被选中或都不被选中。然而，这个模型存在成组约束的条件过于严格的缺点，在实际情况中，同一个基因中所有的 SNP 位点并不都与脑影像 QT 有关联作用。

融合了 L1 范数和 L2 范数正则化方法的弹性网（elastic net），结合二者的优势，不但可以解决变量之间高度相关的问题，而且能进行稀疏化特征选择，特别是在没有任何分组先验信息的情况下，也能取得很好的效果，即其特征选择趋向于具有聚类特性的结果。弹性网公式如下：

$$\min_{\alpha} \frac{1}{2}\|y - X\alpha\|_2^2 + \lambda_1\|\alpha\|_1 + \lambda_2\|\alpha\|_2^2 \tag{10.3}$$

实际上，弹性网融合 Lasso 和岭回归：即当 $\lambda_1 = \lambda$ 以及 $\lambda_2 = 0$ 时，式（10.3）退化为 Lasso；当 $\lambda_1 = 0$ 以及 $\lambda_2 = \lambda$ 时，式（10.3）退化为岭回归。在统计机器学习及其应用中，该方法具有较高的灵活性和稳定性。

10.2.2 基于树形结构诱导的多基因位点与候选脑区关联分析

前面提到的 Lasso、组 Lasso 和弹性网的不足之处在于它们并没有充分考虑数据的空间结构信息，例如，在 SNP 之间存在层次聚类的生物现象。因此，在本节中提出了基于树形结构建立稀疏学习模型来对多基因 SNP 位点回归单脑区影像 QT 问题进行关联分析。

层次聚类树是由先验知识构建的，例如，聚集在某一基因周围的多个 SNP 通常会联合地表达同一功能，或者不同的位点存在 LD 这样的非随机分布。首先根据这种层次关系建立空间结构关系，如图 10.1所示，即由 LD 块和基因块分别聚类成组；将 SNP 位点作为树的叶子节点，将 LD 块和基因块作为中间节点，全部基因作为根节点。

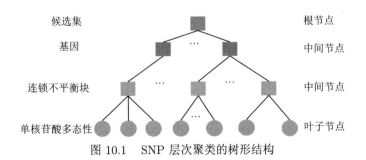

图 10.1　SNP 层次聚类的树形结构

假设层次树 T 有 d 层，共有 n_i 个节点，在第 $i(0 \leqslant i \leqslant d)$ 层的节点形式为 $T_i = G_1^i, \cdots, G_j^i, \cdots, G_{n_i}^i$。同一层的节点之间没有重叠，子节点必为父节点的真子集。TGSL 的目标函数为

$$\min_{\alpha} \frac{1}{2}\|y - X\alpha\|_2^2 + \lambda \sum_{i=0}^{d} \sum_{j=1}^{n_i} w_j^i \|\alpha_{G_j^i}\|_2 \tag{10.4}$$

其中，$\alpha_{G_j^i}$ 为相应节点的特征系数；w_j^i 为根据先验知识预先定义的节点权重。由于每个节点都是该树的子树，当一个节点被选中时，它相应的子节点也会被选中。基于树形结构诱导的正则化项约束能够选择具有联合效应的层次结构 SNP。

10.2.3 优化方法

本实验使用加速近端梯度（accelerated proximal gradient，APG）算法来优化式（10.4）中的目标函数。首先将式（10.4）划分为两部分，即光滑（smooth）部分和非光滑（non-smooth）部分。然后构建近似复合函数，其形式如下：

$$\min_{\alpha} f(\alpha) + \langle \alpha - \alpha_i, \nabla f(\alpha_i) \rangle + \frac{l}{2}\|\alpha - \alpha_i\|^2 + \lambda \Omega(\alpha) \tag{10.5}$$

其中，$\nabla f(\alpha_i)$ 表示第 i 次迭代中在点 α_i 的梯度。设步长为 l，其值可以通过线性搜索来确定。可以将式 (10.5) 写成如下形式：

$$\min_{u} \frac{1}{2}\|u - v\|^2 + \lambda \sum_{i=0}^{d} \sum_{j=1}^{n_i} w_j^i \|\alpha_{G_j^i}\|_2 \tag{10.6}$$

因此，式（10.6）的解即为式（10.4）的解。执行该算法的关键为在遍历树的过程中使用 $u^{d+1} = v$ 进行更新。在遍历节点 G_j^i 时（i 从 d 到 0，j 从 1 到 n_i），根据式（10.6）来更新 u。算法 10.1 给出了 TGSL 优化算法的求解过程。

算法 10.1   TGSL 优化算法

　　输入： $v \in \mathbf{R}^p$，树中的节点 G_j^i，$\lambda > 0$，$\lambda_j^i = \lambda w_j^i$，$w_j^i \geqslant 0 (i = 0, 1, \cdots, d, j = 1, 2, \cdots, n_i)$
　　输出： $u^0 \in \mathbf{R}^p$
　　设置

$$u^{d+1} = v \tag{10.7}$$

　　从 $i = d$ 到 0
　　从 $j = 1$ 到 n_i
　　计算

$$u_{G_j^i}^i = \begin{cases} 0, & ||u_{G_j^i}^{i+1}||_2 \leqslant \lambda w_j^i \\ \dfrac{||u_{G_j^i}^{i+1}||_2 - \lambda w_j^i}{||u_{G_j^i}^{i+1}||_2} u_{G_j^i}^{i+1}, & ||u_{G_j^i}^{i+1}||_2 > \lambda w_j^i \end{cases} \tag{10.8}$$

结束

10.2.4 脑影像表型预测

在传统回归模型中,将 SNP 作为多基因位点的输入特征,将单个脑区影像 QT 作为输出。基于上文提出的 TGSL 模型来选择与输出相关的 SNP 特征。为了提高预测性能,将最终选择到的 SNP 位点作为新的回归(如支持向量回归(support vector regression, SVR))输入进行脑影像 QT 的预测。在 SVR 中,实验为了方便计算和防止过拟合而采用线性核完成从原始空间到特征空间的映射。

图 10.2 为基于树形结构诱导的 SNP 特征选择和候选脑区 QT 预测流程。首先,为了获得 SNP 之间的层次结构关系,建立了一个多层的聚类树,其中,原始的基因 SNP 位点为叶子节点特征,LD 块为 SNP 的上一层聚类特征分组,基因为 LD 块的上一层特征分组。其次,采用 TGSL 算法对相关的 SNP 进行特征选择。最后,将 TGSL 算法选择到的 SNP 作为 SVR 的预测因子对候选脑区 QT 进行回归分析。

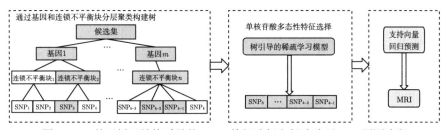

图 10.2 基于树形结构诱导的 SNP 特征选择和候选脑区 QT 预测流程

10.2.5 在模拟数据集上的实验

实验分别在模拟数据集以及 ADNI 数据集上进行。首先在模拟数据集上对提出的 TGSL 模型进行评估。先从真实模型 $y = X\alpha + \sigma\varepsilon$ 中生成模拟数据,其中 $\varepsilon(\varepsilon \sim N(0,1))$ 为噪声,σ 为噪声水平(如 $\sigma = 0.01$)。本实验设置 $n = 100$,$p = 1000$,从而得到 n 远远小于 p,然后从正态分布 $N(0,1)$ 中产生数据矩阵 X。为生成具有组稀疏的特征向量 α,实验进行了如下设置(其中包括 4 组全零元素和 4 组非全零元素):

$$\alpha^{\mathrm{T}} = (\underbrace{\alpha_1, \cdots, \alpha_{20}}_{20}, \underbrace{0, \cdots, 0}_{180}, \underbrace{\alpha_{21}, \cdots, \alpha_{30}}_{10}, \underbrace{0, \cdots, 0}_{290}, \underbrace{\alpha_{31}, \cdots, \alpha_{40}}_{10}, \underbrace{0, \cdots, 0}_{290},$$

$$\underbrace{\alpha_{41}, \cdots, \alpha_{45}}_{5}, \underbrace{0, \cdots, 0}_{195})$$

从而可以得到输出响应 y。本实验设置特征向量 α 不同的稀疏度分别进行三组测试，每组模拟分别从 45 个变量（即非零组中的变量）中包含 5、15、25 个真实信号。

对于在模拟数据集上实验的三组不同模拟数据的比较中，使用 L1 正则化的 Lasso、L1/L2 范数的组 Lasso 和弹性网作为 TGSL 对照方法进行测试。在实验中，采用不同的方法进行特征选择，之后再利用选择到的特征进行对输出响应的回归。根据文献 [5] 和 [6] 中对预先定义的组权重系数的方法，在实验中，我们为组 Lasso 和所提出的 TGSL 模型中的惩罚组设置了权重分配。具体来说，我们采用了组元素平方根的方法来确定这些权重。TGSL 的树的层数设为 3 层。所有模型的其他正则化参数采用五折交叉验证进行选择，其参数范围为 $\{0, 0.001, 0.002, 0.005, 0.01, 0.02, 0.05, 0.1, 0.2, 0.5, 1\}$。对于方法的性能，采用回归预测分析中的一些常用标准进行评价，如 RMSE、CC 及决定系数（coefficient of determination, CD）。最终，对不同方法的回归性能进行五折交叉验证测试的平均值计算。

如表 10.1 所示，从 TGSL 方法在三组模拟数据集上的 RMSE 结果可以看出，无论真实信号数如何，TGSL 方法始终优于其他方法。对于表 10.1 中的 CC 值，TGSL 也取得了最优的结果，特别是 TGSL 所有的 CC 值都超过了 0.8。相比 Lasso，弹性网在没有明确的先验知识的情况下，可以自动地筛选出具有组结构的特征，因此具有较好的性能。相比组 Lasso，TGSL 能够更好地在组级别上施加稀疏性。因此，这种灵活性带来了更好的性能。这与一组特征中的某些变量具有显著的决定作用这种实际情况相符合。尽管 TGSL 在预测性能上稍显不足，但在 CD 指标上却优于其他方法。

表 10.1　在模拟数据集上不同方法的性能比较

方法	真实信号数	L1 Lasso	组 Lasso	弹性网	TGSL
RMSE	5	0.70±0.24	0.74±0.19	0.69±0.24	0.60±0.22
	15	3.66±0.50	3.44±0.61	3.58±0.43	3.06±0.60
	25	4.85±1.16	4.18±1.20	4.81±1.20	3.80±0.91
CC	5	0.81±0.14	0.81±0.12	0.82±0.14	0.86±0.14
	15	0.41±0.29	0.77±0.07	0.48±0.25	0.82±0.08
	25	0.14±0.14	0.81±0.09	0.20±0.12	0.82±0.12
CD	5	0.61±0.21	0.58±0.16	0.62±0.21	0.70±0.22
	15	0.04±0.43	0.22±0.08	0.07±0.43	0.38±0.05
	25	−0.06±0.06	0.22±0.05	−0.04±0.09	0.35±0.07

10.2.6 在 ADNI 数据集上的实验

在 ADNI 数据集上，使用了包含有 MRI 模态数据的共计 911 个样本，其中有 160 个 AD 患者、187 个晚期轻度认知障碍（late mild cognitive impairment, LMCI）患者、272 个早期轻度认知障碍（early mild cognitive impairment, EMCI）患者、82 个严重记忆问题（significant memory concern, SMC）患者以及 210 个健康对照的正常人，表 10.2 给出了这些被试的详细信息。

表 10.2 ADNI 样本的统计特性

被试	NC	SMC	EMCI	LMCI	AD
数量	210	82	272	187	160
性别（男/女）	109/101	33/49	153/119	108/79	95/65
年龄	76.13±6.54	72.45±5.67	71.51±7.11	73.86±8.44	75.18±7.88
受教育程度	16.44±2.62	16.78±2.67	16.07±2.62	16.38±2.81	15.86±2.75

在 ADNI 数据集上的实验中采用的基因型数据均来自 ADNI 数据库，其中所有的基因分型均使用了基因芯片 Human 610-Quad BeadChip（Illumina, Inc., San Diego, CA）[7]。为了得到干净的基因数据，本实验使用 PLINK[8] 进行了一些预处理工作，在质量控制中去掉违反标准的特征和样本。使用 MaCH Program [9] 对缺失的个别基因位点进行过滤（filter）和估算（impute）。根据 AlzGene 数据库网站，选择了 20 个风险基因作为实验的基因集，并且使用 ANNOVAR 对 SNP 的位点进行基因标注。最终提取了在每一个基因周围 ±5k 碱基对位置的所有 SNP 作为原始特征，在 20 个风险基因上得到了 3781 个 SNP。图 10.3 给出了这 20 个风险基因的名称以及每个基因周围所有 SNP 的数量。

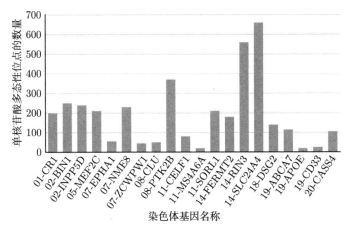

图 10.3 风险基因集 SNP 数量分布图

另外，通过 LD 的 SNP 位点以位点之间在同一个染色体（chromosome）中的非随机关系可以形成另外一种情况的分组，即作为树形结构中的底层聚类分组节点。在此，以 *ApoE* 基因为例说明 SNP 是怎样通过 LD 映射关系形成分组的。首先通过 Haploview [10] 计算 SNP 位点之间的成对相关系数。其次由 SNP 之间的默认相关系数来确定强关联，形成 LD 块的分组。最后，所有的 3781 个 SNP 形成了 233 个 LD 分组节点（由 2407 个 SNP 组成）和没有形成分组的单独 SNP 特征节点（共 1374 个 SNP）。在模型的计算中，SNP 的值采用最小等位基因的个数 0、1、2 的加性编码方式。

在 ADNI 数据集上处理候选脑区表型数据时先对其中的 MRI 模态脑影像数据进行预处理：首先使用 SPM 软件包[11] 将 MRI 配准到标准 MNI 空间中，然后采用 116 个感兴趣区域的 MarsBaR AAL 模板[12] 分别对 VBM 的灰度体积结果进行特征提取，最后将去除小脑后的 90 个感兴趣区域脑影像 QT 作为实验中的可用特征（所有的 QT 测量值均通过了年龄、性别、受教育程度的校正）。

在影像遗传学关联分析实验中，选择与遗传和致病高度相关的脑区作为回归的候选输出响应，如海马（hippocampus）和海马旁回（parahippocampal gyrus）。这些基于 MRI 模态测量的脑区影像体积属性值的范围如表 10.3 所示。

表 10.3 候选脑区影像表型数据的属性值范围

响应脑区	范围	均值 ± 标准差
左海马	0.283∼0.598	0.475±0.053
右海马	0.243∼0.566	0.443±0.049
左海马旁回	0.315∼0.691	0.511±0.050
右海马旁回	0.347∼0.716	0.556±0.047

在真实数据集中，本实验将所提出的 TGSL 方法与一些基线方法进行了比较。通过这些特征选择算法提取出与输出脑区影像 QT 相关的 SNP 位点，然后再使用提取到的 SNP 位点进行进一步的 QT 回归。在实验中，L1/L2 约束的正则化是一种平坦结构的稀疏形式，因为实验将 LD 块形成的组作为组 Lasso 的先验信息。使用模拟数据实验中相同的方法定义组 Lasso 和 TGSL 的参数 w_j^i 的值为元素个数的平方根。TGSL 的树的层数设为 4 层。对于所有模型，实验通过控制其稀疏程度来选择不同数量的 SNP 位点（以 100 为步长，范围从 200 个位点到 2000 个位点）。最终在测试数据集上采用十折交叉验证的 SVR 预测平均值来评价不同方法的性能。

根据之前对大脑感兴趣区域（ROI）体积进行平均计算后的回归结果，以左侧海马和右侧海马旁回为例，我们在一次试验的一次折叠测试中选择了与 MRI 测量值相关的 200 个 SNP（单核苷酸多态性）。如表 10.4 所示，与其他对比方法相比，我们提出的基于树形结构诱导的稀疏学习（TGSL）方法在基于 MRI 的 ROI 体积预测上取得了最佳的均方根误差（RMSE）值。

表 10.4 不同方法选择 200 个 SNP 回归脑影像 QT 性能比较

方法	左海马	右海马旁回
L1-Lasso	0.0664	0.0546
组 Lasso	0.0653	0.0561
弹性网	0.0660	0.0560
本章提出的 TGSL	0.0633	0.0525

这一结果表明，TGSL 在利用 SNP 数据预测大脑结构体积方面具有优势。通过结合 SNP 之间的层次结构和相互关系，TGSL 能够更有效地筛选出与特定大脑区域体积变化相关的遗传变异，从而提高了预测的准确性。此外，TGSL 的稀疏性约束还有助于减少模型的复杂性，避免过拟合，进一步提高了预测的泛化能力。

10.3 基于诊断信息诱导的单基因位点与多模态多表型关联分析

10.3.1 多模态关联分析

使用单变量或多变量回归分析方法来捕捉遗传变异与定量特征（QT），如脑影像表型之间的有效关联。尽管已识别的影像 QT 与某些遗传标记相关联，但它们可能并不都是疾病特异性的。一个有用但研究不足的场景是，仅发现那些既与遗传标记又与疾病状态相关联的 QT，以揭示从基因型到表型再到症状的链条。

此外，由于大脑结构功能的复杂性，仅仅使用单一模态的脑影像 QT 很难发现与疾病相关的全部生物标志。而在影像学中，可以通过多模态脑影像技术来分别刻画同一个脑区的不同结构或者功能属性。例如，MRI 提供了大脑的结构组织信息；氟代脱氧葡萄糖正电子发射断层扫描（fluorodeoxyglucose positron emission tomography，FDG-PET）测量了葡萄糖的脑代谢速率；18-F florbetapir（AV45）PET 扫描淀粉样蛋白成像可对淀粉样蛋白沉积进行度量。不同的模态数据可以相互补充和融合。

因此，整合多种模态脑影像能发现更加丰富的疾病相关表型特征。在一些疾病诊断预测的文献中，研究人员已经提出融合多种模态数据来进一步提高分类性能。同理，引入多模态数据分析也有望进一步提高多脑区 QT 与风险基因的关联性能，帮助人们从结构和功能等不同角度理解致病机制。

过去，许多基于结构化影像表型标志物与风险基因位点的关联方法取得了良好的效果，但是其仅仅考虑风险基因与脑影像 QT 的关联。而这些受风险基因调控的脑影像 QT 应该表现出特定脑疾病（如 AD）的异常。因此，在影像遗传学关联研究中，一种理想的模型应该具有从风险基因位点到致病脑区再到疾病特异性的整体关联分析能力。

综上，利用样本的诊断信息和多模态数据的互补特性，提出一种基于诊断信息诱导的多模态方法（diagnosis-guided multi-modality，DGMM）用于发现风险基因 SNP 位点相关的多脑区 QT 关联。

首先，考虑到特定疾病（如 AD）的致病风险基因型（如 *ApoE ε*4）应该与该疾病的表型 QT 高度相关，引入类别相似性度量约束，来帮助诱导出更具判别力的脑影像特征作为基因型与疾病状态之间的桥梁。其次，考虑到多模态的影像能够更好地刻画相同脑区的不同结构和功能特性，利用组稀疏正则化约束，选择与风险基因和疾病状态同时相关的脑区特征。最后，提出利用加速近端梯度（APG）来优化所提出的模型。

受 Wang 等[2] 工作的启发，同样建立由表型到基因型的回归模型来进行关联分析。在此需要说明的是，训练该回归模型的主要目的并不仅进行基因型的预测，而且通过平方损失函数来学习基因与脑影像之间的线性关系。假设给定脑影像表型 $X = [x_1, x_2, \cdots, x_n]^{\mathrm{T}} \in \mathbf{R}^{N \times d}$ 和基因型 $Y = [y_1, y_2, \cdots, y_n]^{\mathrm{T}} \in \mathbf{R}^N$ 分别作为该回归模型的输入和输出，其中 N 为样本个数，d 为脑影像 QT 的特征维数。则关联模型的目标函数为

$$\min_{w} \frac{1}{2} \| y - Xw \|_2^2 + \lambda \| w \|_1 \tag{10.9}$$

其中，λ 为正则化参数，用来调节解的稀疏性；w 中的非零元素即表示与回归输出相关的输入特征。这种基于 L1 范数的回归模型被广泛应用在多变量特征选择问题中。

10.3.2　基于诊断信息诱导的风险基因位点与脑影像关联分析

在实际生物过程中，一个风险基因位点可能会影响多个脑区，从而导致特定脑疾病的产生。因此，本节目标是发现那些具有疾病特异性的基因与影像关联，进而帮助人们更好地理解从基因型到表型再到致病的生物过程通道。在此，我们使用临床诊断结果（如 NC、SMC、EMCI、LMCI 和 AD 等标号）作为影像遗传学分析的诱导信息，能够辅助检测出同时与疾病和风险基因关联的那些脑区 QT 特征。图 10.4 给出一个基于诊断信息诱导的脑影像与基因关联分析的样本数据分布示意图。如图所示，关联后的任意两个同类别样本之间的距离应该更近。这里引入可以进行类别相似性度量的约束，即 Laplace 正则化项：

$$\sum_{i,j}^{N} \left\| w^{\mathrm{T}} x_i - w^{\mathrm{T}} x_j \right\|_2^2 S_{ij} = 2w^{\mathrm{T}} X^{\mathrm{T}} L X w \tag{10.10}$$

其中，$S = [S_{ij}] \in \mathbf{R}^{n \times n}$ 表示相似度矩阵；$L = D - S$ 是对应的 Laplace 矩阵；D 是对角矩阵，其中 $D_{ii} = \sum\limits_{j=1}^{N} S_{ij}$，相似度矩阵 S 在本章中定义为

$$S_{ij} = \begin{cases} 1, & \text{如果} x_i \text{ 和} x_j \text{ 来自同一个类} \\ 0, & \text{其他} \end{cases} \tag{10.11}$$

此项可以解释如下：如果样本 x_i 和 x_j 来自同一个类，则 $w^{\mathrm{T}} x_i$ 与 $w^{\mathrm{T}} x_j$ 之间的距离就较小。上述公式能够通过嵌入诊断信息来诱导疾病相关脑影像 QT 与风险基因位点的关联。相比 Vounou 等 [13,14] 以及 Batmanghelich 等 [15] 提出的基于二类诊断信息的遗传影像关联分析工作，基于诊断信息诱导的模型可以扩展嵌入多类疾病状态。

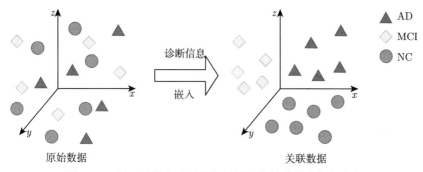

图 10.4 基于诊断信息诱导的基因影像关联样本数据分布

10.3.3 基于风险基因位点与多模态脑影像关联分析

不同模态的神经影像能够从结构和功能等不同角度反映同一个脑区的病变情况，而联合多模态神经影像同时对脑区进行特征选择能够抵抗单模态影像的噪声干扰。在医学影像分析领域，研究人员已经使用机器学习领域中的多任务学习（multi-task learning, MTL）框架进行疾病的诊断和预测，如 Zhang 等[16] 提出一种特征学习框架用于对多模态数据联合地进行回归和分类，获得了很好的性能。因此，考虑使用多模态影像分析方法来提高风险基因与脑区 QT 的关联性能，其结构框架如图 10.5 所示。

假设给定 N 个训练样本，每个样本数据有 M 个模态的表型。令 $X^m = [X_1^m, \cdots, X_n^m, \cdots, X_N^m]^{\mathrm{T}} \in \mathbf{R}^{N \times d}$ 表示数据矩阵的第 m 种模态，其中 d 表示该模态的维度。令 $y = [y_1, \cdots, y_n, \cdots, y_N]^{\mathrm{T}} \in \mathbf{R}^N$ 表示 N 个样本对应的响应向量，$w^m \in \mathbf{R}^d$ 表示在第 m 种模态上线性函数的权重向量，则多模态脑影像与风险基

因位点关联模型如下：

$$\min_{W} \frac{1}{2} \sum_{m=1}^{M} \|Y - X^m w^m\|_2^2 + \lambda \|W\|_{2,1} \tag{10.12}$$

其中，$W = [w^1, w^2, \cdots, w^M] \in \mathbf{R}^{d \times M}$ 是一个权重矩阵；$\|W\|_{2,1} = \sum_{j=1}^{d} \|w_j\|_2$ 是一个 L21 范式，w_j 表示在所有模态上与第 j 个特征相关的系数向量，其约束权重矩阵 W 中许多行的值为零向量，因此这种组稀疏（group-sparsity）正则化约束能够从多模态中联合地选择出少数与风险基因位点相关联的脑区特征；λ 是正则化参数，其平衡公式中两项之间的相对贡献，大的 λ 值将会保留少量的特征。容易证明，当只有一个模态（即 $M=1$）时，该模型退化为基于 L1 范数的模型。

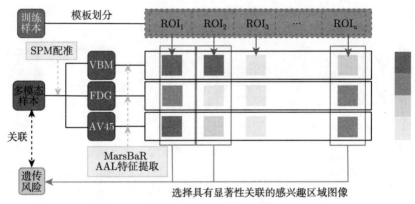

图 10.5   多模态脑影像与风险基因关联分析

10.3.4   基于诊断信息诱导的风险基因位点与多模态脑影像关联

基于式（10.10）和式（10.12），提出了一种新的基于诊断信息诱导的多模态脑影像 DGMM 与风险基因位点关联分析模型，其目标函数如下：

$$\min_{W} \frac{1}{2} \sum_{m=1}^{M} \|Y - X^m w^m\|_2^2 + \lambda_1 \|W\|_{2,1} + \lambda_2 \sum_{m=1}^{M} (X^m w^m)^{\mathrm{T}} L^m X^m w^m \tag{10.13}$$

其中，$L^m = D^m - S^m$ 为对应的多模态 Laplace 矩阵；D^m 是对角矩阵，其中 $D_{ii}^m = \sum_{j=1}^{N} S_{ij}^m$。在多模态情况下，基于式（10.10）定义相似矩阵；λ_1 和 λ_2 是两个大于 0 的常数，它们的值可以在训练数据上通过交叉验证来确定。在提出的 DGMM 模型中，组稀疏化项从多模态中联合地选择出少数与风险基因位点相关联的脑区特征，而 Laplace 正则化项通过嵌入样本的诊断信息来帮助诱导出与风险基因位点具有更强关联的判别脑区。

在进一步优化的过程中，使用加速近端梯度（APG）算法来优化式（10.13）中的目标函数。具体而言，将式（10.13）首先分解成两部分，其中包括光滑（smooth）部分子式：

$$f(W) = \frac{1}{2} \sum_{m=1}^{M} \|Y - X^m w^m\|_2^2 + \lambda_1 (X^m w^m)^{\mathrm{T}} L^m (X^m w^m) \quad (10.14)$$

和非光滑（non-smooth）部分子式：

$$g(W) = \lambda_2 \|W\|_{2,1} \quad (10.15)$$

然后，定义近似复合函数 $f(W) + g(W)$，其形式如下：

$$\Omega_l(W, W_i) = f(W_i) + \langle W - W_i, \nabla f(W_i) \rangle + \frac{l}{2} \|W - W_i\|_{\mathrm{F}} + g(W) \quad (10.16)$$

其中，$\nabla f(W_i)$ 表示 $f(W)$ 第 i 次迭代中在 W_i 点的梯度；$\|\cdot\|_{\mathrm{F}}$ 表示 Frobenius 范数。设步长为 l，其值可以通过线性搜索来确定。AGP 的更新迭代形式如下：

$$\begin{aligned} W_{i+1} &= \arg\min_W \frac{1}{2} \|W - V\|_{\mathrm{F}}^2 + \frac{1}{l} g(W) \\ &= \arg\min_{w_1 \ldots w_d} \frac{1}{2} \sum_{j=1}^{d} \left(\|w_j - v_j\|_2^2 + \frac{\lambda}{l} \|w_j\|_2 \right) \end{aligned} \quad (10.17)$$

其中，w_j 和 v_j 分别表示矩阵 W 和 V 的第 j 行，并且

$$V = W_i - \frac{1}{l} \nabla f(W_i) \quad (10.18)$$

因此，根据式（10.17），要优化的问题可以转换为 d 个子问题。APG 算法的关键是如何有效求解这个更新步骤。研究表明，这些子问题的解析解是容易获得的，即

$$w_j^* = \begin{cases} \left(1 - \dfrac{\lambda_1}{l \|v_j\|_2}\right) v_j, & \|v_j\|_2 > \dfrac{\lambda_1}{l} \\ 0, & \text{其他} \end{cases} \quad (10.19)$$

在执行梯度下降时通过搜索点来代替 W_i，其计算形式如下：

$$Q_i = W_i + \alpha_i (W_i - W_{i-1}) \quad (10.20)$$

其中，$\alpha_i = \dfrac{\rho_{i-1} - 1}{\rho_i}$ 且 $\rho_i = \dfrac{1 + \sqrt{1 + 4\rho_{i-1}^2}}{2}$。

算法 10.2 给出了 DGMM 优化算法的全部过程。下面将对算法进行一些理论分析，如算法的收敛率和时间复杂度等。

算法 10.2　　DGMM 优化算法

输入： 风险基因位点 $ApoE$ rs429358 $y = [y_1, \cdots, y_n, \cdots, y_N]^{\mathrm{T}} \in \mathbf{R}^N$，多模态影像数据 $X^m = [X_1^m, \cdots, X_n^m, \cdots, X_N^m]^{\mathrm{T}} \in \mathbf{R}^{N \times d}$，诊断信息类别标号（如 NC、SMC、EMCI、LMCI 或者 AD）

输出： W_k, J^*

执行循环 $i = 1$ 至最大迭代次数 I：

1：根据式 (10.20) 计算 Q_i；

2：$l = l_{i-1}$

3：当 $(f(W_{i+1}) + g(W_{i+1})) > \Omega_l(W_{i+1}, Q_i)$，　$l = \sigma l$，根据式（10.17）计算 W_{i+1}。

4：$l_i \longleftarrow l$

结束循环

计算： $J^* = \{j \mid \|w_j\|_2 = 0, j = 1, 2, \cdots, d\}$

由于 f 是光滑的凸函数，则有如下不等式：

$$\|\nabla f(W) - \nabla f(V)\|_{\mathrm{F}} \leqslant c(f)\|W - V\|_{\mathrm{F}} \quad 对于 \forall W, V \tag{10.21}$$

其中，$c(f)$ 是常数；$\|\cdot\|_{\mathrm{F}}$ 表示 Frobenius 范数。令 $F(W) = f(W) + g(W)$，并且假设 W^* 为最优解，当 $F(W^*) \leqslant F(W_i)$ 时，则有

$$F(W_i) - F(W^*) \leqslant \frac{2\sigma c(f)\|W_0 - W^*\|_{\mathrm{F}}}{(i+1)^2} \quad 对于 \forall i \tag{10.22}$$

而得到 ε 最优解（即 $F(W_i) - F(W^*) \leqslant \varepsilon$）算法需要最大迭代次数是

$$\left[\sqrt{\frac{2\sigma c(f)\|W_0 - W^*\|_{\mathrm{F}}}{\varepsilon}} - 1\right], \ 即 O\left(\frac{1}{\sqrt{\varepsilon}}\right) \tag{10.23}$$

因此，该算法具有 $O(1/I^2)$ 的收敛率，其中 I 是迭代次数。在该算法中，最主要的运算复杂度来自计算 $f(W)$ 的梯度和式（10.17）的优化问题。计算 $f(W)$ 梯度的时间复杂度为 $O(dN)$，解决式（10.17）优化问题的计算复杂度为 $O(dM)$。因此，每轮迭代的计算复杂度为 $O(d(N+M))$。该算法经过 I 次迭代后，最终总时间复杂度为 $O(d(N+M)I)$。

10.3.5 在 ADNI 数据集上的实验

风险基因可以帮助生物医学领域的专家进行相关生物通道和网络的分析。而在脑疾病的研究中，寻找与风险基因相关的脑结构与功能 QT 有助于更加有效地理解其整体的生物过程和机制。一些研究人员已经发现了与 AD 相关联的主要影响基因，如 *ApoE*、*BIN*1 等，在生物过程中，*ApoE* ε4 对于胆固醇、磷脂和脂肪酸的调节和分配起到了至关重要的作用。本章的实验针对易感基因 SNP rs429358 位点的 *ApoE* ε2/ε3/ε4 基因型进行分析，如图 10.6 所示。rs429358 上的等位基因变量决定了是否存在 *ApoE* ε4：① rs429358 上的 C 等位基因即可以唯一决定 *ApoE* ε4 基因型；② rs429358 上的 T 等位基因即可决定非 *ApoE* ε4 基因型 (如 *ApoE* ε2 或者 *ApoE* ε3)。

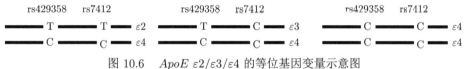

图 10.6 *ApoE* ε2/ε3/ε4 的等位基因变量示意图

本章所有数据仍然来自公开数据集 ADNI，本节使用了包含 MRI、FDG-PET 和 AV45 三种模态数据总共 913 个样本，其中有 160 个 AD 患者、187 个 LMCI 患者、273 个 EMCI 患者、82 个 SMC 患者以及 211 个健康对照的正常人，表 10.5 给出了这些被试的详细信息。

表 10.5 ADNI 样本的统计特性

被试	NC	SMC	EMCI	LMCI	AD
数目	211	82	273	187	160
性别 (男/女)	109/102	33/49	153/120	108/79	95/65
年龄	76.14±6.53	72.45±5.67	71.48±7.12	73.86±8.44	75.18±7.88
受教育程度	16.45±2.62	16.78±2.67	16.08±2.62	16.38±2.81	15.86±2.75

对 ADNI 数据集中 MRI、FDG-PET 和 AV45 三种多模态脑影像数据进行预处理：首先使用 SPM 软件包将 MRI、FDG-PET 以及 AV45 配准到标准 MNI 空间中，然后采用 116 个感兴趣区域的 AAL 模板分别对 VBM 的灰质密度、FDG-PET 的葡萄糖代谢以及 AV45 的淀粉样蛋白沉积三种模态度量结果进行特征提取，最后将去除小脑后的 90 个感兴趣区域的三种模态脑影像 QT 作为实验中所使用的特征 (所有的 QT 均通过了年龄、性别、受教育程度的校正)。

在实验设置方面，测试数据集上采用五折交叉验证的方法来评价方法的有效性。对于模型的参数选择，在训练集上采用内五折交叉验证。参数范围为 $\{10^{-5}, 3 \times 10^{-5}, 10^{-4}, 3 \times 10^{-4}, \cdots, 3, 10\}$。该实验的有效性通过与一些基线方法进行比较而验证，其中包括单模态 (single modality, SM)、串联模态 (concatenating modality,

CM)、多模态（multi-modality，MM）以及加入诊断信息诱导的 SM 和 CM（即基于诊断信息诱导的单模态 DGSM 和基于诊断信息诱导的串联模态 DGCM）。

　　本节的实验将基于诊断信息诱导的方法（包括 DGSM、DGCM 和 DGMM）同传统的非诊断信息诱导的方法（包括 SM、CM 和 MM）进行了比较。评价指标采用回归和关联分析中常用的 RMSE 和 CC 来衡量模型预测值和真实值之间的关系。根据实验设置进行实验，可知 DGMM 在三种模态上分别取得了最佳的 RMSE 值以及最佳的 CC。提出的基于诊断信息诱导的 DG 方法在 RMSE 和 CC 的性能上一致好于比较的方法。尽管基于组合特征串联的方法（即 CM 和 DGCM）能够提供更多的模态之间互补信息，但是这种模型在较大的特征空间中所选择的关联特征可能会存在更多的噪声。然而，采用多模态策略（基于 L21 范数约束）的方法能够检测到更加鲁棒的脑区感兴趣区域。

　　除了提高模型的关联性能，本节的主要目标是通过回归的模型来进行脑区特征选择，而所检测到的有解释意义的脑区要同时关联风险基因位点和疾病状态。DGMM 方法能够选择出与 rs429358 相关联的稀疏的致病感兴趣区域。尽管不同模态脑影像表型与风险基因 SNP 位点的关联程度不同，但是本节提出的模型所联合选择出的感兴趣区域具有鲁棒性。本节所检测到的感兴趣区域（包括左海马、右楔前叶、左枕上回和左距状沟）均与大脑的结构性萎缩、代谢改变以及淀粉样蛋白沉积相关。这些结果表明本节所提出方法的有效性。图 10.7 展示了通过将选定的前 10 个 MRI-VBM 成像特征及其在五折交叉验证试验中的平均回归系数映射到人类大脑上的可视化结果。所检测到的脑区都与以往的研究相符合，即在 VBM 脑影像的感兴趣区域中，左海马与左杏仁核能够作为 AD 预测和诊断的稳定标志物，如左海马灰质减少与 *ApoE ε*4 相关。

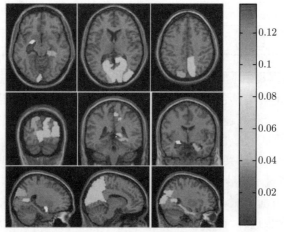

图 10.7　DGMM 方法所选择的与 *ApoE* rs429358 相关联的前 10 个 VBM 感兴趣区域（后附彩图）

此外,本实验选择了最高风险基因位点 $ApoE$ rs429358 进行试验。尽管 $ApoE\ \varepsilon4$ 的基因型对 AD 致病有很大程度的影响,但是仍然有大量未发现的基因位点变异能够对大脑的结构和功能改变产生调控作用。遗传学和其他相关领域也在探索并发现新的易感基因,对多基因得分(polygenic score)的研究有望提供一种多基因联合效应的参考。因此,可以考虑采用多基因得分作为 DGMM 模型的输入,来进一步挖掘多模态脑影像 QT 表型。

如前文说明,本节使用表型预测基因型的目标是通过构建诊断信息诱导的回归模型来实现基因与影像关联的学习。在本工作中,学习该回归模型能够完成具有生物意义的影像模型特征并发现潜在的致病机制。在此,采用多变量线性回归和 R^2 来评估本节关联模型所选出的特征。在统计方法中, R^2 又称决定系数(coefficient of determination,即解释变量/总变量),是评价数据线性拟合程度的一种指标。表 10.6 提供了不同表型(VBM、FDG-PET 和 AV45)变量对 SNP 基因型变量的解释能力。VBM 模态影像 QT 在从左海马(HippL)到 $ApoE$ 的预测中具有 3.5% 的解释性(校正 R^2 =3.4%),但 FDG-PET 与 AV45 的解释性较弱,这与现有的研究成果相吻合。由校正后的 R^2 可以看出,DGMM 选择出的前 10 个感兴趣区域已经具有全部 90 个感兴趣区域 50% 的解释能力,这说明本节提出的方法可以找到与 $ApoE$ 关联的重要感兴趣区域具有解释意义。

表 10.6　从表型到 $ApoE$ rs429358 基因型的变量解释性能

模态	R^2			校正 R^2		
	HippL	Top10ROIs	90ROIs	HippL	Top10ROIs	90ROIs
VBM	0.035	0.093	0.189	0.034	0.083	0.100
FDG-PET	0.005	0.051	0.174	0.004	0.040	0.083
AV45	0.010	0.090	0.203	0.009	0.080	0.115

本节探索利用样本数据的诊断信息和多模态多脑区影像 QT 特征进行影像遗传学关联分析。该学习框架通过引入类别相似性度量约束到关联模型中实现诊断信息的嵌入,即在基因影像关联分析的同时诱导出与 AD 相关的那些脑区特征。此外,通过采用多模态脑影像联合关联学习,进行鲁棒的多脑区特征选择。然后利用 APG 算法解决优化问题,以寻找一组最优的关联脑区。不同于已有的风险基因位点与多脑区定量性状的关联分析,所提出方法充分利用了数据的诊断信息和多模态影像特征,从而获得了更好的关联性能。最后,在 ADNI 数据集上验证了提出方法的性能。

10.4　基于时间约束诱导的多基因位点与纵向多表型关联分析

10.4.1　多脑区纵向影像关联分析

在实际的分析研究和临床诊断中，除了基线的脑影像数据，医生还会采集患者的随诊数据。这些动态的纵向（longitudinal）脑影像 QT 生物标记可以作为疾病进展状态的一种诊断依据，用来分析基因变异对大脑结构或者功能动态变化的影响。然而，由于不同时间点的纵向脑影像特征可能存在噪声，现有的方法并不能检测到基因变异与具有疾病渐进发展标志的脑影像特征之间的关联。为解决这一问题，本节试图引入随时间变化的脑影像特征约束来进行多基因 SNP 位点与多脑区结构变化 QT 的关联分析。

目前，仅有少数工作使用机器学习的方法来分析基因 SNP 位点对表型动态变化的影响。例如，Wang 等[2] 考虑纵向脑影像时间结构关系，提出了一种任务相关的纵向稀疏回归模型来进行脑影像 QT 与 SNP 的关联分析。具体而言，他们使用了 L21 范数来约束回归稀疏矩阵以联合选择横跨多个时间点的脑影像生物特征。然而，该任务相关模型假设纵向脑影像特征与所有的候选 SNP 全部相关，这可能并不符合真实的情况。Vounou 等[13] 提出了两步策略并使用稀疏降秩回归（sparse reduced rank regression, sRRR）模型来探究基因变异和纵向脑影像之间的关联。Lu 等[17] 利用贝叶斯低秩回归模型进行纵向影像数据与基因的关联分析。然而，这种方法并没有充分地检测出与基因变异相关联的脑影像表型动态变化模式。因此，掌握与 SNP 相关联的纵向表型随时间变化的规律仍然是影像遗传学中亟待解决的问题。

为了描述静态的多基因 SNP 位点与静态的多脑区影像 QT 之间的关联，本节提出一种基于时间约束诱导的组稀疏典型相关分析模型，用来探究在神经退行性疾病中基因对随时间变化的脑结构的影响。具体而言，首先，考虑到受致病基因 SNP 位点影响的脑区在整个疾病发展过程中都会产生表型差异，因此利用组稀疏约束，实现在纵向表型数据上选择与多基因 SNP 位点关联的跨多个时间点的一致性脑区。其次，考虑到同一表型的不同时间点特征对应着疾病的发展状态，而相邻时间点的脑区结构变化应该具有连续性，因此引入了系数差分约束实现对脑区 QT 非连续型变化等噪声的抵抗，选择出鲁棒的渐变特征。此外，还提出一种有效的迭代算法来解决基于系数差分约束的关联模型的优化问题。

10.4.2　多基因位点与多脑区基线影像关联分析

本节首先介绍多基因 SNP 位点与多脑区基线影像 QT 关联的计算模型，即传统的双多变量稀疏典型相关分析。令 $X = [x_1, \cdots, x_n, \cdots, x_N]^T \in \mathbf{R}^{N \times p}$ 为基因 SNP 位点表型数据，$Y = [y_1, \cdots, y_n, \cdots, y_N]^{\mathrm{T}} \in \mathbf{R}^{N \times q}$ 为脑影像 QT 数据，其中 N 为样本数，p 和 q 分别为 SNP 和 QT 的特征维数。

为了检测多基因 SNP 位点与多脑区 QT 之间的关联，采用传统的 SCCA 模型寻找变量 X 与变量 Y 的线性变换并对投影向量施加惩罚约束（如 L1 范数）来使得 X_u 与 Y_v 具有最大相关性，其目标函数如下：

$$\max_{w,v} u^{\mathrm{T}} X^{\mathrm{T}} Y v$$

$$\text{s.t. } \|X_u\|_2^2 = 1, \quad \|Y_v\|_2^2 = 1, \quad \|u\|_1 \leqslant c_1, \quad \|v\|_1 \leqslant c_2 \tag{10.24}$$

其中，u 和 v 分别为 SNP 与 QT 相对应特征的权重系数，它们能够反映每个特征在相互关联中的贡献度；$\|u\|_1 \leqslant c_1$、$\|v\|_1 \leqslant c_2$ 作为稀疏约束用来从所有的 SNP 和脑影像 QT 中自动选择出相关联的少数特征。在高维特征数据情况下，为了提高计算效率，X 和 Y 的协方差矩阵可以近似成对角线元素矩阵。

10.4.3 基于时间约束诱导的多基因位点与纵向脑影像关联分析

在临床实践中，受基因因素影响的脑影像表型 QT 是随时间不断变化的。为了研究基因型与纵向脑影像表型的关联，本节在双多变量分析方法的基础上引入连续多个时间点的纵向影像关联。假设给定训练样本，每个样本有 $\mathcal{T}$ 个不同时间点的影像数据。基因表型数据为 $X = [x_1, \cdots, x_n, \cdots, x_N]^{\mathrm{T}} \in \mathbf{R}^{N \times p}$，在时间点 $t(1 \leqslant t \leqslant \mathcal{T})$ 的纵向脑影像表型数据为 $Y_t = [y_{1t}, \cdots, y_{nt}, \cdots, y_{Nt}]^{\mathrm{T}} \in \mathbf{R}^{N \times q}$，其中 N 为样本数，p 和 q 分别为 SNP 位点和脑影像区的特征维数。如前文所述，本节的目标是发现那些与基因因素相关的跨越不同时间点的纵向脑影像生物标志。受 Wang 等[2] 提出的任务相关纵向分析回归模型的启发，本节也将机器学习中多任务学习的思想引入模型构建，即 L21 范数可对不同时间点脑影像特征联合约束来进行关联学习，其组稀疏典型相关分析（group sparse canonical correlation analysis，GSCCA）模型如下：

$$\min_{u,V} - \sum_{t=1}^{\mathcal{T}} u^{\mathrm{T}} X^{\mathrm{T}} Y_t v_t + \lambda_u \|u\|_1 + \lambda_v \|V\|_{2,1}$$

$$\text{s.t. } \|X_u\|_2^2 = 1, \quad \|Y_t v_t\|_2^2 = 1 \tag{10.25}$$

其中，权重系数 u 和 v_t 分别衡量了 SNP 位点和成像表型感兴趣区域在时间点 t 的相对重要性；λ_u 和 λ_v 为正则化参数；$V = [v_1, \cdots, v_t, \cdots, v_{\mathcal{T}}] \in \mathbf{R}^{q \times \mathcal{T}}$ 为权重系数矩阵，v_t 表示跨越所有时间点的第 t 个特征的向量，而 $\|V\|_{2,1} = \sum_{i=1}^{d} \|V^i\|_2$ 为

联合特征选择的约束。这种跨越多个时间点的组稀疏约束能够选择少数具有关联意义的重要脑区特征子集，即检测出与风险基因相关联的纵向脑影像生物标志物。

　　为了进一步分析静态基因 SNP 位点与纵向脑影像 QT 之间的关联，并检测与疾病相关的渐进变化的脑区特征，在式（10.25）的基础上引入系数差分稀疏约束融合最小绝对收缩和选择算子（fused least absolute shrinkage and selection operator，fused LASSO），进而将其扩展为 TGSCCA 模型：

$$\min_{u,V} -\sum_{t=1}^{\mathcal{T}} u^{\mathrm{T}} X^{\mathrm{T}} Y_t v_t + \lambda_u \|u\|_1 + \lambda_v \|V\|_{2,1} + \lambda_t \sum_{t=1}^{\mathcal{T}-1} \|v_{t+1} - v_t\|_1$$

$$\text{s.t.} \quad \|X_u\|_2^2 = 1, \quad \|Y_t v_t\|_2^2 = 1 \tag{10.26}$$

其中，v_{t+1} 和 v_t 表示两个相邻的时间节点；λ_u、λ_v 和 λ_t 为正则化参数。系数差分稀疏正则化项约束相邻的权重向量的变化具有连续性，即相邻时间点特征向量的值之差应尽可能小。其约束被选中的关联脑区影像 QT 具有缓慢变化的特性。如图 10.8 所示，该模型通过使用联合选择与系数差分约束的正则化能够在基因影像关联中抵抗纵向影像数据中带来的噪声，有望获得更好的关联性能并且检测到受基因影响的随时间变化的脑结构特征。

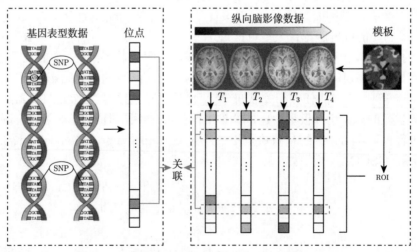

图 10.8　基于时间约束诱导的多基因 SNP 位点与多脑区纵向影像 QT 关联分析示意图

　　在本节中，设计算法来解决式（10.26）的优化问题。当固定 V 来优化 u 时，所求解的目标函数为凸（convex）优化问题；反之亦然。该目标函数为双凸（biconvex）问题，在理论上可以保证收敛后的结果是全局最优。因此，对原目标可以采用交替迭代的方法进行优化，具体可以分为如下两步：

$$\min_u - \sum_{t=1}^{\mathcal{T}} u^{\mathrm{T}} X^{\mathrm{T}} Y_t v_t + \lambda_u \|u\|_1$$

$$\text{s.t. } \|X_u\|_2^2 = 1 \tag{10.27}$$

$$\min_V - \sum_{t=1}^{\mathcal{T}} u^{\mathrm{T}} X^{\mathrm{T}} Y_t v_t + \lambda_v \|V\|_{2,1} + \lambda_t \sum_{t=1}^{\mathcal{T}-1} \|v_{t+1} - v_t\|_1$$

$$\text{s.t. } \|Y_t v_t\|_2^2 = 1 \tag{10.28}$$

采用 Lagrange 乘子法将基于约束的目标函数写成带有惩罚项的目标函数：

$$\min_u - \sum_{t=1}^{\mathcal{T}} u^{\mathrm{T}} X^{\mathrm{T}} Y_t v_t + \lambda_u \|u\|_1 + \frac{\theta}{2} \|X_u\|_2^2 \tag{10.29}$$

其中，λ_u 与 θ 为该模型的参数。对 u 求偏导数，再令求导后的表达式的值为零。由于引入了 L1 范数的正则化项，其在零值处不可微。于是通过采用下面的优化方法来进行式（10.29）的求解，即引入一个极小值（如 ξ 为一个非常小的正整数）对 u 进行扰动，使得 $|u| \neq 0$，从而获得了如下形式：

$$u = \left(X^{\mathrm{T}} X + \frac{\lambda_u}{\theta} D \right)^{-1} \left(\sum_{t=1}^{\mathcal{T}} X^{\mathrm{T}} Y_t v_t \right) \tag{10.30}$$

其中，D 为对角线元素矩阵（第 k 个元素为 $\frac{1}{2\|u^k\|_1}(k \in [1,p])$）。

在式（10.28）中，当固定 u 来求解 V 时，采用文献 [18] 和 [19] 中高效的优化方法，即将 Y_t 的协方差矩阵近似为对角线元素矩阵。因此，求解 V 的迭代形式如下：

$$\min_{\|v_t\|_2^2=1} \sum_{t=1}^{\mathcal{T}} -z_t^{\mathrm{T}} v_t + \lambda_v \|V\|_{2,1} + \lambda_t \sum_{t=1}^{\mathcal{T}} \|v_{t+1} - v_t\|_1 \tag{10.31}$$

当 $z_t = Y_t^{\mathrm{T}} X_u$ 且满足 $\|v_t\|_2^2 = 1$ 时，求解 V 的目标函数可以变成如下形式：

$$\min_V \sum_{t=1}^{\mathcal{T}} \frac{1}{2} \|v_t - z_t\|_2^2 + \lambda_v \|V\|_{2,1} + \lambda_t \sum_{t=1}^{\mathcal{T}-1} \|v_{t+1} - v_t\|_1 \tag{10.32}$$

此时，求解目标函数（10.32）是非光滑的连续凸优化问题。采用加速近端梯度（APG）的方法[20,21] 来求解式（10.32）。

首先，将式（10.32）分解为光滑部分（即式（10.33））和非光滑部分（即式（10.34）)：

$$f(V) = \sum_{t=1}^{\mathcal{T}} \frac{1}{2} \|v_t - z_t\|_2^2 \tag{10.33}$$

$$g(V) = \lambda_v \|V\|_{2,1} + \lambda_t \sum_{t=1}^{\mathcal{T}-1} \|v_{t+1} - v_t\|_1 \tag{10.34}$$

定义近似函数来逼近式（10.32），该式由光滑部分和非光滑部分组成：

$$\Omega(V, V_i) = f(V_i) + \langle V - V_i, \nabla f(V_i)\rangle + \frac{l}{2}\|V - V_i\|_F^2 + g(V) \tag{10.35}$$

其中，$\nabla f(V_i)$ 表示 $f(V)$ 第 i 次迭代中在 V_i 点的梯度；$\|\cdot\|_F$ 表示 Frobenius 范式。设步长为 l，其值可以通过线性搜索来确定。AGP 的更新迭代形式如下：

$$V_{i+1} = \arg\min_V \frac{1}{2}\|V - W\|_F^2 + \frac{1}{l}g(V) \tag{10.36}$$

其中，$W = V_i - \frac{1}{l}\nabla f(V_i)$。根据文献 [21] 和 [22] 中使用的技巧，采用这种高效的求解更新方法，即在执行梯度下降时通过搜索点来代替 V_i，其计算形式如下：

$$Q_i = V_i + \alpha_i(V_i - V_{i-1}) \tag{10.37}$$

其中，$\alpha_i = \dfrac{\rho_{i-1} - 1}{\rho_i}$ 且 $\rho_i = \dfrac{1 + \sqrt{1 + 4\rho_{i-1}^2}}{2}$。详细的求解 L21 范数和系数差分稀疏约束的方法参见文献 [22]。算法 10.3 给出了 TGSCCA 优化算法的全部过程。

算法 10.3　　TGSCCA 优化算法

输入: 多基因 SNP 位点 $X = [x_1, \cdots, x_n, \cdots, x_N]^T \in \mathbf{R}^{N \times p}$，多脑区纵向脑影像在 $t(1 \leqslant t \leqslant \mathcal{T})$ 时间点的 QT $Y_t = [y_{1t}, \cdots, y_{nt}, \cdots, y_{Nt}]^T \in \mathbf{R}^{N \times q}$，参数 $\lambda_u > 0$，$\theta > 0$，$\lambda_v > 0$，$\lambda_t > 0$

输出: $u \in \mathrm{mathbb}\mathbf{R}^{p \times 1}, V = [v_1, \cdots, v_t, \cdots, v_T] \in \mathbf{R}^{d \times \mathcal{T}}$

初始化: $l = l_0 = 1, V_0 = V_1 = 0, \rho_0 = 1$

开始从 1 到最大迭代次数 MAX

计算对角原始矩阵 D，其中第 k 个元素为 $1/2\|u^k\|_1$；

根据式（10.30）计算 u；

放缩 u 使得 $\|Xu\|_2^2 = 1$；

根据式（10.37）计算 Q_i；

寻找最小的 $l = l_{i-1}, 2l_{i-1}, \cdots$ 使得 $\Omega(V_{i+1}, Q_i) \leqslant f(V_{i+1}) + g(V_{i+1})$，其中 V_{i+1} 可以通过式（10.36）计算得到；

$l_i \leftarrow l;$

放缩 v_t 使得 $\|Y_t v_t\|_2^2 = 1$。

结束

10.4.4 在模拟数据集上的实验

本节通过模拟数据来验证所提出的 TGSCCA 优化算法在纵向数据关联发现中的检测能力。该模拟数据集的生成步骤与文献 [19] 和 [23] 中的类似。首先生成 p 维向量 u，其中 p' 个为非零元素；q 维向量 v_k，其中 q' 个非零元素，$v_{k+1} = v_k + \Delta v (\Delta v \sim N(0.0.1), K = 1, 2, 3, 4)$ 。u 和 v_1 中每一个非零变量从均匀分布（uniform distribution）中产生，其范围为 $[-2, -0.5) \cup (0.5, 2]$。然后，随机产生一个隐变量 h，其服从正态分布 $N(0, \sigma_h)$，数据矩阵 X 和 Y 分别从正态分布 $N(uh, \sigma_e I_p)$ 和 $N(v_k h, \sigma_e I_q)$ 中产生。在本实验中，假设 $N = 100$，$p = 100$，$q = 50$，$p' = 30$，$q' = 20$，$\sigma_h = 0.1$。为了进一步验证不同噪声水平下的性能，改变噪声水平，即将 σ_e 分别设置为 0.1 和 0.5，获得模拟数据集 1 和模拟数据集 2。

在测试数据集上采用五折交叉验证的方法来评价本节提出的方法的有效性。对于模型的参数选择，在训练集上采用内五折交叉验证。参数范围为 $\{0.01, 0.02, 0.05, 0.08, 0.1, 0.2, 0.5, 0.8, 1\}$。在实验中，将所提出的联合纵向关联策略（TGSCCA）与传统纵向关联策略（GSCCA）和传统的基线方法（SCCA）进行比较。

在实验结果的比较中，采用 CC 来评价 X 与 Y 之间的关联程度，即分别计算模拟数据集 1 和模拟数据集 2 上五折交叉验证测试集的平均相关系数。如图 10.9 所示，联合纵向关联策略（包括 GSCCA 和 TGSCCA）在 CC 的评价指标上一致优于传统的基线方法（SCCA）。由于模拟数据集 1 中引入的噪声较少，因此 GSCCA 与 TGSCCA 具有相似的关联性能；当噪声增加后，TGSCCA 在模拟数据集 2 上具有更强的抵抗噪声的能力，其性能优于 GSCCA。

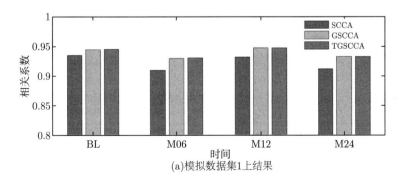

(a)模拟数据集1上结果

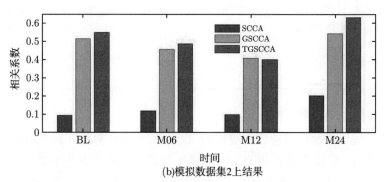

(b)模拟数据集2上结果

图 10.9   不同方法下在模拟数据集上关联的相关性结果

10.4.5   在 ADNI 数据集上的实验

本节所有数据仍然来自标准数据集 ADNI。该数据集的基本情况见上文。本节使用 ADNI 数据库中 114 个样本，其中有 15 个 pMCI 患者、41 个 sMCI 患者以及 58 个健康对照的正常人（NC）。在 AD 的临床诊断过程中，可以使用认知得分量表 MMSE、ADAS-Cog 进行评估。其中，MMSE 是评估注意力、计算、反应、语言以及对简单命令和方向的响应能力；ADAS-Cog 是对认知功能的一种数值标量得分，主要包括单词记忆、命名物体、指令和结构性练习等方面的内容评估。在实验中，采用 MRI 脑结构影像数据，其中包括基线（baseline，BL）、6 个月（month 06，M06）、12 个月（month 12，M12）以及 24 个月（month 24，M24）的数据。表 10.7 给出了这些被试的详细统计信息。

表 10.7   ADNI 样本的统计特性

被试信息	pMCI(n=15)	sMCI(n=41)	NC(n=58)
性别 (男/女)	8/7	26/15	31/27
年龄	71.75±5.92	73.40±7.59	75.71±4.74
受教育程度	16.33±3.54	16.22±2.86	16.38±2.85
MMSE(BL)	26.93±1.91	27.59±1.50	29.21±0.99
MMSE(M06)	26.07±2.69	27.59±1.76	29.03±1.03
MMSE(M12)	25.47±2.72	27.56±1.91	29.38±0.83
MMSE(M24)	22.80±4.00	27.61±2.24	29.12±1.09
ADAS-Cog(BL)	20.64±5.51	15.45±5.80	8.92±3.69
ADAS-Cog(M06)	22.91±8.48	15.52±5.77	8.95±3.75
ADAS-Cog(M12)	24.33±6.57	15.20±5.93	7.58±4.05
ADAS-Cog(M24)	26.95±8.07	16.11±6.28	8.43±4.43

由于基因的风险因子可以帮助生物医学领域的专家进行相关生物通道分析和药物靶点的设计，因此检测基因位点对脑区的影响至关重要。本节下载了 ADNI-GO/2 数据进行基因 SNP 位点的分析。首先使用已有研究中的方法进行质量控

制（quality control）和人群分层（population stratification）。作为 AD 的风险基因，*ApoE*（位于 19 号染色体上）对于胆固醇、磷脂和脂肪酸的调节和分配具有至关重要的作用，并且涉及神经元的发育、大脑的可塑性及修复。在本章的实验中，通过 ANNOVAR 注释信息对 *ApoE* 基因边界 ±20k 碱基对的 SNP 进行了研究，其中包含 85 个 SNP 位点。在模型的计算中，SNP 的值采用最小等位基因的个数 0、1、2 的加性编码方式。

对 ADNI 数据集中的 MRI 脑影像数据进行预处理：首先使用 SPM 软件包将 MRI 配准到标准 MNI 空间中，然后采用 116 个感兴趣区域的 AAL 模板对 VBM 的灰质密度进行特征提取，最后将全部的 116 个感兴趣区域（包括小脑（cerebellum））的脑影像 QT 作为实验中所使用的特征（所有的数量性状均通过了年龄、性别、受教育程度的校正）。

在 ADNI 数据集上，我们使用同样的设置验证本章提出的 TGSCCA 方法。在实验结果的比较中，采用 CC 来评价基因 SNP 位点与多脑区影像 QT 之间的关联程度。为防止偏差，计算了测试集上五折交叉 CC 的平均值。如图 10.10 所示，在每一个时间点上，联合纵向脑影像与基因的关联策略（包括 GSCCA 和 TGSCCA）比传统的基线方法（SCCA）具有更好的关联性和稳定性。而且本节所提出的 TGSCCA 取得了最优的性能。这些实验结果表明，充分利用相邻时间点的逐渐变化信息以及采用联合特征选择策略可以帮助提高基因型与表型关联的性能。

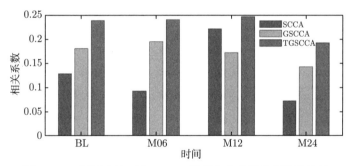

图 10.10   不同方法下在 ADNI 数据集上关联的相关性结果

10.5   本 章 小 结

随着非侵入式脑成像技术的发展，研究者希望能够从脑结构和脑功能的层次来研究与情绪加工相关的脑活动影响，从而探索神经系统疾病易感性个体差异的神经基础。在影像遗传学研究领域中，研究人员把这一问题抽象为研究遗传与大脑结构和功能的相关性，在“基因与脑”和“脑与行为”之间架起一座看得见的桥梁。而机器学习方法作为基于数据驱动的关联分析强有力工具，能够充分利用生物标志数据内在的结构信息构建模型来分析易感基因与大脑结构或者功能的相关性，从而更好地揭示脑认知行为和相关疾病的产生机制。

　　本章基于机器学习的方法，主要围绕着脑影像-基因关联分析，重点关注其中的三个核心问题：① 多个基因位点变异对单个脑区的影响；② 单个基因位点变异对多个脑区的影响；③ 多个基因位点变异对多个脑区的影响。本章主要涉及的研究内容如下：① 提出一种基于树形结构诱导的多基因 SNP 位点与候选脑区影像 QT 关联分析方法，用于研究并探索多基因位点对单表型的影响；② 提出一种基于诊断信息诱导的多模态多脑区影像 QT 与风险基因 SNP 位点关联分析方法，用于研究并探索单基因位点对多表型的影响；③ 提出一种基于时间约束诱导的多脑区纵向影像 QT 与多基因 SNP 位点的关联分析方法，用于研究并探索多基因位点与多表型的动态关联。

　　上述工作只是基于机器学习方法对影像遗传学中一些重要问题进行了初步探索，发展出一系列新的关联分析方法，并通过在标准数据集 ADNI 上的实验验证了所提方法的有效性。然而，由于基因数据的高维特征的计算代价以及大脑结构和功能的复杂性，多变量的关联分析依然面临很多挑战。本章最后提出以下三个问题与其未来发展方向：从模型角度出发，为解决脑影像遗传学中存在的大数据问题，需要同时考虑模型的复杂性和计算的高效性，很多实验均需要基于大型服务器或并行工作方式；从数据角度出发，可以考虑结合最新的生物医学研究成果，如高分辨率的影像数据、下一代基因测序技术（next generation sequencing）等；从工作目标角度出发，脑影像遗传学的工作目标是如何发现真实的生物标记，并将其作为诊断的依据，建立病理分析的完整路径，而此研究作为科技前沿的交叉领域，涉及众多专业领域知识和技能，将面临巨大的挑战，有赖于神经影像学、生物遗传学、数据挖掘等领域的研究者通力合作、共同完成。

参 考 文 献

[1] Yang T, Wang J, Sun Q, et al. Detecting genetic risk factors for Alzheimer's disease in whole genome sequence data via Lasso screening[C]// Proceedings of IEEE International Symposium on Biomedical Imaging, Brooklyn, NY, 2015: 985–989.

[2] Wang H, Nie F P, Huang H, et al. From phenotype to genotype: An association study of longitudinal phenotypic markers to Alzheimer's disease relevant SNPs[J]. Bioinformatics, 2012, 28(18):i619–i625.

[3] Chi E C, Allen G I, Zhou H, et al. Imaging genetics via sparse canonical correlation analysis[C]// Proceedings of the 10th International Symposium on Biomedical Imaging, San Francisco, CA, 2013:740–743.

[4] Wang H, Nie F P, Huang H, et al. Identifying quantitative trait loci via group-sparse multitask regression and feature selection: An imaging genetics study of the ADNI cohort[J]. Bioinformatics, 2012, 28(2):229–237.

[5] Liu J, Ye J P. Moreau-Yosida regularization for grouped tree structure learning[C]//Proceedings of the 23rd International Conference on Neural Information Processing Systems, Red Hook, NY, 2010:1459–1467.

[6] Liu M H, Zhang D Q, Yap P T, et al. Tree-guided sparse coding for brain disease classification[C] Proceedings of Medical Image Computing and Computer-Assisted Intervention, Berlin, 2012: 239–247.

[7] Saykin A J, Shen L, Foroud T M, et al. Alzheimer's Disease Neuroimaging Initiative biomarkers as quantitative phenotypes: Genetics core aims, progress, and plans[J]. Alzheimer's & Dementia, 2010, 6(3):265–273.

[8] Purcell S, Neale B, Todd-Brown K, et al. PLINK: A tool set for whole-genome association and population-based linkage analyses[J]. The American Journal of Human Genetics, 2007, 81(3):559–575.

[9] Li Y, Willer C J, Ding J, et al. MaCH: Using sequence and genotype data to estimate haplotypes and unobserved genotypes[J]. Genetic Epidemiology, 2010, 34(8):816–834.

[10] Barrett J C, Fry B, Maller J, et al. Haploview: Analysis and visualization of LD and haplotype maps[J]. Bioinformatics, 2005, 21(2):263–265.

[11] Ashburner J, Friston K J. Voxel-based morphometry—the methods[J]. NeuroImage, 2000, 11(6):805–821.

[12] Tzourio-Mazoyer N, Landeau B, Papathanassiou D, et al. Automated anatomical labeling of activations in SPM using a macroscopic anatomical parcellation of the MNI MRI single-subject brain[J]. NeuroImage, 2002, 15(1):273–289.

[13] Vounou M, Nichols T E, Montana G, et al. Discovering genetic associations with high-dimensional neuroimaging phenotypes: A sparse reduced-rank regression approach[J]. NeuroImage, 2010, 53(3):1147–1159.

[14] Vounou M, Janousova E, Wolz R, et al. Sparse reduced-rank regression detects genetic associations with voxel-wise longitudinal phenotypes in Alzheimer's disease[J]. NeuroImage, 2012, 60(1):700–716.

[15] Batmanghelich N K, Dalca A V, Sabuncu M R, et al. Joint modeling of imaging and genetics[C]// Proceedings of the 23rd International conference on Information Processing in Medical Imaging, Berlin, 2013: 766–777.

[16] Zhang D Q, Shen D G, The Alzheimer's Disease Neuroimaging Initiative. Multimodal multi-task learning for joint prediction of multiple regression and classification variables in Alzheimer's disease[J]. NeuroImage, 2012, 59(2):895–907.

[17] Lu Z H, Khondker Z, Ibrahim J G, et al. Bayesian longitudinal low-rank regression models for imaging genetic data from longitudinal studies[J]. NeuroImage, 2017, 149:305–322.

[18] Witten D M, Tibshirani R, Hastie T. A penalized matrix decomposition, with applications to sparse principal components and canonical correlation analysis[J]. Biostatistics, 2009, 10(3):515–534.

[19] Fang J, Lin D D, Schulz S C, et al. Joint sparse canonical correlation analysis for detecting differential imaging genetics modules[J]. Bioinformatics, 2016, 32(22):3480–3488.

[20] Beck A, Teboulle M. A fast iterative shrinkage-thresholding algorithm for linear inverse problems[J]. SIAM Journal on Imaging Sciences, 2009, 2(1):183–202.

[21] Chen X, Pan W K, Kwok J T, et al. Accelerated gradient method for multi-task sparse learning problem[C]// Proceedings of the 9th IEEE International Conference on Data Mining, Miami Beach, FL, 2009: 746–751.

[22] Liu J, Ye J P. Efficient L1/Lq norm regularization[EB]. arXiv:1009.4766, 2010.

[23] Chen X, Han L, Carbonell J G. Structured sparse canonical correlation analysis[C]// Proceedings of International Conference on Artificial Intelligence and Statistics, La Palma, 2012: 199–207.

第 11 章　脑发育研究

从出生到婴幼儿期，人脑结构与功能经历着快速的发育，为人类终生的认知和行为能力奠定基础，并与孤独症谱系障碍、注意缺陷多动障碍和精神分裂症等多种精神疾病发作风险密切相关。探讨该阶段的大脑发育模式，不仅可以揭示人类行为和认知发展背后的神经机制，还有助于实现脑发育相关疾病的早期检测，因此逐渐成为当前神经科学领域的一大研究热点。近年来，欧盟和美国相继推出大型人脑早期发育研究计划，力求揭示人类从出生到婴幼儿阶段大脑正常发展和异常发育的规律。我国的人脑早期发育研究计划也已启动。时任北京师范大学校长的董奇教授在出席 2019 年儿童脑智发育国际研讨会时表示：儿童、青少年，特别是婴幼儿发育阶段是个体知识、能力及价值观形成的重要阶段，针对这一阶段进行脑发育研究，不仅具有重大的科学意义，也具有重要的社会意义。本章将介绍 MRI 技术在婴幼儿脑发育领域的研究方法和成果，主要包括影像数据预处理、大脑结构和功能发育模式等。

11.1　脑发育研究综述

现代神经影像与脑科学的迅速发展极大地促进了大脑发育研究。脑影像技术不仅可以从结构、功能、连接和系统的层面刻画大脑发育规律，揭示人脑发育障碍与功能缺陷机制，还有望构建一体化的脑认知神经障碍模型，有助于早期发现脑发育障碍、提供药物治疗靶点。在众多影像技术中，MRI 作为一种非侵入性、安全的医学成像技术，可扫描获得高分辨率的大脑内部微小结构和组织的细节，被广泛用于婴幼儿的脑发育研究。

基于传统影像采集技术获取婴幼儿脑影像时，由于采集时间长、噪声大、婴幼儿自控能力差等，影像的采集常伴随大量头动造成的严重伪影甚至无法顺利开展。同时，婴幼儿大脑的结构和功能与成人有极大区别，发育又非常迅速，传统的分析方法和工具包无法应用于婴幼儿脑部多模态影像分析。因此，通常需要采用特定的针对婴幼儿的影像处理流程和工具。

11.1.1　婴幼儿结构磁共振影像预处理流程

图 11.1 为北卡罗来纳大学教堂山分校开发的针对婴幼儿的脑结构磁共振影像预处理的流程图，主要包括预处理、组织分割、左右脑划分、拓扑校正、皮层

表面重建和皮层表面配准等步骤。其中，皮层分割和皮层配准为两个关键且具有挑战性的步骤。在皮层分割方面，婴幼儿阶段大脑皮层快速发育，其脑组织分割非常困难，尤其在 6 个月左右，婴儿脑 T1w 和 T2w MRI 影像上，脑灰质和白质表现出相似的灰度，组织对比度极低，这使得分割任务更加困难[1]。而精准的脑组织分割是后续一系列影像处理与分析的前提，即使较小的分割错误都会造成大脑皮层重建的较大拓扑错误，影响皮层形态学各项指标的量化精度。皮层配准方面的难点来源于大脑快速发育带来解剖结构变化和白质髓鞘形成过程造成影像灰度外观纵向不一致。目前已有大量专门针对婴幼儿皮层分割和配准的研究工作。

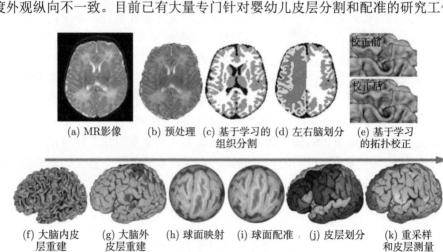

图 11.1　结构磁共振影像数据智能处理与分析方法

https://ibeat.wildapricot.org

11.1.2　婴幼儿功能磁共振影像预处理流程

图 11.2 为完整的功能磁共振影像数据智能处理与分析流程，通常包括数据预处理和脑功能网络构建，其中，数据预处理部分包括头动校正、EPI（echo planar imaging, 平面回波成像）畸变校正、配准和时序去噪等步骤。相比于成年人，婴幼儿时期扫描所得的 fMRI 数据含有较高的噪声，这些噪声不仅降低了信噪比，而且严重影响了后期检测和解释大脑功能方面的统计能力，因此如何从功能磁共振影像数据中有效检测噪声信号是该预处理步骤的关键，目前最通用和有效的方法是首先利用 ICA 方法将 fMRI 数据分解为空间独立分量和相关的时间分量，然后利用人工标注或机器学习方法确定每个分量是否为噪声相关信号。另外，随着皮层分析技术的大力推广，从体素到皮层顶底的映射逐渐成为功能磁共振影像数据预处理的一个必要步骤。脑功能网络的构建则包括四个部分，首先根据组织解剖、大脑结构或者功能区域的分割模板，将整个大脑划分为多个脑区，将每个脑区作为网络的一个节点；其次确定各个脑区的时间序列，一般通过平均该区域所包含

的所有体素的 BOLD 信号获得；然后计算任意一对脑区之间的功能连接，一般采用皮尔逊相关系数衡量；最后根据所构建的功能连接矩阵确定阈值，去除掉负连接以及连接较弱的边，最终得到脑功能网络。婴幼儿阶段 fMRI 数据的低信噪比和大脑功能快速、复杂的发育模式，极大增加了该阶段纵向脑功能网络构建的难度，因此如何针对婴幼儿阶段 fMRI 的特性，挖掘其空间和时间上的信息，设计有效、有针对性的纵向脑功能网络构建模型吸引了很多研究者的关注。

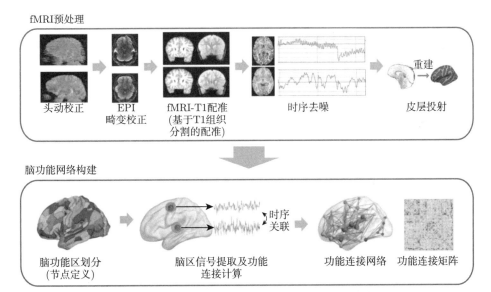

图 11.2 功能磁共振影像数据智能处理与分析方法流程图

为了避免被试潜在的影像噪声导致虚假的功能连接强度，进而直接影响所构建的组水平功能网络的质量，作者及其团队利用网络社区内和社区间节点连接的异质性，提出了一种新的组水平网络的构建方法，即社区引导的群体级网络构建（community-guided group-level network construction, CG-GNC）。该方法利用个体网络的社区结构构建"网络社区划分概率图"，并以此作为先验信息，人为地增强某些节点之间的连接强度，同时削弱另一些节点的连接强度，从而提高所构建网络的对比度，并减弱噪声对网络构建的影响。CG-GNC 的流程图如图 11.3 所示，其由三个步骤组成。第一，对所有个体水平的功能网络做稀疏化处理，仅保存前 10% 的最强的正连接，降低网络噪声对社区检测的影响。第二，采用模块度（Q）最大化的方法检测每个被试在各个时间点的脑功能网络的社区结构。考虑到社区发现算法结果的不确定性，每个网络上的社区检测均独立重复 100 次，将每次运行得到的社区结构表示为一个"社区结构矩阵"，其中每个元素代表对应两个节点是否属于同一个社区，如果处于同一社区，该元素置为 1；否则，置为 0。对于每个被试，通过平均所构建的 100 个 "社区结构矩阵"，估算得到其对应的 "网络社区划分概率图"，该矩阵中每个元素表示一对节点划分为同一社区的概率。然后，通过平均所有个体水平的 "网络社区划分概率图"，获得组水平的 "网络社区划分概率图"(gCSP)，该矩阵中较大的值意味着该元素对应的两个节点有较大的概率属于同一社区。第三，以 gCSP 矩阵作为先验信息，构建组水平的脑功能网络。一般来说，一个好的社区通常具有较高的社区内部连接强度和较低的社区间连接强度，因此 gCSP 中的值越高的边越可能具有高的功能连接强度，而 gCSP 中的值越低的边则具有弱的功能连接。基于该理论，人为地增大 gCSP 值较大的边的权值，而削弱 gCSP 值较小的边的强度。为此，通过设置下限阈值 thr_l 和上限阈值 thr_r 将所有的 gCSP 划分为上、中、下三个类别。对于某条边，如果存在 $\mathrm{gCSP} > \mathrm{thr}_r$，那么将其对应的权值设置为所有被试中五个最强的功能连接的平均值（Max Pool）；如果 $\mathrm{gCSP} < \mathrm{thr}_l$，那么该条边对应的权值则从 Min Pool 中选择，为所有被试中五个最弱的功能连接的平均值；若 $\mathrm{thr}_l \leqslant \mathrm{gCSP} \leqslant \mathrm{thr}_r$，则从 Mean Pool 中选择，也就是所有被试的功能连接的平均值。

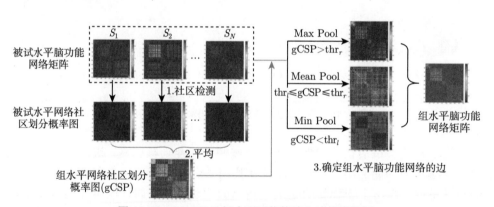

图 11.3　CG-GNC 组水平网络构建方法的流程图

此外，考虑到婴幼儿阶段大脑发育的连续性和渐进性，邻近年龄组在一定程度上共享相似的脑网络结构。基于该理论，在计算每个时间点的 gCSP 矩阵时，通过加权方式引入其他时间点的 gCSP 信息作为纵向约束，从而提高所构建网络在时间轴上的一致性和连续性。具体来说，对于第 r 个时间点功能网络中的两个节点 v_i 和 v_j，假设其原始 gCSP 为 $\mathrm{gCrig}_r^{\mathrm{orig}}$，则加入 "时间平滑" 之后，其对应的 gCSP 重新定义为

$$\mathrm{gCSP}_r(i,j) = \sum_{t=1}^{T} w_t^r\, \mathrm{gCrig}_r^{\mathrm{orig}}(i,j) \tag{11.1}$$

其中，$T = 5$ 为总的时间点个数（包括 0 个月、3 个月、6 个月、9 个月和 12 个月）；w_t^r 为时间点 t 对时间 r 的贡献率，其取值通过高斯分布函数产生：

$$w_t = \frac{1}{\sqrt{2\pi}\delta} \exp\left(-\frac{(t-r)^2}{2\delta^2}\right) \bigg/ \sum_{t=1}^{T} w_t^I \qquad (11.2)$$

其中，δ 为高斯函数的标准偏差，用于控制网络的纵向平滑度。

CG-GNC 通过将社区结构的信息引入组水平功能网络的构建中，成功弥补了传统基于平均策略的组水平网络构建方法的两个弊端。第一，CG-GNC 基于社区内和社区间节点连接的异质性，使用不同的策略确定网络连接边的权值，从而增强了网络连接对比度，突出网络社区结构，降低了之后社区检测的难度。第二，CG-GNC 以 gCSP 矩阵指导功能网络的构建，使得每个被试在组水平功能连接的计算中具有相同的贡献率，从而降低了个体网络中虚假极大/极小连接造成组水平网络中产生伪连接的概率，在一定程度上减小了影像数据中噪声对网络构建的影响。此外，CG-GNC 通过 gCSP 矩阵添加"时间平滑"，使得所构建的网络在时间点上具有更好的一致性和连续性，有利于纵向研究的进行。

11.2 婴儿期皮质厚度的发展研究

婴儿出生后早期，特别是 0~2 岁，大脑结构发育呈现出动态、复杂和快速的特点，以支撑该阶段婴幼儿行为和认知能力的快速发展。例如，皮质厚度会在空间上不均匀地发展，前两年平均增加 40%。研究发现，在健康个体中皮质厚度的早期发展与儿童晚期、青春期以及成年期的智商以及智力水平呈正相关。额叶区域皮质厚度的发展已被证明可以预测儿童和青少年典型发育中的认知结果。与此同时，神经发育障碍的患病率越来越高，也强调了出生后这一关键时期在人一生中的重要性和脆弱性。例如，在许多神经发育障碍疾病如 SZ、ASD、注意缺陷多动障碍、唐氏综合征、脆性 X 综合征和天使综合征中均观察到皮质厚度异常现象，这些疾病很可能源于出生后早期的大脑发育过程。因此，绘制健康婴儿皮质厚度的发育模式对于理解神经发育障碍的基础、确定早期生物标志物和规划早期靶向干预措施具有重要意义。

人们已经做出了各种尝试来研究皮质厚度，但结果并不一致。早期几项研究[2]表明，皮质厚度从 6 岁到 10 岁逐渐增加，然后在 10 岁到 12 岁开始变薄。而最近的研究报告称，皮质厚度自 3 岁开始单调递减，这也是他们所用数据集中最小的年龄。Li 等[3] 报告称，根据其纵向数据集（0 岁、1 岁和 2 岁时采集），皮质厚度在出生后第一年呈现动态增加，随后在第二年呈现区域特异性增加或减少。综合以上研究来看，皮质厚度可能在 1~2 岁达到峰值。然而，由于婴儿大脑 MRI

的获取和处理困难，同时这些影像通常表现出极低的组织对比度和动态成像外观，人们对出生后前两年皮质厚度的动态生长、峰值年龄和区域异质性的了解仍然非常有限。作者和团队基于 43 名典型发育婴儿的 210 次纵向 MRI 扫描数据，利用非负矩阵分解（non-negative matrix factorization, NMF）方法揭示了皮层厚度发育的空间异质性，并绘制出了各个区域的皮层厚度发育曲线。

11.2.1　实验数据

该研究得到了北卡罗来纳大学教堂山分校医学院机构审查委员会的批准。研究从北卡罗来纳大学医院招募处于孕中期的孕妇，并获得所有父母的知情同意。本研究中的所有婴儿均无先天性畸形、代谢性疾病和局灶性病变。所有婴儿在没有镇静的自然睡眠中接受扫描，头部固定在真空固定装置中。43 名足月出生的婴儿（胎龄 261~294 天）包括 21 名男性和 22 名女性，在 1、3、6、9、12、18 和 24 个月时共进行了 210 次纵向大脑 MRI 扫描。数据分布如图 11.4 所示。影像数据采用西门子 3T 扫描获得。T1 影像的扫描参数如下：TR/TE/TI=1900 ms /4.38 ms/1100 ms，翻转角为 7°，分辨率为 1mm × 1mm × 1mm。T2 影像的扫描参数如下：TR/TE=7380 ms/119 ms，翻转角为 150°，分辨率为 1.25mm × 1.25mm × 1.95mm。

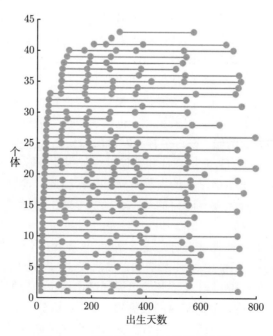

图 11.4　婴幼儿纵向随访数据分布图

所有的 T1 和 T2 数据预处理基于婴儿特定流程完成,预处理过程包括以下几个主要步骤:① T2 影像配准到 T1 影像,并进一步重采样为 1 mm×1 mm×1 mm;② 去除头骨;③ 移除小脑和脑干;④ 影像不均匀性弥散校正;⑤ 影像分割为白质、灰质和脑脊液。基于影像分割结果,对左右半球分别进行皮层表面重建,由三角形网格曲面表示,该过程通过一种保持纵向数据一致性及拓扑结构正确性的可变形曲面方法完成。为了进行纵向数据集的个体间分析,采用了纵向的婴幼儿皮层表面模板集,该模板集在 0 岁、1 岁、2 岁构建了专门的模板,且各年龄的模板间建立了顶点到顶点的对应关系。具体地,通过球面 Demons 方法,将每个皮层内表面映射的球面配准到相应年龄的球面模板上。然后,将配准好的球面重采样为标准的 163 842 个顶点。考虑计算成本,每个皮层表面进一步均匀重采样为 2562 个顶点。每个顶点的皮层厚度被测量为从内表面到外表面的最小距离和从外表面到内表面的最小距离的平均值。

11.2.2 婴幼儿皮质厚度时空异质发育曲线绘制

为揭示婴儿大脑皮质厚度发育的时空异质性,本节采用数据驱动的 NMF 方法将共同发展的皮层顶点分组到同一区域中,以检测婴幼儿皮质厚度的区域化发展。在 NMF 的框架下,一个大型非负数据矩阵 X 由来自非负基矩阵 W 的列的线性组合加上由非负系数矩阵 H 的行加权组成。数学上,NMF 可以表示为 $\min\limits_{W \geqslant 0, H \geqslant 0} ||X - WH||_{\mathrm{F}}^2$。$W$ 具有高可解释性,每一列通常根据不同研究目的被视为组件、部分、区域或簇。在本研究中,$X \in \mathbf{R}^{M \times N}$ 是一个大型非负数据矩阵,包含所有被试的各个时间点的 MRI 影像数据的皮质厚度值,其中 M 和 N 分别为顶点数和纵向扫描数。通过方程求解,X 被分解为基矩阵 $W \in \mathbf{R}^{M \times K}$ 和系数矩阵 $H \in \mathbf{R}^{K \times N}$。$K$ 是基/区域(组件/部分)的数量,通常很小,即 $K \ll M$,$K \ll N$。基矩阵 W 每列中的非负元素表示一组在不同被试和时间点共同发展的大脑皮层顶点,表征了发育区域化过程中的不同区域。通过迭代更新规则 $W' = W \odot \dfrac{XX^{\mathrm{T}}W}{WW^{\mathrm{T}}XX^{\mathrm{T}}W}$ 找到 W 的最终解决方案,其中 $\odot$ 表示逐元素乘法。得到的权重矩阵 W 表示顶点到区域的软分类,因此每个顶点可以属于多个区域。相应地,也可以通过将每个顶点分配到给它最大权重的一个区域来获得硬性区域划分。为了找到最佳的区域划分数目 K,综合考虑了三个指标,即重构误差(reconstruction error)、不稳定性(instability)和轮廓系数(silhouette coefficient),一个高质量的划分需具有较小的重构误差、较高的区域划分稳定性和轮廓系数。各个参数的定义如下:重构误差为原始数据矩阵和由已确定的分量及系数重构的矩阵之间的差异。本节使用原始数据矩阵和重构数据矩阵之间的 Frobenius 范数来量化重构误差。不稳定性指标的提出基于以下假设,即区域数目应该对数据具有鲁棒性。

为计算该指标,将数据矩阵 X 随机分成两个部分,每个部分包含非重叠的一半数据样本,即 X_1 和 X_2,基于这两个部分独立生成给定区域数 K 的两个独立的分量矩阵,分别表示为 W_1^K 和 W_2^K。然后顺序评估 $W_p^K (p = 1, 2)$ 和 W^K(对应于完整数据矩阵 X)之间的不稳定性,并求平均值。这个过程在每次随机拆分数据样本时重复多次,以保证结果的可靠性。轮廓系数:用于衡量区域化结果的质量,因为它被广泛认为是聚类评估的标准之一。对于每个顶点 i,轮廓系数是基于其内部区域差异 $a(i)$ 和与其他区域 $b(i)$ 的差异进行测量的,计算公式为 $(\min(b(i)) - a(i)) / \max(\min(b(i)), a(i))$。高轮廓系数意味着该顶点被分配到了一个适当的区域中。需要注意的是,在此处,两个顶点之间的差异是通过计算它们所有扫描影像的皮质厚度值向量的皮尔逊相关性的差异得出的。顶点与区域之间的差异是顶点与该区域内所有顶点的平均差异,最终轮廓系数是所有顶点轮廓系数的平均值。

本研究采用线性混合效应 (linear mixed effect, LME) 模型绘制各皮层区域皮质厚度随时间的发育曲线,因为该方法可以处理每个被试的纵向测量、缺失数据、个体或性别差异以及测量之间的不规则间隔,从而提高了统计功效,同时控制了个体内变异。具体而言,对于每个发现的区域,第 i 个被试第 j 个时间点的皮质厚度被建模为线性曲线 $\text{CT}_{ij} = \text{intercept} + d_i + d(\text{sex}) + \beta_1(\text{age}) + \varepsilon_{ij}$ 和二次线性曲线 $\text{CT}_{ij} = \text{intercept} + d_i + d(\text{sex}) + \beta_1(\text{age}) + \beta_2(\text{age}^2) + \varepsilon_{ij}$。在这些模型中,$d_i$ 和 $d(\text{sex})$ 是混合效应,拟合每个被试或性别的影响;截距和 β 项是固定效应;ε_{ij} 代表残差误差。为确定每个区域应选择哪个模型(即线性/二次线性),使用赤池信息量准则(Akaike information criterion,AIC)作为评价标准,并采用性能更好的模型。为确定显著影响,所有效应的 p 值均被阈值化,并使用误发现率(false discovery rate,FDR)进行多重校验。此外,计算拟合模型的一阶和二阶导数,以表示区域皮质厚度发展的增长率和加速度。对于二次模型,通过将二阶导数设为零,识别出拟合模型的峰值年龄和峰值。

11.2.3   研究结果

根据图 11.5 所示的三个标准确定适当的区域数量 K。主要关注皮质厚度发展区域化中相对大规模的模式,因此将最大的 K 设置为 30。观察到重构误差(图 11.5(a))和不稳定性(图 11.5(b))在 $K=6$ 和 17 时达到局部最小值,表明出现了稳定的区域化模式。轮廓系数也进一步证实了这一点(图 11.5(c)),它在 $K=6$ 处达到局部峰值,并在从 $K=15$ 到 $K=17$ 达到一个平稳状态。因此,最终选择 $K=6$ 和 $K=17$ 两种设置来呈现本书发现的皮质厚度发育区域化,其中当 $K=17$ 时能提供更精细的发育区域化模式。同时,为了观察最粗略的发育区域化模式,还展示了 $K=2$ 的结果。皮质厚度发展区域如图 11.6 所示。

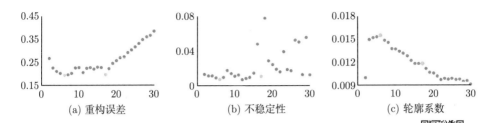

图 11.5 确定区域数量 K 的三个标准
浅灰点表示重构误差和不稳定性的局部最小值，以及轮廓系数的局部最大值
（扫码获取彩图）

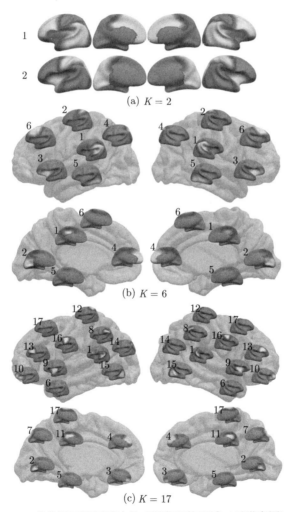

图 11.6 当设置不同区域编号时所发现的区域（后附彩图）
图中较暖的颜色对应较高的值。在（b）和（c）中，每个小大脑代表一个区域，根据其在大脑对应位置中心放置

图 11.6展示了当 K 被设置为 2、6 和 17 时的区域化结果，所有标识的区域都以准对称的方式进行双侧定位。在 $K=2$ 的两个区域中（图 11.6（a）），第一个区域包括外侧和内侧前额叶、外侧颞叶和下顶叶区域，第二个区域由感觉运动、视觉、感觉联想（上顶叶皮层）、岛叶和视觉皮层组成。在 $K=6$ 的情况下，发现的区域仍然表现出双边相对对称的模式（图 11.6（b））。这些区域大致分别包括：① 边区、顶叶下小叶和后扣带皮层；② 枕内侧和背侧感觉运动区；③ 岛叶和眶额区；④ 内侧前额叶区域和顶上小叶；⑤ 中、下、内侧颞皮质和纺锤回（fusiform gyrus）；⑥额背皮层和颞极。当 K 增加到 17 时，发现的区域仍然表现出双边对称的模式，但只包含空间连续的区域（图 11.6（c））。这些区域大致分别覆盖：① 枕骨周围区域；② 枕叶内侧皮质；③ 眶额内侧皮质；④ 前额叶内侧皮质；⑤ 颞叶内侧区域和纺锤回；⑥ 颞极；⑦ 楔前叶；⑧ 顶叶下小叶；⑨ 中岛叶和颞叶前上皮质；⑩ 眶额外侧皮质和前岛叶；⑪ 中扣带回和后扣带回；⑫ 背部躯体感觉区；⑬ 额下、三角肌和额上肌；⑭ 顶叶上小叶；⑮ 颞后皮质和枕侧皮质；⑯ 感觉运动区；⑰ 中央旁区和额上区。综合来看，在 $K=6$ 时许多大的或不相交的区域在 $K=17$ 时被分离成更小的区域。例如，在 $K=6$ 时的子区域⑥在 $K=17$ 时被划分为子区域⑥、⑬和⑰，$K=6$ 时的子区域①在 $K=17$ 时被划分成子区域①、⑧ 和⑪。

每个被试每个半球平均皮质厚度的纵向发育轨迹如图 11.7中的红线（女性）或蓝线（男性）所示。图 11.7中使用的绿色虚线描绘了估计种群的发展轨迹。这一结果表明，平均皮质厚度在出生后先迅速增加，然后在 16.53 个月左右达到峰值，如黄色六角星和箭头所示，再缓慢下降。在两个半球的平均皮质厚度发育轨迹上均未发现性别差异（左半球 $p=0.91$，右半球 $p=0.75$）。

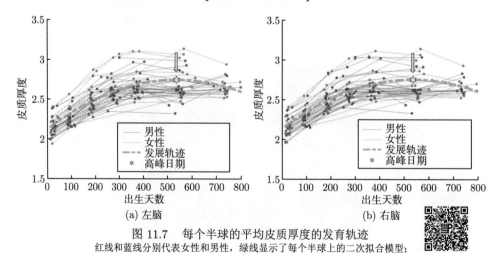

图 11.7　每个半球的平均皮质厚度的发育轨迹
红线和蓝线分别代表女性和男性，绿线显示了每个半球上的二次拟合模型；
六角星表示拟合曲线的峰值点　　　　　　　　　　　（扫码获取彩图）

图 11.8（a）展示了不同时间点各区域皮质厚度发育情况。出生时，初始皮质厚度

在前后（A-P）和腹背（V-D）方向上呈梯度下降，除了颞-顶-枕交界处的皮层，这种异质性在 24 月龄前基本保持不变。在发育过程中，皮质厚度生长速度（图 11.8（b））不仅分布不均匀，而且异步发生。总体而言，前额叶皮层，尤其是其内侧部分，在 0～12 月龄间生长速度最快，其次是额侧、颞后和枕外侧皮质。感觉运动皮层和初级视觉皮层厚度增加较慢，其发育轨迹相对平缓。在两年内，对于所有皮层区域，最高速度出现在第一个月，并逐渐降低直到 12～18 个月，然后开始变慢。在 12 个月后，对于在第二年期间厚度达到峰值的区域，其生长速度逐渐降至零（达到峰值），再变为负值；对于在前两年没有达到峰值的区域，其生长速度降至非常小但仍为正值，这表明其厚度在第二年期间增长非常缓慢但仍在持续。皮质厚度下降较快的区域包括颞侧、岛叶和额前皮质、眶额内侧和扣带皮质。皮质厚度在 12 月龄至 24 月龄期间缓慢持续增加的区域包括感觉运动区、额上区和顶上区。总之，在前两年中，皮质厚度的变化速率最高可达 0.003 mm/d，并最终以 0.0015 mm/d 的速度下降。由图 11.9（a）可见，中央眶额皮质峰值出现最早，而初级运动和体感皮层峰值出现最晚。为了更好地解释生长模式的时间变化，图 11.9（b）显示了区域皮质厚度发育加速度。所有皮层区域发育加速度均为负值，表明在生命的前两年中，皮质厚度发育速度持续下降。左侧额叶、眶额、左侧中央前额皮质、左侧前脑岛、右侧脑岛和右侧侧颞皮层的发育速度下降相对较快，而初级感觉皮层和视觉皮层发育速度下降最慢。

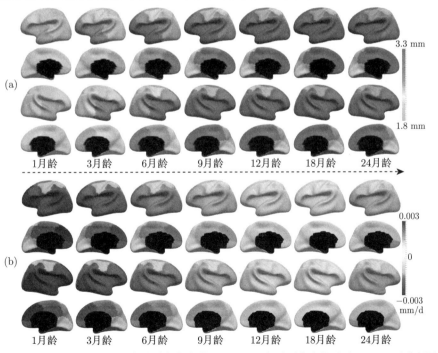

图 11.8　不同时间点各区域皮质厚度发育情况（a）和皮质厚度生长速度（b）（后附彩图）

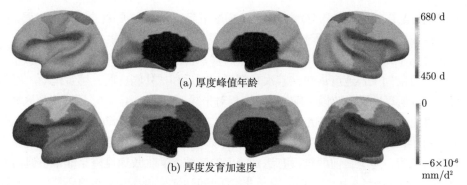

680 d

450 d

(a) 厚度峰值年龄

0

−6×10⁻⁶
mm/d²

(b) 厚度发育加速度

图 11.9　　峰值年龄和区域皮质厚度发育加速度（后附彩图）

11.3　基于多尺度区域褶皱描述算子的婴儿个体识别研究

　　近年来，基于结构磁共振成像的皮层形态学研究，极大扩展了人们对人脑早期发育规律的理解。研究发现，大脑皮层在产后期表现出快速的发育。其在第三孕期由最初平滑的无脑回结构迅速发育为极度复杂的折叠结构，在足月出生时，皮层形态已表现出一定的性别差异性、半球非对称性以及个体差异性，并很大程度上形成类似于成人大脑皮层的折叠形态[4,5]。婴儿出生后，大脑皮层继续迅速发育，且第一年的发育速度要远远高于第二年，各种皮层形态学特征，如灰质体积、皮层厚度、皮层面积、皮层折叠指数、皮层多尺度分解曲率等，表现出剧烈的发展变化。具体地，从出生到 1 岁，婴儿脑灰质体积增长 108% ~ 149%，白质增长约 11%，从 1 岁到 2 岁，灰质体积增长 14% ~ 19%，白质增长约 1.9%；皮层厚度也表现出快速的空间异质性增长，从出生到 1 岁，平均厚度增长 31%，从 1 岁到 2 岁，平均增长 4.3%，且在 14 个月左右达到峰值，接着有一段缓慢的降低趋势，2 岁时平均厚度达到成人的 97%；皮层表面积在出生后第一年内约增长 80%，在第二年内约增长 20%，2 岁时平均皮层面积达到成人的 69%。人类的大脑皮层是一个高度复杂的结构，皮层折叠模式具有较大的个体差异性。研究表明，很多神经发育和神经精神的障碍都与异常的大脑皮层折叠形态有关。一些神经发育障碍和精神疾病，如多动障碍、双相情感障碍、ASD 和 SZ 等，是婴儿大脑在产后期快速增长过程中异常发育的结果。因此，掌握婴儿脑皮层折叠的形态模式，可以为探索大脑正常的早期发育规律，以及理解神经发育疾病的机制提供重要的科学依据。婴儿的个体识别近年来引起了越来越多的关注，然而由于婴儿的多种生物特征（如人脸、指纹、脚印等）都处在快速的发育变化中，目前仍没有通用的可用于个体识别的生物学指标。成人大脑皮层的主要折叠模式在出生时就已经建立了，这是因为在婴儿出生时初级和次级的大脑皮层折叠已经形成，尽管三级皮层折叠还会在出生后继续快速发展，但初级和次级皮层折叠将基本保持不变。因此，可以认为大脑皮层的结构特征很有可能成为一种准确的生物学指标用于个体差异性研究和有效的婴儿个体识别。基于大脑皮层结构特征进行婴儿个体识别具有重要的意义：一方面，有助于探究处在发育变化中的大脑皮层的个体差异性，是不是稳定的且辨识度高，进而能用于准确的个体识别任务；另一方面，有助于探究哪些区域表达出更多的结构的个体差异，从而在个体识别任务中有更高的贡献。此外，基于双胞胎样本，尤其是同卵双胞胎，可以研究大脑皮层结构特征是否能准确识别双胞胎婴儿。由于婴儿出生后，尤其是第一年大脑发育变化很快（远远高于出生后第二年，相应的形态学特征变化也很大），因此基于新生儿大脑皮层特征进行婴儿个体识别是具有挑战性的。作者及其团队基于多尺度区域褶皱进行算子的婴儿个体识别的研究，下面介绍该研究的主要方法、流程以及相应的结果。

11.3.1 实验数据

本研究用到了北卡罗来纳大学的人脑早期发育研究数据集中 472 个健康新生儿样本的头部 MRI 扫描数据，及其出生后两年内的随访扫描数据，共计 1141 个。具体地，472 名新生儿（记为 Year 0）中有 387 名在 1 岁时（记为 Year 1）进行了 MRI 扫描，282 名在 2 岁时（记为 Year 2）进行了 MRI 扫描，其中有 197 名的新生儿在 1 岁和 2 岁时都进行了 MRI 扫描。472 名新生儿的平均出生年龄为（37.2±2.8）周，男性（45.3%）和女性（54.7%）占总样本数的比例相对平衡。更多的人口统计学信息如表 11.1 所示。表中显示的双胞胎是成对存在的。数据集中有的双胞胎只有一个婴儿有扫描数据，将单个双胞胎婴儿数据纳入单胞胎的分组。

表 11.1 婴儿数据集的人口统计学信息

	Year 0	Year 1	Year 2	共计
个体	472	387	282	1141
单胎	274	225	166	665
双胞胎	198	162	116	476
同卵双胞胎	80	56	54	190
异卵双胞胎	118	106	62	286
年龄/月	1.1±0.6	13.3±1.7	24.8±1.0	—

用于婴儿大脑皮层分析的 MRI 脑影像的处理流程主要分为 MRI 影像预处理、大脑皮层重建、皮层配准三个阶段。MRI 影像预处理包括以下步骤：① 将 T2w MRI 影像与相应的 T1w MRI 影像做刚性配准，并进一步重采样为分辨率 1 mm × 1 mm × 1 mm 的影像；② 基于 LABEL 方法[6] 剥离非脑组织，并基于 HAMMER 方法[7] 将模板配准到个体影像上进而去除小脑和脑干；③ 通过 N3 方

法做灰度不均匀校正；④ 将每个 MRI 影像刚性配准到相应年龄的组平均脑模板上；⑤ 进行纵向数据相一致的组织分割，采用一种婴儿专用的纵向数据引导的水平集分割方法，将脑组织分割为灰质（GM）、白质（white matter, WM）、脑脊液（CSF）三部分；⑥ 遮蔽和填充非皮层结构，即侧脑室和皮层下结构，并将每个大脑分离为左右两个半球。基于上述分割结果，对左右半球分别进行皮层表面重建，由三角形网格曲面表示。通过一种保持纵向数据一致性及拓扑结构正确性的可变形曲面方法，重建皮层内表面（WM-GM interface）和皮层外表面（GM-CSF interface）。具体地，皮层外表面是通过将皮层内表面向外膨胀，且保持初始的拓扑结构及空间连续平滑性得到的。为防止皮层表面的网格自交叉，在进行每一步表面形变时要在每个顶点的邻域内执行快速的三角形-三角形交叉检测算法。为做后续的配准，皮层内表面要进一步平滑、膨胀，并映射到标准球面上。为了进行纵向数据集的个体间分析，采用纵向的婴幼儿皮层表面模板集，该模板集在 0 岁、1 岁、2 岁构建了专门的模板，且各年龄的模板间建立了顶点到顶点的对应关系。具体地，通过球面 Demons 方法，将每个皮层内表面映射的球面配准到相应年龄的球面模板上。然后，将配准好的球面重采样为标准的 163 842 个顶点（正二十面体的 7 级分形结构）。同时，也将 Desikan-Killiany 分区模板映射到个体皮层表面上。至此，所有样本的所有时间点的大脑皮层表面都建立起了点对点的对应关系，为后续的纵向分析提供了基础。

11.3.2　婴儿个体识别方法

本节提出一种新颖的多尺度区域描述算子来表征大脑区域的个体特异性特征，并提出一个简单高效的基于相似度函数和投票的个体识别方法，方法流程如图 11.10 所示。概括地讲，首先，将平均曲率图分解为多空间频域尺度，从而获得全面表征大脑皮层折叠的多尺度信息；其次，选取分解曲率中最具判别力的几个尺度进行组合，在每个脑区构建基于多尺度曲率的高维特征作为该区域的描述算子，称为 FoldingPrint；然后，对于待识别的婴儿个体，比较该个体每个皮层区域上的 FoldingPrint 与数据库中样本的相应 FoldingPrint，通过简单的投票方式，得到待识别个体的身份。

将每个样本的平均曲率图，通过过完备的球面小波变换分解为多尺度曲率图。过完备球面小波通过在每个尺度上进行充分采样，保证了平移和旋转不变性，因此能够稳健并准确地描述大脑皮层折叠的形态。这里，将皮层球表面过采样为 163 842 个顶点，然后将球表面分别与多个尺度的分析滤波器进行卷积，则可以得到多尺度的小波系数。这里的分析滤波器是通过将母小波拉普拉斯-高斯滤波器（Laplacian-of-Gaussian filter）进行一系列的非线性膨胀构建的。小波基函数在空域频域上具有局部支撑性，因此多尺度的小波系数可以表征丰富的不同层次的皮层折叠的信息。如图 11.11 所示，第一个皮层表面的值表示原始平均曲率，后七个表示球面小波分解的曲率。频率尺度数值越大表示滤波器带宽越窄，描述的信息越精细，即在较粗的尺度，小波系数表征较大尺度的皮层折叠信息，而在较精细的尺度，小波系数表征较小尺度的皮层折叠信息。其次，为了得到皮层区域的多尺度曲率特征，基于 Desikan-Killiany 皮层分割模板，将每个婴儿样本的大脑皮层分为 72 个区域。共得到 68 个感兴趣区域，用于后续婴儿个体识别的研究。对每个感兴趣区域，根据模板的区域标签，将该区域各个尺度的分解曲率分别提取出来，于是得到该区域的多尺度曲率表达。

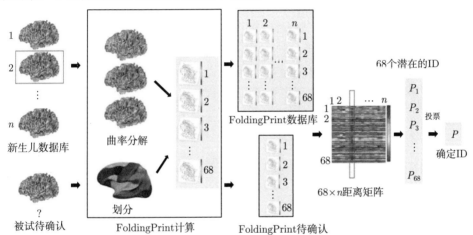

图 11.10 基于 FoldingPrint 的婴儿个体识别流程图

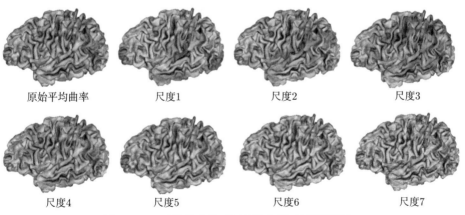

图 11.11 平均曲率的球面小波分解（后附彩图）
图中第一个皮层表面的值表示原始平均曲率，后七个表示球面小波分解的曲率

为了构建能全面表征感兴趣区域的皮层折叠的描述算子，将最具信息量的三维分解曲率提取出来，计算其高维联合概率分布，即 3D 联合直方图，作为感

兴趣区域的描述算子。该描述算子用于表征皮层区域个体化的折叠信息，被称为
FoldingPrint。图 11.12显示了 3 名受试婴儿在出生（0 岁）和 2 岁时的皮层区
域（即左侧额中回尾部）的 FoldingPrint 的图形表示。图中，为了便于可视化比
较，每个三维的 FoldingPrint 都被投影到三个二维平面上。可以看出，同一样本的
FoldingPrint 在不同年龄具有相似度很高的模式，而不同样本间的 FoldingPrint 的
模式具有明显的个体间差异。因此，图 11.12直观地表明，本节构建的 FoldingPrint
能够在婴儿大脑早期发育中，稳定地表征具有个体差异性的皮层折叠信息。

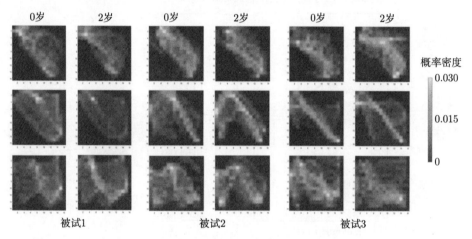

图 11.12　3 名受试婴儿在刚出生时和 2 岁时的 FoldingPrint 图示（后附彩图）
图中的 FoldingPrint 是基于左侧额中回尾部计算的，如黄色框所示

　　基于每个感兴趣区域的 FoldingPrint，可以通过比较样本间所有感兴趣区域
的 FoldingPrint 来进行婴儿个体识别。设两个扫描数据 p 和 q 在第 r 个感兴趣
区域上的 FoldingPrint 分别为 H_r^p 和 H_r^q，采用广泛用于评价直方图距离的卡方
距离（chi-square distance）来衡量这两个描述算子间的差异：

$$D(p,q) = \sum_{x=1}^{X} \sum_{y=1}^{Y} \sum_{z=1}^{Z} \frac{(H_r^p(x,y,z) - H_r^q(x,y,z))^2}{H_r^p(x,y,z) + H_r^q(x,y,z)} \tag{11.3}$$

　　给定一个待识别的婴儿数据，在每个皮层感兴趣区域，分别计算该婴儿与数据
库中特定年龄组的每个被试之间的 FoldingPrint 的距离。然后，将计算所得该感兴
趣区域的所有 FoldingPrint 间的距离递增排列，其中与待识别婴儿的 FoldingPrint
距离最小的样本被视为潜在的识别结果。于是，基于 68 个感兴趣区域，每个待识
别的婴儿都得到 68 个潜在的识别结果。然后，通过投票方法，找到潜在的识别结
果中出现频数最大的样本作为最终的识别结果。另外，如果出现不止一个潜在的

识别结果具有同样高的出现频数，则进一步计算这几个潜在样本与待识别样本的 68 个感兴趣区域的距离的和，距离最小的潜在结果被视为最终的识别结果。

11.3.3 研究结果

本节在本研究数据集上进行了三组实验来评价婴儿个体识别方法的准确率，分别为：① 基于新生儿（0 岁）的样本数据库识别 1 岁的待识别婴儿样本（Year 0→1）；② 基于新生儿（0 岁）的样本数据库识别 2 岁的待识别婴儿样本（Year 0→2）；③ 基于 1 岁婴儿的样本数据库识别 2 岁的待识别婴儿样本（Year 1→2）。婴儿大脑在出生后的第一年内发育非常迅速，远远快于第二年内的发育，因此前两组实验更具有挑战性。而 1 岁和 2 岁儿童的大脑差别不是很大，因此实验三的难度较小，类似于成人大脑的个体识别工作。故在此实验设计中把实验三作为对照组。基于我们所提出的方法，Year 0→1 实验的识别准确率可达到 98.97%，Year 0→2 实验的识别准确率可达到 98.58%，Year 1→2 实验的识别准确率为 100%。

进一步对样本集中的双胞胎婴儿进行个体识别实验，以评价提出的 Folding-Print 是否可以有效地用于对双胞胎个体的识别。具体地，给定一个待识别的双胞胎样本，将其 FoldingPrint 与数据库中包括单胞胎及双胞胎在内的全部样本的特征进行比对，进而计算三个任务下对双胞胎样本的识别准确率，结果显示，对于全部双胞胎，三个任务的总体识别准确率分别为 98.77%、98.28% 和 100.00%；对于同卵（monozygotic, MZ）双胞胎，三个任务的识别准确率分别为 98.21%、98.15% 和 100.00%；对于异卵（dizygotic, DZ）双胞胎，三个任务的识别准确率分别为 99.06%、98.39% 和 100.00%。可见，本节提出的 FoldingPrint 对于成对的双胞胎个体，包括共享全部基因的同卵双胞胎，都能够进行准确的个体识别。

进一步评估了前两个任务中每个皮层感兴趣区域的识别准确率，并将其结果映射到大脑皮层表面，如图 11.13 所示。准确率高的感兴趣区域对婴儿个体识别更可靠，这表明这些区域能够表征更多的个体差异性的皮层折叠信息。图中，区域识别能力的分布模式在任务一和任务二中是大体一致的，任务二中的值的幅度更大一点。具体地，额中回尾部（caudal middle frontal gyrus）、额中回喙部（rostral middle frontal gyrus）、额下回的岛盖部（pars opercularis）、额上回（superior frontal gyrus）、额极（frontal pole）、缘上回（supramarginal gyrus）、下顶叶皮层（inferior parietal cortex）、颞上沟后部（bank of the superior temporal sulcus）、颞中回（middle temporal gyrus）等高阶联合区以及中央前回（precentral gyrus）表现出较高的个体识别能力，在婴儿个体识别任务中有更大的贡献；而颞横皮层（transverse temporal cortex），即听觉皮层的主要区域，以及枕叶皮层外侧（lateral occipital cortex）、距状回上围皮层（pericalcarine cortex）、舌回（lingual gyrus），即视觉皮层的主要区域等功能区表现出较低的个体识别能力。总体来说，大多数的大脑皮层的高阶联合区相比单一功能区具有更高的个体差异。

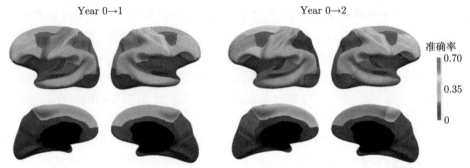

图 11.13　大脑皮层区域的婴儿个体识别准确率在皮层表面的分布（后附彩图）
左边为基于新生儿的皮层特征识别 1 岁婴儿的实验；右边为基于新生儿的皮层特征识别 2 岁婴儿的实验

此外，除了基于脑皮层形态学的婴幼儿早期发育研究，越来越多的工作开始关注早期婴幼儿结构共变网络的发展情况。传统的脑皮层形态学结构共变网络是通过计算群体水平上两两脑区间的形态学特征（如皮层厚度、皮层面积等）的相关关系构建的网络描述模型。然而，基于群体水平的结构共变网络不能提供对理解早期发育极为重要的个体化差异信息。目前在基于大脑皮层形态学的早期发育研究领域，基于个体化结构共变网络的脑区协同发育模式的研究还相对匮乏，如何面向婴幼儿更好地构建个体化结构共变网络，并开展人脑早期发育研究，是未来的研究方向之一。

11.4　婴幼儿脑功能网络模块和核心节点发育研究

近年来，rs-fMRI 逐渐成为人类大脑功能发育研究的主要技术手段之一。在这类研究中，最常用的方法是基于 fMRI 数据将大脑系统抽象为一个复杂网络（一般称为脑功能网络），该网络以脑功能区域作为节点，不同脑区域之间的功能连接作为边，通过拟合脑功能网络各类拓扑属性随年龄的变化轨迹来刻画功能脑的发育模式，如节点的度、网络局部和全局有效性、小世界属性等。为了全面揭示人脑宏观功能连接和功能系统的早期发育模式，研究者将统计学和机器学习方法与图论相结合，设计出多种基于网络分析的人脑发育研究模型，分别从局部尺度、中尺度和全局尺度刻画婴幼儿发育过程中，大脑不同空间水平下功能连接模式的重新配置规律。图 11.14 给出了基于功能磁共振成像的婴幼儿大脑发育研究通用数据分析基本架构。在局部尺度下，脑功能网络分析模型将统计学方法与图论相结合，通过刻画节点的网络拓扑属性（如度、局部和全局效率、中心性、模块内和模块间连通性等）随年龄的变化规律，从而揭示大脑局部区域在婴幼儿期的发育模式。例如，Gao 等[8]将非参数 Kruskal-Wallis 检验用于新生儿、1 岁和 2 岁婴儿脑功能网络的节点度和节点介数中心性的组间对比，发现了初级大脑皮层和高级大脑皮层在人类早期阶段不同的发育模式。Wen 等[9]将线性、非线性混合效应模型与节点的模块内部度（within-module degree）和参与系数（participation coefficient）相结合，拟合出不同脑区的模块内和模块间功能从出生到 1 岁期间的变化曲线，证明了额叶高级认知区域在早期发育过程中，更容易进化为负责大脑系统局部和全局信息通信的核心节点。类似地，Jiang 等[10]利用混合效应模型拟合出大脑不同脑区各种网络拓扑属性在出生后两年内的变化轨迹，包括局部和全局有效性、聚类系数和中心性等，揭示了不同脑区早期发育的异质性特征。

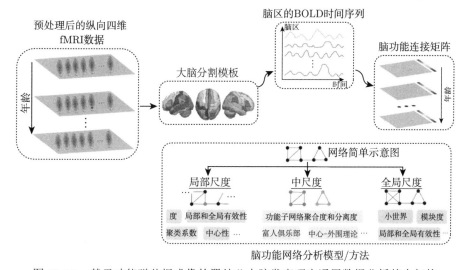

图 11.14　基于功能磁共振成像的婴幼儿大脑发育研究通用数据分析基本架构

在中尺度水平，人脑发育研究主要聚焦于刻画大脑局部环路（如负责人类运动、感知、控制、自省等功能）随年龄的变化模式。研究者首先利用独立成分分析、社区检测、边分割、高斯混合模型等方法基于功能磁共振数据检测出不同的大脑功能子网络，然后利用统计学方法拟合子网络局部和全局拓扑结构随年龄的变化规律，从而揭示不同大脑功能子系统在婴幼儿阶段的发育模式。例如，Gao 等[11]利用独立成分分析和投票法，在婴幼儿的脑功能网络中捕捉到 8 个有效的大脑功能子系统，并利用混合效应模型拟合出每个子网络内部功能连接强度和不同子网络间功能连接强度随年龄的变化曲线，发现了初级功能系统和高级功能系统在出生后 2 年内不同的发育轨迹。

在全局尺度下,研究者从整个大脑系统出发,利用统计学方法和机器学习方法刻画脑功能网络的各种全局拓扑属性随年龄的变化情况,从而揭示大脑全局连接模式和信息传输效率在婴幼儿阶段的变化规律。例如,Jiang 等 [10] 和 Power 等[12]分别利用混合效应模型和 Kruskal-Wallis 检验,发现了脑功能网络的局部效率、全局效率和“小世界”属性在出生后两年均呈现上升模式,证明了人脑早期发育中逐渐增强的局部和全局通信能力以及更高效的网络连线布局。Yin 等[13] 则以脑功能网络的连接模式作为特征,利用 k 均值检测到出生到 2 岁期间的三个发育阶段,分别为 0~1 月、2~7 月和 8~24 月,每个阶段的大脑具有相似的连接模式和变化规律。本节以作者及团队利用社区检测方法进行婴幼儿脑发育研究方面的工作为例,介绍该类工作开展的基本方法。

社区结构是复杂网络中观尺度上的主要度量指标,揭示其在大脑发育过程中的变化,追踪各个功能社区随年龄的形成、生长、缩减、合并、分裂和消亡,并分析导致这些变化的原因,不仅有助于勾勒各类脑功能(如运动、听觉、视觉、注意、自省、语言等)的早期发展轨迹,而且可以促进人类对大脑演化机制的了解和认识。另外,基于检测到的社区结构,通过评估节点在社区内和社区间网络功能随年龄的变化情况,可以从“脑区”水平为脑发育研究提供一种新的技术手段。因此,将社区检测应用到脑功能发育的研究中对于揭示大脑功能系统随时间的变化具有重要的意义。

11.4.1　实验数据

本研究的影像来源于项目“用于表征结构和功能发育的多访高级儿科脑成像研究”(Multi-visit Advanced Pediatric Brain Imaging Study for Characterizing Structure and Functional Development, MAP Study),该项目获得了北卡罗来纳大学教堂山分校委员会的批准,每个被试的父母在数据扫描之前都签署了知情同意书。该项目一共采集了 51 个正常发育的婴儿的 rs-fMRI 数据,该数据为多次随访,但存在访问缺失的情况。图 11.15 显示了所收集的影像在各个时间点的分布,每个点代表某个被试参与了某个时间点的数据扫描,每一行则表明该被试采集到的所有时间点的数据。婴儿的年龄范围主要集中于 5 个时间点,分别为 0 个月、3 个月、6 个月、9 个月和 12 个月。本实验是全脑扫描,扫描时间为 5min,使用多次激励平面回波成像(EPI)脉冲序列,功能影像的扫描参数为 TR=2s,TE=32ms,33 层,体素大小为 4 mm × 4 mm × 4 mm,总计体积 150。结构影像通过三维 MP-RAGE sequence 扫描,参数为 TR=1820ms,TE=4.38ms,反转时间为 1100 ms,体素大小为 1 mm × 1 mm × 1 mm。

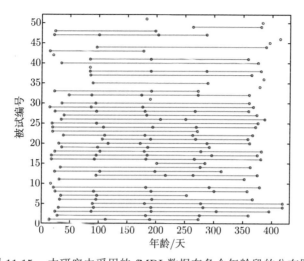

图 11.15　本研究中采用的 fMRI 数据在各个年龄段的分布图

其中每个点代表一个被试在该年龄段的采集点，每一行的连线代表了每个被试所参与的所有数据扫描次数

11.4.2　数据预处理

本研究使用 FMRIB Software Library (FSL, http://www.fmrib.ox.ac.uk/fsl) 对 51 名健康被试的 fMRI 数据进行预处理，具体的处理流程包括：① 剔除前 10 幅影像；② 时间校正；③ 头动校正；④ 空间平滑，平滑参数为半高宽（full width at half maximum, FWHM）为 6mm 的高斯核；⑤ 带通滤波，波长范围为 0.01~0.08Hz；⑥ 利用线性模型回归掉 fMRI 信号中的平均白质、平均脑脊液和 6 个头动参数。此外，为了进一步降低头动的影响，额外采用了 scrubbing 方法去除 fMRI 数据中头动比较大的数据点（volume），保证 fMRI 信号的 DVARS（衡量 BOLD 信号的变化）小于 0.5% 以及 FD（frame-wise displacement，衡量被试在影像数据扫描中的头动情况）小于 0.5mm。在“scrubbing”之后，时间序列长度小于 90 个 volume 的被试也被去除。在整个影像质量控制中，20 个 rs-fMRI 的扫描数据被从总数据中移除。此外，通过采用 Kruskal-Wallis 检验，发现平均 FD（$p = 0.538$）和“scrubbing”中删除的体素数目（$p = 0.923$）在年龄组之间无显著性差异，排除了头动对结果的影响。

相比于成年人，婴儿的配准更为困难。为了提高配准精度，本研究采用结构组织标记影像取代原始影像进行年龄轴的纵向配准和被试之间的横向配准，结构组织标记影像通过一种基于深度学习的多元集成框架（LINKS）实现[14]。在标记的影像中，每个体素被标记为灰质、白质和脑脊液。在完成影像分割之后，采用四个步骤实现 fMRI 影像从个体空间到标准空间的配准。第一，对于每一个被试，采用线性配准将各个时间点的 fMRI 影像配准到相应的结构影像上。第二，采用

GLIRT[15] 实现被试内部不同时间点的纵向配准，使得每个被试不同时间点的结构影像配准到同一影像上，也就是"Group Mean"影像。第三，基于 Demons 软件，将每个被试在时间轴上的"Group Mean"影像配准到标准的 MNI 模板上。最后，通过将线性变换矩阵与上述所有步骤中得到的变形场相结合，得到了从个体原始空间到 MNI 空间的变形场，最终完成所有 fMRI 影像从个体空间到标准空间的配准。

在对 rs-fMRI 进行预处理之后，利用 Craddock 等[16] 提供的功能脑区分割模板将整个大脑分为 200 个区域。考虑到小脑配准的困难度，本研究去掉模板中包含的 20 个小脑区域，只使用 180 个脑区进行之后的研究。对于每个被试的每个时间点，本研究首先提取 180 个脑区的平均 BOLD 时间序列；然后通过计算不同 BOLD 时间序列之间的皮尔逊相关系数，估算不同脑区之间的功能连接强度。考虑到负相关功能连接不明确的生物机制，将所构建网络中的所有负连接均置为零。在构建获得每个被试的功能连接矩阵之后，采用图 11.16 所示的方法，首先使用 CG-GNC 方法构建各个时间点的脑功能网络，然后利用模块最大化方法获得社区结构，最后检测获得核心节点。

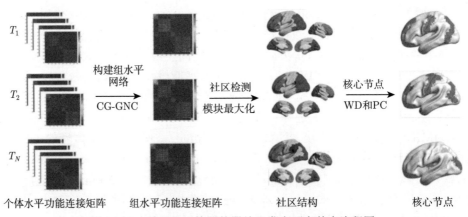

图 11.16　基于社区检测的婴幼儿发育研究基本流程图

11.4.3　脑功能网络模块和核心节点检测

基于 CG-GNC 所构建的各个时间点的脑功能网络，本研究首先对它们做稀疏化处理，仅保留 10% 最强的连接，将其他所有连接全部置零，然后利用"模块度最大化"方法检测各个网络的社区结构。为了尽可能地最大化 Q 值，研究同样采用了迭代式的多种搜索算法，包括禁忌搜索、极值优化、快速启发式以及频谱优化。值得注意的是，为了排除"模块度最大化"方法的不确定性对所检测的网络社区结构的影响，将每个网络的社区检测独立运行 100 次，然后采用一致性聚类方法获得一致的社区作为最终结果。基于所检测到的各个时间点的社区结构，分别计算每个被试在各个时间点的社区内部和社区之间的平均功能连接强度，然后利用线性混合效应回归（linear mixed effect regression，LMER）模型拟合出这两个指标在时间轴上的变化曲线。为了拟合不同的变化趋势，研究构建了两种不同的 LMER 模型，其中一种为线性模型（以年龄作为自变量，社区内部/之间连接密度作为因变量），另一种为对数线性模型（以年龄的对数作为自变量，社区内部/之间连接密度作为因变量）。在两种模型中，随机截距和被试效应被用来表征时间相关性，AIC 用作线性模型和对数线性模型的选择。所有模型的显著性水平均设置为 $p < 0.05$。

基于各个时间点的网络社区结构，本研究利用模块化程度（with-module degree，WD）和参与系数（participation coefficient，PC）两个指标来检测负责社区内部信息传输的核心节点（provincial hub）和负责不同社区之间信息传输的核心节点（connector hub）。WD 通过计算一个节点在其所属社区与其他节点的连接强度，来评估其在所属社区内信息传输中的重要性；PC 则度量了节点在不同社区之间的连接分布，用来表征脑区在不同社区间信息整合中的重要性。给定网络 G，假设 $C = (c_1, c_2, \cdots, c_t)$ 为 G 的某种社区划分结构，则对于社区 ch 中的节点 v_i，WD_i 和 PC_i 的定义分别为

$$\mathrm{WD}_i = \frac{\kappa_{\mathrm{ch}}^j - \bar{\kappa}_{\mathrm{ch}}}{\delta_{\kappa_{\mathrm{ch}}}}$$

$$\mathrm{PC}_i = 1 - \sum_{h=1}^{t} \left(\frac{\kappa_{\mathrm{ch}}^i}{k_i} \right) \tag{11.4}$$

其中，κ_{ch}^i 为节点 v_i 在社区 ch 中与其他节点的总的连接强度；$\bar{\kappa}_{\mathrm{ch}}$ 和 $\delta_{\kappa_{\mathrm{ch}}}$ 分别为社区 ch 内所有节点的平均连接强度和标准误差；k_i 为节点 v_i 在网络中总的连接强度。由于 "provincial hub" 主要负责社区内部信息传输，因此其具有较高的 WD 和较低的 PC，如图 11.17 中的五边形节点；"connector hub" 作为不同社区间信息传输的主要连接节点，其对应的 WD 和 PC 都应该具有较高的值，如图中的四边形节点。因此，为了确定各个时间点下功能网络的 "provincial hub" 和 "connector hub"，在计算得到所有节点的 WD 和 PC 之后，分别为这两个参数设置了阈值 thrWD 和 thrPC。对于节点 v_i，如果满足 $\mathrm{WD}_i > \mathrm{thrWD}$ 并且 $\mathrm{PC}_i < \mathrm{thrPC}$，则该节点被归类为 "provincial hub"；如果满足 $\mathrm{WD}_i > \mathrm{thrWD}$ 并且 $\mathrm{PC}_i > \mathrm{thrPC}$，则将其归类为 "connector hub"；其他所有剩余的节点则属于 "non-hub"。

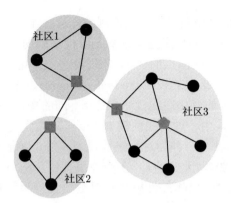

图 11.17   网络核心节点示例图

基于婴儿在 12 个月检测得到的核心节点，进一步使用 LMER 模型来拟合这些核心节点 WD 和 PC 在出生后第一年的变化轨迹，用来刻画大脑脑区是如何和何时发展成为负责社区内部和社区间信息传输的关键节点的。同样，同时采用了线性 LMER 模型（以年龄作为自变量，各个节点的 WD/PC 作为因变量）和对数线性 LMER 模型（以年龄的对数作为自变量，各个节点的 WD/PC 作为因变量）拟合不同趋势的 WD/PC 的变化曲线。随机截距和被试效应包括了随机效应以表征时间相关性。线性模型和对数线性模型的选择采用 AIC 准则。对于所有模型，显著性水平定义为 $p < 0.001$（通过 FDR 校验）。

11.4.4   研究结果

图 11.18（a）和（b）给出了婴儿出生后第一年功能网络社区结构的变化情况。通过观察，可以得到以下两个结论：① 随着年龄的增加，大脑功能网络逐渐被划分为越来越多的社区；② 不同功能社区的发展是不同步的，大致遵循从下到上、从外侧到内侧、从子皮层到皮层、从初级到高级功能相关区域的顺序。从图 11.18（c）可以发现，随着社区数量的增加，社区内部和社区之间的平均连接强度都逐渐上升，但呈现出不同的变化轨迹。具体来说，社区内部的平均连接强度的变化是非线性的，在出生后的前 3 个月增速最快，之后逐渐平缓；社区间的平均连接强度则线性上升，不同年龄段的增速一致。通过检测脑功能网络在出生后第一年不同时间点的社区结构，可以发现：① 社区数目逐渐增加；② 社区内部连接强度增强；③ 社区间连接强度增强。其中，上升的社区数目和增强的社区内部平均连接强度均表明功能网络的分离性在早期发育过程中逐渐增强，这种改变暗示大脑脑区特异性随着年龄的增加而逐渐提升；增强的社区间平均连接强度则证明了网络整合度提高，表明功能网络中不同社区之间的协同工作能力在早期发育中也逐渐增强，对应于越来越多高级认知功能的出现。此外，通过观察不同功能社区

在出生后第一年的形成、生长、缩减、合并、分裂和消亡，发现大脑功能系统发育的异步性，初级系统的发育远远早于高级认知系统，这与人类发育过程中"存活优于一切"的原理相一致。

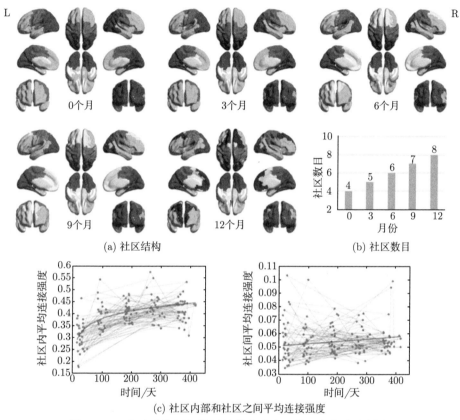

(a) 社区结构

(b) 社区数目

(c) 社区内部和社区之间平均连接强度

图 11.18 大脑功能网络社区结构在出生后第一年的发育模式

图 11.19 显示了不同时间点检测得到的核心节点的空间分布和数目，其中，蓝色区域代表"provincial hub"，绿色区域代表"connector hub"。从图中，我们可以得出以下两个结论。第一，核心节点的整体空间分布在出生后第一年发生了巨大的变化。具体来说，在新生儿和 3 个月的婴儿中，核心节点主要位于感觉运动皮层、视觉区域以及上额叶皮层；从 6 个月开始，核心节点位于初级皮层的数目逐渐减少，而逐渐向高级皮层扩张，包括扣带状皮层、颞叶区域和丘脑；9 个月之后，新出现的核心节点主要集中于高级认知皮层，包括前额外侧区域、脑岛、颞上回后叶和顶上小叶。第二，随着年龄的增长，网络中核心节点的总数基本保持不变，但是"provincial hub"的数目逐渐减少，而"connector hub"的数目逐渐增加。

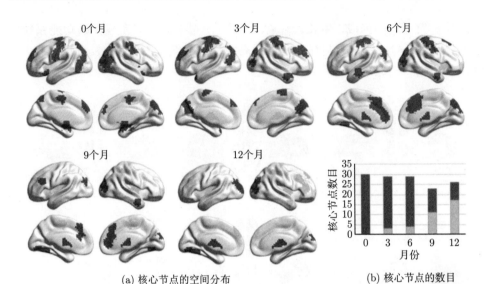

(a) 核心节点的空间分布　　　　　　　(b) 核心节点的数目

图 11.19　　大脑功能网络核心节点在出生后第一年的发展模式

（扫码获取彩图）

　　根据节点 WD 和 PC 的拟合变化曲线，将对出生 12 个月内婴儿检测得到的核心节点分为四个类别：① WD 和 PC 均显著增加；② 仅 WD 显著增加；③ 仅 PC 显著增加；④ WD 和 PC 均无显著变化。每种类别代表早期发育过程中节点一种类型的角色转换。例如，WD 和 PC 均显著增加的脑区很有可能从"non-hub"转换为"connector hub"；仅 WD 显著增加的脑区可能从"non-hub"转换为"provincial hub"；仅 PC 显著增加的脑区则可能从"provincial hub"逐渐转换为"connector hub"；WD 和 PC 均无显著变化的脑区则说明它们在新生儿中是核心节点。

11.5　本 章 小 结

　　本章介绍了 MRI 技术在婴幼儿脑发育领域的研究方法和成果，主要包括影像数据预处理、大脑结构和功能发育模式。MRI 技术已成为研究婴幼儿脑发育的重要工具，研究者通过运用先进的影像处理和统计学分析方法，不断深化对婴幼儿脑发育的认识，促进了儿科神经学和发育心理学等相关领域的发展。

参 考 文 献

[1] Barkovich A J. Concepts of myelin and myelination in neuroradiology[J]. American Journal of Neuroradiology, 2000, 21(6):1099–1109.

[2]   Raznahan A, Shaw P, Lalonde F, et al. How does your cortex grow?[J]. The Journal of Neuroscience, 2011, 31(19):7174–7177.

[3]   Li G, Lin W L, Gilmore J H, et al. Spatial patterns, longitudinal development, and hemispheric asymmetries of cortical thickness in infants from birth to 2 years of age[J]. The Journal of Neuroscience, 2015, 35(24):9150–9162.

[4]   Meng Y, Li G, Lin W L, et al. Spatial distribution and longitudinal development of deep cortical sulcal landmarks in infants[J]. NeuroImage, 2014, 100:206–218.

[5]   Duan D N, Xia S R, Rekik I, et al. Exploring folding patterns of infant cerebral cortex based on multi-view curvature features: Methods and applications[J]. NeuroImage, 2019, 185:575–592.

[6]   Shi F, Wang L, Dai Y K, et al. LABEL: Pediatric brain extraction using learning-based meta-algorithm[J]. NeuroImage, 2012, 62(3): 1975–1986.

[7]   Shen D G, Davatzikos C. HAMMER: Hierarchical attribute matching mechanism for elastic registration[J]. IEEE Transactions on Medical Imaging, 2002, 21(11): 1421–1439.

[8]   Gao W, Gilmore J H, Giovanello K S, et al. Temporal and spatial evolution of brain network topology during the first two years of life[J]. PLoS One, 2011, 6(9):e25278.

[9]   Wen X Y, Zhang H, Li G, et al. First-year development of modules and hubs in infant brain functional networks[J]. NeuroImage, 2019, 185:222–235.

[10] Jiang W X, Zhang H, Hsu L M, et al. Early development of infant brain complex network[C]// Proceedings of Medical Image Computing and Computer Assisted Intervention, Shenzhen, 2019: 832–840.

[11] Gao W, Alcauter S, Smith J K, et al. Development of human brain cortical network architecture during infancy[J]. Brain Structure and Function, 2015, 220:1173–1186.

[12] Power J D, Cohen A L, Nelson S M, et al. Functional network organization of the human brain[J]. Neuron, 2011, 72(4):665–678.

[13] Yin W Y, Chen M H, Hung S C, et al. Brain functional development separates into three distinct time periods in the first two years of life[J]. NeuroImage, 2019, 189:715–726.

[14] Wang L, Gao Y Z, Shi F, et al. LINKS: Learning-based multi-source integration framework for segmentation of infant brain images[J]. NeuroImage, 2015, 108:160–172.

[15] Wu G R, Wang Q, Shen D G, et al. Registration of longitudinal brain image sequences with implicit template and spatial–temporal heuristics[J]. NeuroImage, 2012, 59(1):404–421.

[16] Craddock R C, James G A, Holtzheimer III P E, et al. A whole brain fMRI atlas generated via spatially constrained spectral clustering[J]. Human Brain Mapping, 2012, 33(8):1914–1928.

彩　　图

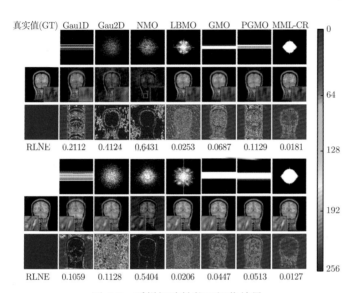

图 2.2　采样矩阵性能可视化结果

上面三行影像是采样率为 10% 的实验结果，下面三行影像是采样率为 20% 的结果。第三行和第六行影像下面的
数值代表当前重建影像的 RLNE 数值。第一行与第四行影像为不同模型学到的采样矩阵，第二行与第五行影像
为欠采样之后数据使用零填充后的重建结果，第三行与第六行影像为重建误差的热图，影像越蓝表明误差越小

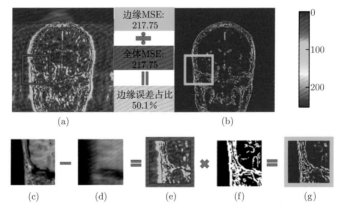

图 2.3　欠采样比例为 10% 时，影像全体和边缘部分的误差值的比较

（a）原始影像和欠采样影像之间的误差；（b）边缘部分的误差；（c）原始影像；（d）欠采样影像；（f）为（e）的
同一位置的边缘掩模

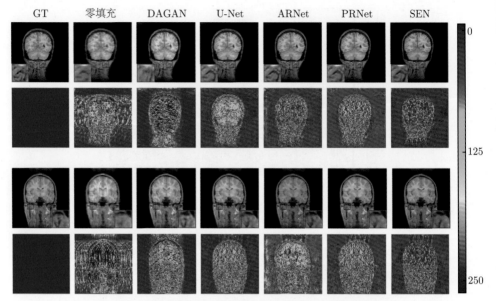

图 2.6   不同采样率下对比方法重建影像与原始影像的比较

第二行为重建影像的误差图,作图方法为将重建影像和原始影像之间的误差放大 10 倍,然后利用颜色块显示误差,与原始影像相比,更多的蓝色块表示更好的性能。上面两行为 20% 采样率的重建结果,下面两行为 30% 采样率的重建结果

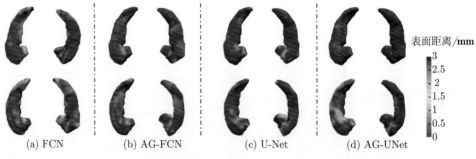

图 4.4   FCN、AG-FCN、U-Net 和 AG-UNet 分割结果与人工标注海马结果之间的表面距离示意图

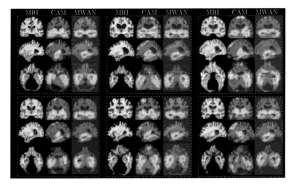

图 6.3　代表性的由 MWAN 和 CAM 实现的痴呆注意力图

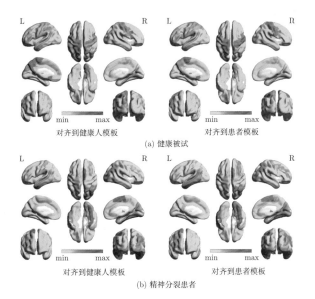

(a) 健康被试

(b) 精神分裂患者

图 9.3　SZ 患者与正常对照组和两个模板之间的节点距离

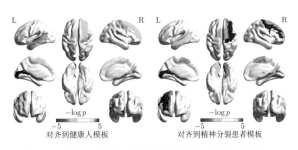

图 9.4　SZ 患者组与正常对照组节点距离的差异

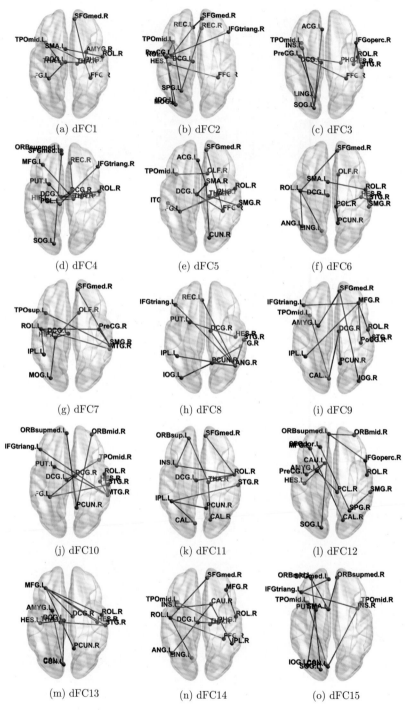

图 9.7　动态网络判别性连接

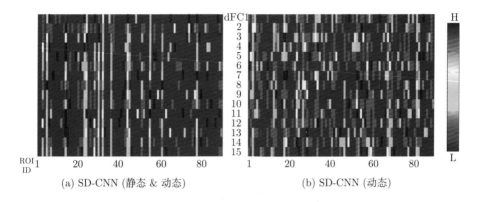

(a) SD-CNN (静态 & 动态)　　　　　(b) SD-CNN (动态)

图 9.8　判别节点图

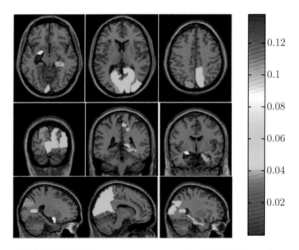

图 10.7　DGMM 方法所选择的与 *ApoE* rs429358 相关联的前 10 个 VBM 感兴趣区域

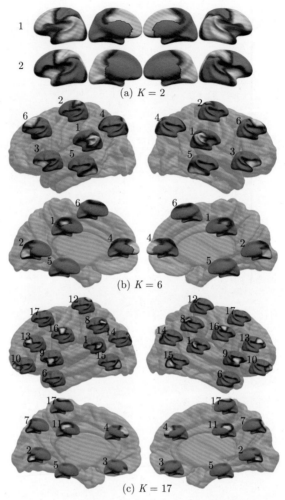

(a) $K = 2$

(b) $K = 6$

(c) $K = 17$

图 11.6　当设置不同区域编号时所发现的区域

图中较暖的颜色对应较高的值。在（b）和（c）中，每个小大脑代表一个区域，根据其在大脑对应位置中心放置

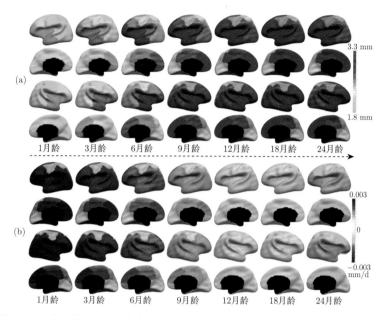

图 11.8 不同时间点各区域皮质厚度发育情况（a）和皮质厚度生长速度（b）

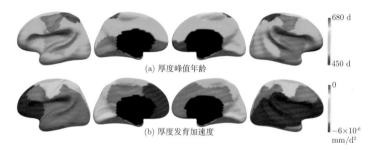

图 11.9 峰值年龄和区域皮质厚度发育加速度

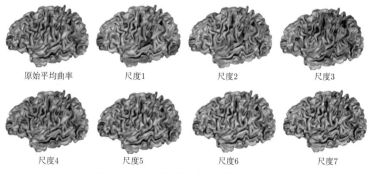

图 11.11 平均曲率的球面小波分解

图中第一个皮层表面的值表示原始平均曲率，后七个表示球面小波分解的曲率

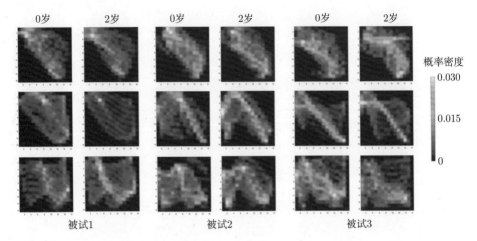

图 11.12　3 名受试婴儿在刚出生时和 2 岁时的 FoldingPrint 图示

图中的 FoldingPrint 是基于左侧额中回尾部计算的，如黄色框所示

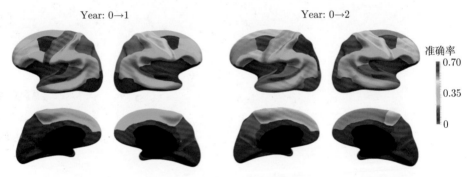

图 11.13　大脑皮层区域的婴儿个体识别准确率在皮层表面的分布

左边为基于新生儿的皮层特征识别 1 岁婴儿的实验；右边为基于新生儿的皮层特征识别 2 岁婴儿的实验